临床营养学

胡 敏 ● 主编

U0234749

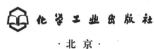

化学工业出版社

·北京·

本书共分四章，包括营养学基础、人群营养、公共营养、临床营养。深入浅出地论述了人体需要的基础营养素；不同人群对营养素的需求；医院膳食（包括治疗膳食、特殊治疗膳食、儿科膳食、诊断和代谢膳食等）及食谱制定；营养素不足或过量对健康的不良影响；各种疾病的临床营养等内容。同时收录了新版中国居民膳食指南、中国居民膳食平衡宝塔、各类食物成分表。本书可供营养学专业学生、全国高等医学院校本科生学习临床营养学使用，也可作为临床营养师和重视临床营养治疗工作的临床医师的参考书。

图书在版编目（CIP）数据

　　临床营养学/胡敏主编. —北京：化学工业出版社，2017.10（2025.1重印）
　　ISBN 978-7-122-30577-0

　　Ⅰ.①临…　Ⅱ.①胡…　Ⅲ.①临床营养-营养学
Ⅳ.①R459.3

　　中国版本图书馆 CIP 数据核字（2017）第 218341 号

责任编辑：邱飞婵　　　　　　　　　　　　　文字编辑：何　芳
责任校对：王　静　　　　　　　　　　　　　装帧设计：关　飞

出版发行：化学工业出版社（北京市东城区青年湖南街 13 号　邮政编码 100011）
印　　装：北京科印技术咨询服务有限公司数码印刷分部
787mm×1092mm　1/16　印张 15¾　字数 388 千字　2025 年 1 月北京第 1 版第 9 次印刷

购书咨询：010-64518888　　　　　　　　售后服务：010-64518899
网　　址：http://www.cip.com.cn
凡购买本书，如有缺损质量问题，本社销售中心负责调换。

定　　价：49.00 元

编写人员名单

主　编　胡　敏

副主编　姚伟荣　王广玲　段德华

编　者　（以姓氏笔画为序）

王广玲　卢斌华　冯　花　冯建高　刘　琴

刘海江　李映良　杨丽霞　何柳青　张中伟

金　巧　胡　敏　段德华　姚伟荣　徐群英

高虎云　梅　琼　喻　沁

◀ 前 言 ▶

近年来肠内、肠外营养支持在医疗中的作用日益突出，已为临床医学家所公认，使临床营养学的重要性受到医学界的广泛关注。临床营养学作为一门学科，已成为医学及营养学中的重要领域之一。

随着临床医学与营养科学的迅速发展，这两个领域的联系更为密切。临床营养学不只是营养缺乏病的防治，也不仅限于疾病的营养治疗，它覆盖了营养因素在发病过程中的机制，营养与机体对疾病抵抗力的关系以及营养在预防、治疗、康复和保健中的作用。

本书共分四章，包括营养学基础、人群营养、公共营养、临床营养，深入浅出地论述了人体需要的基础营养素；不同人群在不同生理和生活工作条件下的营养需要；公共营养的特点、工作内容及工作方法等；各种疾病的临床营养防治等。特别是临床营养部分，从医学膳食、住院患者的营养评价、营养缺乏病的营养治疗、营养素过量与中毒、各系统疾病与营养等进行了全面的论述。在编写上，本书注意理论知识与临床实践的融会贯通，对常见疾病予以完整的论述，以临床营养治疗为主线，充分体现临床营养学在临床治疗中的重要性，便于学生学习与理解。

本书可供临床医学、预防医学、医学护理等各医学专业的高等学校、高等专科、高等职业教育学生使用，也可供各医学专业成人高等教育学生使用和参考。本书还可以作为临床营养医师、临床医师、公共营养师的参考手册、工具书。

临床营养学知识不断更新，加之时间仓促及编者经验所限，书中疏漏及不当之处在所难免，敬请各位专家、同仁和广大读者提出宝贵意见，以便进一步修订和完善。

衷心感谢为本书编写和出版提供支持与帮助的有关单位、机构和个人。

南昌大学公共卫生学院　胡敏

2017 年 5 月

本书获得南昌大学教材出版资助

目录

第一章 营养学基础

第二章　人群营养

第三章　公共营养

第四章　临床营养

附录

参考文献

第一章 营养学基础

人类生长发育，维持生命和健康，需要物质基础；而这些物质基础就是营养素。营养素的不足或过量都可能对健康造成不良影响，适宜的营养素种类和数量以及适宜的各种营养素之间的比例都是维持生命、保持健康和繁衍必需的物质基础。

第一节 概 述

"营养"的定义是"机体通过摄取食物，经过体内消化、吸收和代谢，利用食物中对身体有益的物质作为构建机体组织器官、满足生理功能和体力活动需要的过程"。

人类在生命活动过程中需要不断地从外界环境中摄取食物，从中获得生命活动所需的营养物质，这些营养物质在营养学上称为营养素。

人体所需的营养素有碳水化合物、脂类、蛋白质、矿物质、维生素、水，共六大类。碳水化合物、脂类、蛋白质在人体内代谢时可以产生能量，称为产能营养素。人们也把碳水化合物、脂类、蛋白质、水称为宏量营养素，把矿物质、维生素称为微量营养素。

营养师是指从事公众膳食营养状况评价，指导营养与食品知识宣传，促进人民群众健康工作的专业人员。

营养学主要研究食物中的营养素及其生物活性物质对人体健康的生理作用和有益影响。

第二节 热 量

一、概述

人体维持恒定的37℃体温需要消耗热量，人体的各种活动，包括心跳、呼吸、走路、工作等，都需要热量。

目前，我国法定的热量计量单位是焦耳（J），营养学常用的是千焦（kJ）；以前常用卡（cal）和千卡（kcal）；它们之间的换算关系是1cal＝4.184J，1J＝0.239cal。

每克蛋白质、脂肪、碳水化合物在体内氧化时产生的能量称为能量系数。蛋白质的能量系数为16.74kJ(4kcal)/g；脂肪的能量系数为37.56kJ(9cal)/g；碳水化合物的能量系数为

16.84kJ（4kcal）/g。

食物中的生热营养素不可能全部被消化吸收，消化率也各不相同；消化吸收后，在体内也不一定完全彻底被氧化分解产生热量，特别是蛋白质。每克蛋白质、脂肪、碳水化合物在体外能量计中充分氧化燃烧分别产生能量 23.64kJ、39.54kJ、17.15kJ，它们在体内的消化率分别是 92%、95%、98%。蛋白质的最终代谢产物还有尿素、尿酸、肌酐，这些含氮物质在体外还可以产生 5.44kJ 的能量。1g 碳水化合物可产生 16.81kJ（4.0kcal）；1g 脂肪可产生 37.56kJ（9.0kcal）；1g 蛋白质可产生 16.74kJ（4.0kcal）；1g 乙醇可产生 29.3kJ（7.0kcal）的能量。酒精吸收快，但是在体内氧化产生的热量只能以热的形式向外释放，不能用于机体做功，是"空热"。

二、人体的热量消耗

热平衡是产热和散热的平衡，膳食摄取的营养要与人体的各种散热、劳动、活动需要的能量平衡。摄入量大于消耗就可能肥胖；摄入量小于消耗可能消瘦。

（一）基础代谢

基础代谢是指维持生命的最低热量消耗，即人体在安静和恒温条件下（一般为18～25℃），禁食12h，静卧，放松，而又清醒时的热量消耗。为了确定基础代谢的热量消耗（BEE），必须首先测定基础代谢率（BMR）。基础代谢率就是指人体处于基础代谢状态下，每小时每平方米体表面积的热量代谢的能量消耗。中国人正常基础代谢率平均值见表 1-1。

表 1-1　中国人正常基础代谢率平均值　　单位：kJ(kcal)/（m² · h）

年龄/岁	11～15	16～17	18～19	20～30	31～40	41～50	＞51
男	195.4 (46.7)	193.3 (46.2)	166.1 (39.7)	158.6 (37.9)	157.7 (37.7)	154.0 (36.8)	149.0 (35.6)
女	181.6 (43.4)	172.4 (41.2)	154.0 (36.8)	146.9 (35.1)	146.4 (35.0)	142.3 (34.0)	138.5 (33.1)

1. 用体表面积计算

$$体表面积(m^2)=0.00659×身高(cm)+0.012×体重(kg)-0.1603 \qquad (1-1)$$

2. 直接公式计算

男　$BEE=66.47+13.75×体重(kg)+5.00×身高(cm)-6.76×年龄(岁)$ 　(1-2)

女　$BEE=655.10+9.56×体重(kg)+1.85×身高(cm)-4.68×年龄(岁)$ 　(1-3)

或成人按每千克体重 4.184kJ（1kcal）/h 估算。

3. 影响基础代谢的因素

（1）体格　体表面积大者，散发热量多，肌肉发达者基础代谢水平高。男性高于女性5%～10%。

（2）不同生理、病理状况　儿童和孕妇的基础代谢相对较高（10%～28%）。儿童年龄越小，基础代谢越高。生病发热时基础代谢增加，热量消耗增加。

（3）环境条件 寒冷、过多摄食、精神紧张都可以使基础代谢水平增高。

（4）兴奋神经的食物、药物 刺激中枢神经，兴奋性增加，基础代谢增加。

（5）内分泌 甲状腺素、肾上腺素能使基础代谢率增加。

（二）体力活动（运动的生热效应，TEE）

一般情况下，各种体力活动所消耗的热量占人体总热量消耗的15%～30%或更多。人体热量消耗变化最大的部分是人体的体力活动的热量消耗，是保持能量平衡的最重要部分。中国成人活动水平分级见表1-2。

表1-2 中国成人活动水平分级

活动分级	工作内容	体力活动水平（PAL）	
		男	女
轻	办公室工作、修理钟表、售货员、酒店服务员、化学实验操作、讲课等	1.55	1.56
中	机动车驾驶、电工安装、车床操作、金工切割等	1.78	1.64
重	非机械化农业劳动、炼钢、舞蹈、体育运动、装卸、采矿等	2.10	1.82

（三）食物生热效应

在摄食过程中，机体对食物中的营养素进行消化、吸收、代谢和转化时需要消耗的能量称为食物生热效应，即食物特殊动力作用（TEF）。在此过程中同时伴随着体温升高和散热增加。不同成分的食物的生热效应不等。脂肪的食物生热效应约消耗本身产生热量的4%～5%，碳水化合物为5%～6%，而蛋白质则为30%，混合食物为10%。

1. 食物特殊动力作用的机制

① 食物消化、肠蠕动、消化腺分泌等。

② 食物多余的热量转化为ATP时要消耗能量。

③ 供能营养素在体内合成代谢需要消耗能量。

2. 造成差异的主要原因

① 各种营养素转变成为ATP储存的量不同，其余的转变成为热量释放。

② 食物中的脂肪转化为人体的脂肪要消耗的能量，比葡萄糖转化为糖原或脂肪消耗的能量要低。食物中的蛋白质转化为人体蛋白质、脂肪消耗的能量最多。它们的排序为：蛋白质的生热效应＞碳水化合物的生热效应＞脂肪的生热效应。

3. 影响食物特殊动力作用的因素

① 食物的成分（蛋白质、脂肪、碳水化合物的比例）。

② 进食量（成正比）。

③ 进食频率（成正比）。

④ 进食速度（成正比）。

（四）生长发育蓄积能量

婴儿、幼儿、儿童、青少年等时期需要积累能量供生长发育的需要；孕妇、乳母也需要额外的能量。

三、人体一日热量需要的确定

1. 计算法

此法简便易行，应用广泛，但相对粗糙。

（1）计算热量消耗　热量的消耗包括基础代谢、体力活动和食物特殊动力作用，在这三者中只要记录好每天的各项活动情况，就可计算出一天的热量消耗。

（2）膳食调查　健康人在食物供应充足、体重不发生明显变化时，热量摄入量基本上可反映出其热量的需要量。详细记录一段时间内食物摄入的数量、种类，可以计算出平均每日的热量需要量。

举例：一25岁男性青年，从事轻体力劳动，身高1.74m，体重65kg，试计算其一日热量的需要。

按照式（1-1），体表面积＝0.00659×174（cm）＋0.012×65（kg）－0.1603
$$＝1.776366（m^2）$$

按照性别、年龄，查表1-1：
$$一天的基础代谢＝1.776366（m^2）×37.9[kcal/（m^2 \cdot h）]×24（h）$$
$$＝1615.78（kcal）$$

按照轻体力劳动，查表1-2：
$$一天的能量代谢＝1615.78（kcal）×1.55＝2504.46（kcal）$$

以式（1-2）、式（1-3）计算或以成人按每千克体重每小时1kcal（4.18kJ）估算，结果基本相似。

2. 测量法

此法较准确，但操作复杂，设备价格昂贵，常用于特殊作业人群或研究工作。

（1）直接测热法　人体释放出来的能量可以反映机体的热量代谢情况。人置身于特殊测量室，特殊测量室吸收所释放出来的所有热量，便可计算出消耗的能量，进而求得机体的能量需要。

（2）间接测热法　营养素经体内彻底氧化后，产生 CO_2 和 H_2O 并释放出热量供机体的需要，因此只要测定氧气的消耗量，便可知道释放的热量（实际上只要测定呼出气即可。空气的含氧浓度基本恒定，在呼气、吸气之间能摄取的氧量恒定，混合膳食的呼吸商是0.85，只要收集该时间的呼出气，就可以知道热量）。

四、热量供给

健康的成年人应该保持人体的热量平衡。基础代谢和食物生热效应不会有大的变化，而体力劳动强度是最大的影响因素。

能量的摄入与健康的关系很大，热量是三大产热营养素供给的综合反应。蛋白质-热量营养不良是典型的能量与营养素缺乏的表现。

热量供给量不足可导致消瘦，易疲劳，体力下降，工作效率下降，抵抗力下降，早衰，蛋白质-热量营养不良等。

热量供给量过多可导致肥胖、高血压病、心脏病、糖尿病等。

每人、每天的热量摄入量与人体的生长发育阶段、性别和劳动强度有关，要分别制定。其中碳水化合物占60%～65%、脂肪占20%～25%、蛋白质占10%～15%为好。中国成人膳食能量推荐摄入量见表1-3。

表1-3　中国成人膳食能量推荐摄入量　　　　　　　　单位：kcal

活动分级	男	女	活动分级	男	女
轻体力劳动	2400	2100	孕妇		＋200
中体力劳动	2700	2300	乳母		＋500
重体力劳动	3200	2700			

注：1kcal＝4.184kJ。

第三节　蛋　白　质

一、概述

蛋白质是生命和机体的重要物质基础，生命现象总是与蛋白质同时存在。机体所有组织都有蛋白质，蛋白质都参与其组成。蛋白质具有多种多样的结构，从而有各种各样的生物学功能，酶、激素、血红蛋白、肌纤凝蛋白、抗体等都是由蛋白质构成的。蛋白质是构成细胞的主要物质。成人体内约含有16.3％的蛋白质。蛋白质含有的特殊元素是氮，食物蛋白质的含氮量平均是16.2％，通常采用测定氮的方法计算蛋白质的量。

二、蛋白质的组成

1. 氨基酸

蛋白质由氨基酸组成，绝大多数的蛋白质由20种氨基酸组成。将氨基酸连接起来的键称为肽键（—CO—NH—）。根据肽键的多少可分为二肽、三肽，谷胱甘肽是由谷氨酸、胱氨酸、甘氨酸构成的三肽，具有自己的生理活性。通常将10个以下氨基酸组成的肽叫寡肽，11个以上氨基酸组成的肽称多肽。

（1）必需氨基酸　人体不能合成或合成速度不够快、必须由食物供给的氨基酸，称为必需氨基酸。能在体内合成的则称为非必需氨基酸。已知人体的必需氨基酸有9种，包括异亮氨酸、亮氨酸、赖氨酸、蛋氨酸、苯丙氨酸、苏氨酸、色氨酸、缬氨酸、组氨酸。

（2）条件必需氨基酸（半必需氨基酸）　半胱氨酸和酪氨酸在体内可分别由蛋氨酸和苯丙氨酸转变而成。当食物能提供足够的蛋氨酸和苯丙氨酸时，可不需摄入半胱氨酸和酪氨酸，常将蛋氨酸和半胱氨酸、苯丙氨酸和酪氨酸合并计算。

（3）非必需氨基酸　非必需氨基酸即人体可以自身合成、不一定需要从食物中直接供给的氨基酸。

2. 氨基酸模式

蛋白质中各种必需氨基酸的构成比例称为氨基酸模式。食物蛋白质氨基酸模式与人体蛋白质氨基酸模式接近，必需氨基酸在体内的利用率就高，这种食物的蛋白质营养价值高。动物蛋白质以及大豆蛋白质的氨基酸模式与人体蛋白质氨基酸模式较接近，它们的必需氨基酸在体内的利用率较高，被称为优质蛋白质。其中鸡蛋蛋白质的氨基酸模式与人体蛋白质氨基酸模式最接近，称为参考蛋白质。

3. 限制氨基酸

食物蛋白质中一种或几种必需氨基酸含量相对较低，导致其他必需氨基酸在体内不能被充分利用，使蛋白质营养价值降低，由于这些氨基酸的不足，限制了其他氨基酸的利用，这种氨基酸称为限制氨基酸，含量最低的氨基酸称第一限制氨基酸。植物性食物的蛋白质中，赖氨酸、蛋氨酸含量相对较低，所以营养价值也相对较低。为了提高植物性蛋白质的营养价值，往往将两种或两种以上的食物混合食用，从而达到以多补少、提高膳食蛋白质营养价值的目的。这种不同食物间相互补充其必需氨基酸不足的作用叫蛋白质互补作用，如肉类和大豆蛋白可弥补米、面蛋白质中赖氨酸的不足。

三、消化、吸收、代谢

食物蛋白质未经消化不能吸收，蛋白质水解成氨基酸才能被吸收。胃内消化蛋白质的酶是胃蛋白酶。小肠是蛋白质消化的主要部位。蛋白质在小肠内消化主要依赖于胰腺分泌的各种蛋白酶，包括胰蛋白酶、糜蛋白酶等。蛋白质被水解为可被吸收的氨基酸。

氨基酸在体内主要是用来合成蛋白质。氨基酸分解代谢，合成尿素后，经肾脏随尿排出。

氮平衡是指氮的摄入量和排出量的关系。氮的摄入量和排出量的关系可用下式表示：

$$B=I-(U+F+S) \qquad (1-4)$$

式中，B为氮平衡；I为摄入氮；U为尿氮；F为粪氮；S为皮肤氮。

蛋白质不能在机体内蓄积储存，过多的蛋白质只能以尿素形式排出。当摄取的氮多于排出的氮，认为是正氮平衡，生长期的新生儿、婴儿、幼儿、青少年等应该是正氮平衡；当摄取少于排出，认为是负氮平衡，老年人、消耗性疾病患者属于负氮平衡。正常成年人应该是氮平衡的。

四、生理功能

1.蛋白质是人体组织的构成成分

人体的任何组织和器官都是以蛋白质作为重要物质组成的（包括坚硬骨骼、牙齿、指甲和液态的血液等）。因此，人体的生长需要蛋白质，新陈代谢需要蛋白质。人体每天有3％的蛋白质在代谢更新。损伤后的修复等都需要蛋白质。

2.蛋白质是构成人体的重要物质

人体内的重要物质如酶、激素、血红蛋白、肌纤凝蛋白、抗体等均由蛋白质为基础组成。这些物质对水盐代谢、酸碱平衡、胶体渗透压等都起到重要的作用。此外，视觉的形成、血液的凝固、人体的运动等都与蛋白质有关。

3.供给热量

每1g食物蛋白质能提供16.74kJ(4.0kcal)的能量，人体每天所需能量的10％～15％由蛋白质提供。

五、食物蛋白质营养学评价

食物蛋白质评价要从蛋白质的"量"和"质"上全面评价。完整的评价是各项指标的综合。

1.蛋白质含量

蛋白质含量是一个基础指标，因为没有数量，也无从谈起质量。

常见食物的蛋白质含量：谷类含40g/500g，豆类150g/500g，蔬菜5～10g/500g，肉类

80g/500g，蛋类 60g/500g，鱼类 50～60g/500g。

2. 蛋白质的消化率

蛋白质的消化率是指食物蛋白质可被消化酶分解的程度。蛋白质的消化率越高，被机体吸收利用的可能性越大，其营养价值也越大。

蛋白质消化率＝食物中被消化吸收氮的数量/食物中含氮总量

＝[食物中含氮总量－（粪中排出氮量－肠道代谢废物氮）]/食物中含氮总量

(1-5)

肠道代谢废物氮（又称粪内源氮）是指肠道黏膜细胞和死亡的肠道微生物所含的氮，一般以 0.9～1.2g/d 计。如果不计肠道代谢废物氮，则成为"表观消化率"，常用"表观消化率"。

常见食物的蛋白质消化率：奶类为 97％～98％，肉类为 92％～94％，蛋类为 98％，米饭 82％，面包 79％，土豆 74％，玉米窝窝头 66％。

3. 蛋白质利用率

常用的蛋白质利用率包括：生物价和蛋白质净利用率。

(1) 蛋白质的生物价（BV） 生物价是指食物蛋白质在体内被吸收后，在体内储留的量。指真正被机体利用的氮数量的比值，表示蛋白质被吸收后，在体内被利用的程度。生物价是表示蛋白质真正在机体利用情况的最常用指标。

蛋白质生物价＝氮在体内的储留量/氮在体内的吸收量 (1-6)

氮的吸收量＝食物中含氮总量－（粪中排出氮量－肠道代谢废物氮） (1-7)

氮在体内的储留量＝氮的吸收量－（尿中排出氮量－尿内源氮） (1-8)

尿内源氮来源于尿道黏膜细胞上皮的脱落和尿内微生物所含的氮。

蛋白质的生物价受多种因素影响。实验条件不同，实验结果可以有很大的出入。如饲料中蛋白质的含量不同可以很大程度地影响实验结果。动物生长发育情况也有很大影响。

常见食物的蛋白质生物价：鸡蛋为 94％，牛奶为 90％，鱼 83％，牛肉 76％，猪肉 76％，大米 77％，玉米 60％，花生 59％，高粱 56％。

(2) 蛋白质的净利用率（NPU） 蛋白质的净利用率是指摄入蛋白质在体内被利用的情况，即在一定条件下，体内储留蛋白质在摄入蛋白质中所占的比例。

蛋白质净利用率＝氮储留/氮摄入 (1-9)

事实上蛋白质净利用率＝生物价×消化率 (1-10)

结合以上三者可以较全面地评价蛋白的营养，从以下食物的计算中可以了解各种食物的蛋白质营养状况。

80g/500g(肉的蛋白质含量)×（92％～94％）(肉类的消化率)×76％(肉的生物价)＝56.5g/500g；

60g/500g(蛋类的蛋白质含量)×98％(蛋类的消化率)×94％(鸡蛋的生物价)＝55.3g/500g；

40g/500g(谷类的蛋白质含量)×82％(米饭的消化率)×77％(大米的生物价)＝25.3g/500g。

显然蛋类食物的蛋白质营养价值最好。

4. 蛋白质的功效比值

用以测定生长发育中幼小动物每摄入 1g 蛋白质所增长的体重（g）来表示蛋白质在体内

被利用的程度。一般可将刚断奶的大鼠用含有9%蛋白质的饲料喂养28天，然后计算相当于动物每摄入1g蛋白质所增加的体重。增加较多者，蛋白质营养价值较高。

$$蛋白质功效比值＝动物体重增加量(g)/摄入食物蛋白质质量(g) \qquad (1\text{-}11)$$

5. 氨基酸评分

被测食物中某种必需氨基酸的实际含量与参考蛋白质中该种氨基酸的含量之比，是该种氨基酸的评分。被测食物中各种必需氨基酸与参考蛋白质模式的一系列比值就是该种蛋白质的氨基酸评分。氨基酸评分反映蛋白质构成和利用率的关系，能够发现限制氨基酸、第一限制氨基酸。

$$氨基酸评分＝被测蛋白质每克氮(或蛋白质)中氨基酸量(mg)/理想模式或$$
$$参考蛋白质中每克氮(或蛋白质)中氨基酸量(mg) \qquad (1\text{-}12)$$
$$经消化率修正的氨基酸评分＝氨基酸评分×真消化率 \qquad (1\text{-}13)$$

六、供给量、来源

含蛋白质较多，蛋白质质量较好的食物为肉类、鱼类，其蛋白质含量为10.0%～30.0%，奶类为1.5%～3.8%，蛋类11.0%～14.0%，干豆类20.0%～49.8%，植物性食物中含蛋白质较高的食物是硬果类（花生、核桃、莲子等），含蛋白质15.0%～26.0%，其他植物性食物含有6.0%～19.0%的蛋白质。蛋白质的供给，除粮食中蛋白质以外，还应考虑有一定比例的动物性蛋白和豆类蛋白，动物性蛋白如能争取达到占蛋白质总量的20.0%～30.0%，对蛋白质的利用与效果将会有更大的好处。

第四节　脂　类

一、概述

脂类是一大类具有重要生物学作用的化合物，它们均能溶于有机溶剂而不溶于水。

脂类是甘油三酯（脂肪）、磷脂和固醇类的总称。食物脂类中95%是甘油三酯，5%是其他脂类。在人体内储存的脂类中99%是甘油三酯。脂肪受营养状况的影响很大，称为"动脂"，正常人按体重计含脂肪为10%～20%，主要存在于腹腔、皮下等。类脂包括磷脂和固醇类，占总脂量的5%，是细胞的基本成分，不受营养状况和体力活动的影响，称为"定脂"。

二、分类或特点

1. 甘油三酯

甘油三酯也称脂肪或中性脂肪。人体内的甘油三酯主要分布在腹腔、皮下以及肌肉纤维之间。甘油三酯是由甘油和脂肪酸组成。

（1）脂肪酸　按照性质可以分为长链脂肪酸（14碳以上），中链脂肪酸（5～12碳），短链脂肪酸（5碳以下）。按照其含有的不饱和键的数量分为饱和脂肪酸、单不饱和脂肪酸、多不饱和脂肪酸。食物中的脂肪酸多数是以18碳为主。脂肪酸的碳链越长，饱和程度越高，其熔点也越高。动物脂肪中多含饱和脂肪酸，常为固态；植物脂肪多为液态。

（2）必需脂肪酸（EFA）　某些多不饱和脂肪酸是人体生长发育与正常生理活动所必

需的，人体不能自身合成，必须依靠食物供给。一般认为，亚油酸（C18：2）、亚麻酸（C18：3）是必需脂肪酸。

2. 磷脂

除甘油三酯外，磷脂在体内是最多的脂类。磷脂是甘油三酯中一个或两个脂肪酸被含有磷酸的其他基团取代而生成的产物。其中最重要的是卵磷脂，它具有亲脂性和亲水性。

3. 固醇类

固醇类物质是一种重要的甾醇化合物，其重要的物质是胆固醇。胆固醇可在体内合成，主要在肝脏和小肠内合成，合成的数量取决于人体的需要和食物中的含量。研究表明，人体内的胆固醇水平升高主要是内源性的。

三、消化、吸收、代谢

1. 脂肪

脂肪必须分解为单酸甘油和脂肪酸才能被人体吸收。脂肪与胆汁结合乳化成为乳糜微粒，经胰脂酶水解，成为单酸甘油、脂肪酸，吸收进入肠黏膜细胞，在细胞内重新合成甘油三酯，与蛋白质结合，形成脂蛋白（脂蛋白-乳糜微粒、低密度脂蛋白）转运。

乳糜微粒：甘油单酯和长链脂肪酸在小肠黏膜细胞中重新合成甘油三酯，加上磷脂、胆固醇和蛋白质形成乳糜微粒，从淋巴管到全身，最后到肝脏。

极低密度脂蛋白（VLDL）(前β-脂蛋白)：由食物中的脂肪和内源性脂肪、蛋白质等构成，反映血浆中甘油三酯的浓度。

低密度脂蛋白（LDL）：随血流，甘油三酯不断供给机体需要，甘油三酯减少，同时聚集了血中的胆固醇，形成胆固醇多而甘油三酯少的低密度脂蛋白。低密度脂蛋白可以向机体提供各种脂类的需要，反映胆固醇的血浆浓度。低密度脂蛋白过多可以引起动脉粥样硬化等疾病。

高密度脂蛋白（HDL）(α-脂蛋白)：其主要功能是将体内的胆固醇、磷脂运回到肝脏进行代谢，因此起到有益的保护作用。

2. 胆固醇

胆固醇可以直接吸收；胆固醇酯需要先水解为胆固醇和脂肪酸再分别吸收。

3. 磷脂

磷脂的消化和吸收与甘油三酯相似。

四、生理功能

1. 体内甘油三酯的生理功能

（1）体内的能量贮存形式　当摄入的能量过多时均可以转化为脂肪的形式贮存起来。当机体需要时脂肪细胞的酯酶立即分解甘油三酯，释放出甘油、脂肪酸，以供机体的需要。因为氧的比率较碳水化合物低，脂肪在代谢过程中需要更多的氧，同时可以产生更多的能量。

脂肪细胞贮存和供应能量的特点如下。

① 可以不断地贮存脂肪，没有上限。因此只要能量摄入过多，不断地累积脂肪，就会导致越来越胖。

② 机体不能利用脂肪分解的二碳化合物合成葡萄糖，因此，脑、神经系统、血细胞不

能由脂肪供能，饥饿时只能动用蛋白质来供能。

（2）维持体温　皮下脂肪具有保温作用，炎热时节对散热有不良影响。

（3）保护作用　脏器周围的脂肪有支撑和衬垫的作用，以保护体内的重要脏器。

（4）利用碳水化合物，节约蛋白质　充足的脂肪能促进碳水化合物的能量代谢，保护蛋白质不作为能量热消耗，脂肪的这种功能称为节约蛋白质作用。

（5）机体的重要组成成分　生物膜是双层脂质膜。磷脂、胆固醇等也是构成细胞的重要组成成分。

（6）促进脂溶性维生素的消化、吸收和转运。

（7）内分泌作用　脂肪组织所分泌的因子有瘦素、肿瘤坏死因子、雌激素、胰岛素样生长因子等。

2. 食物中甘油三酯的生理功能

① 增加饱腹感，食物中脂肪含量越多，胃排空的时间越长。

② 改善食物的感官性状。

③ 促进脂溶性维生素的吸收。

3. 必需脂肪酸的生理功能

① 磷脂的重要组成部分，参与生物膜的合成。

② 亚油酸（花生四烯酸）是合成前列腺素的前体。

③ 与胆固醇的代谢有关：胆固醇与脂肪酸酯化成酯参加运输，在低密度脂蛋白（LDL）、高密度脂蛋白（HDL）中，胆固醇和亚油酸形成亚油酸胆固醇酯，然后转运和代谢。

④ 必需脂肪酸对 X 线引起的皮肤损伤有保护作用。

⑤ 动物精子形成与必需脂肪酸有关；长期缺乏可导致不孕、不授乳以及生长、发育受阻。

4. 胆固醇的生理功能

胆固醇是形成维生素 D、类固醇激素（性激素如睾酮、肾上腺素如皮质醇）、胆汁盐、细胞膜等不可缺少的物质。

5. 磷脂的生理功能

磷脂是细胞膜的构成物质，还参与机体的脂肪运输。磷脂缺乏会造成细胞膜受损，出现毛细血管的脆性增加和通透性增加，使皮肤对水的通透性增加，水盐代谢紊乱，产生皮疹。

五、供给量、来源

膳食中的脂肪来源于动物的脂肪组织和肉类以及植物的种子。动物性脂肪含有饱和脂肪酸和单不饱和脂肪酸，而多不饱和脂肪酸含量较少；植物油主要含有不饱和脂肪酸。水产品含有相对较多的多不饱和脂肪酸，特别是海产品。

脂肪摄入过多可导致肥胖、心血管疾病、高血压病等疾病，应该适当控制，我国建议在总热量的 $20\%\sim25\%$。

磷脂含量较多的食物有蛋黄、肝脏、大豆、花生等，生长时期的婴幼儿的需要量较大。

胆固醇含量较高的食物是动物脑、内脏、蛋黄等，老年人应该控制其摄入量。

常见食物中脂类的含量具体见表 1-4。

表 1-4　常见食物中脂类的含量（每 100g）

种类	脂肪/g	饱和脂肪酸/g	单不饱和脂肪酸/g	多不饱和脂肪酸/g	胆固醇/mg
猪油	99	42.3	45.1	8.4	85
牛油	99	51.1	41.7	6.2	89
豆油	100	14.8	20.9	62.8	0
棉籽油	100	27.9	16.5	55.6	0
菜籽油	100	4.5	74.0	21.5	0
猪肉（瘦）	20.8	7.3	10.2	2.9	77
猪肉（肥）	90.8	37.9	45.1	7.9	107
猪肝	4.5	2.1	1.1	0.7	368
猪肾	4.8	2.1	1.3	1.4	405
羊脑	11.4	4.6	4.7	0.9	2099
鸡蛋黄	30.0	7.7	13.0	4.4	1705
鲫鱼	1.1	0.3	0.6	0.2	93

第五节　碳水化合物

一、概述

碳水化合物又称糖类或醣，是一大类由碳、氢、氧组成的化合物，是构成动物和植物的主要成分，也是人类能量的主要来源。每日膳食中最重要的碳水化合物是淀粉。多糖类物质包括能在人的消化道消化、吸收的淀粉和不能被消化、吸收的纤维素和果胶。

二、分类或特点

营养学上一般将碳水化合物分为四类：单糖、双糖、寡糖和多糖。作为食物中的碳水化合物，可以分成两类，即能够被人体消化吸收的碳水化合物和不能或很难被人体消化、吸收、利用的碳水化合物（纤维素）。

（一）单糖

单糖是最为简单的糖，每个分子含有 3～7 个碳原子，包括丙糖、丁糖、戊糖、己糖等。

1. 己糖

包括葡萄糖（右旋）、果糖（左旋）和半乳糖等。

（1）葡萄糖　最早在葡萄中发现，天然形式的较少，是构成食物中众多糖类的基本单位。淀粉全部由葡萄糖构成，人体只能代谢利用 D 型葡萄糖，不能利用 L 型。人们把 L 型葡萄糖作为甜味剂应用。

（2）果糖　主要存在于水果和蜂蜜中。在肝脏转化为葡萄糖。精子细胞主要利用果糖。

（3）半乳糖　在人体内转化为葡萄糖，母乳中的乳糖是母体合成的。

2. 己糖的衍生物

山梨醇是一种多元醇或糖醇，存在于水果中，食入山梨醇后转变为果糖，90％以上被吸收，但是吸收的速度比葡萄糖慢很多，对血糖的影响少很多。山梨醇可用于糖尿病患者。大量应用可能导致腹泻。甘露醇和卫矛醇是甘露糖和半乳糖氢化而获得的醇类，用作食品改进剂。肌醇存在于天然食物中（谷物的胚芽），它与六个磷酸盐分子结合形成植酸，植酸可影响肠道钙的吸收。肌醇在动物饲养中被认为是动物维生素（对人的作用未明确）。

3. 戊糖

作为能量的来源，不重要。它是 D-核糖和 D_2-脱氧核糖的基本组成。人体可以合成，不是必需的营养物。阿拉伯糖和木糖广泛存在于植物中。

（二）双糖

双糖是由两分子单糖缩合而成。

（1）蔗糖（甜菜糖） 由一分子葡萄糖和一分子果糖组成，水解的溶液称为转化糖，用于食品加工。

（2）乳糖 是哺乳动物乳汁中的主要糖类，由一分子葡萄糖和一分子半乳糖组成，对幼年动物和婴儿有一定作用。

（3）麦芽糖 由两个葡萄糖以 14 键连接构成，常来自大麦淀粉。

（4）海藻糖 由两个葡萄糖以 11 键连接构成，常来自真菌和细菌中，人体只能吸收一小部分。

（三）寡糖

寡糖是由 3～10 个单糖构成的一类小分子多糖。寡糖中的化学键不能被人体的消化酶分解，通常不易消化，当大量摄入时可能造成胀气、肠道不适等。虽然在小肠内不能被消化吸收，但可刺激结肠有益菌繁殖，抑制有害菌生长，因此又被称为"益生元"。

（1）蜜三糖（棉籽糖） 由葡萄糖、果糖、半乳糖构成。见于蜜糖。

（2）水苏四糖 存在于豆类的四糖，摄入豆类后，因为它不易消化，在结肠被细菌发酵，产气。

（3）低聚果糖 由一个葡萄糖和多个果糖结合而成，存在于水果、蔬菜中，尤以洋葱、芦笋中含量较高。

（4）异麦芽低聚糖 在天然食物中含量极少，主要存在于某些发酵食品，如酒、酱油中。

（四）多糖

多糖由 10 个或 10 个以上葡萄糖分子组成。

1. 糖原

糖原是动物体内的多糖贮存形式，也称动物淀粉，由 3000～60000 个葡萄糖分子以 α-1,4-键连接构成，并有侧链。糖原能溶解于水，在体内酶的作用下能迅速分解出葡萄糖，快速供给能量。存在于肝脏的称为肝糖原，存在于肌肉中的称为肌糖原。糖原可维持正常的血糖浓度，在动物的肝脏和贝壳类软体动物中含量较多。

2. 淀粉

（1）可吸收淀粉 由葡萄糖分子作为单位组成，有直链淀粉和支链淀粉。淀粉是最常见的多糖，贮存植物种子、根茎中，由成千上万个葡萄糖分子以 α-1,4-键连接而成。人类的消化酶能够分解 α-1,4-键的淀粉，因此淀粉是碳水化合物的来源。新鲜的植物种子和根茎中所含的淀粉不溶于水，加热后能促进溶解，并成为相对稳定的液体，冷却后成糊状。加热和水的存在使淀粉颗粒膨胀，使包裹它们的细胞膜开裂，这样消化液容易对它起作用。故淀粉类食物要加热至沸点才容易消化。糊精是淀粉经分解成的葡萄糖单位数目较少的分子。

（2）抗性淀粉　抗性淀粉是指健康者小肠中不被吸收的淀粉及其降解产物。抗性淀粉本身仍然是淀粉，其化学结构不同于纤维，但其性质类似于溶解性纤维。一般将其分为四类，即 RS1、RS2、RS3、RS4。

① RS1：物理包埋淀粉，指那些因细胞壁的屏障作用或蛋白质的隔离作用而不能被淀粉酶接近的淀粉。如部分研磨的谷物和豆类中，一些淀粉被裹在细胞壁里，在水中不能充分膨胀和分散，不能被淀粉酶接近，因此不能被消化。但是在深加工后，往往变得可以消化。

② RS2：抗性淀粉颗粒，指那些天然具有抗消化性的淀粉。主要存在于生的土豆、香蕉和高直链玉米淀粉中。其抗酶解的原因是具有致密的结构和部分结晶结构，其抗性随着糊化完成而消失。根据 X 线衍射图像的类型，RS2 可分为以下三类。A 类，这类淀粉即使未经加热处理也能消化，但在小肠中只能部分被消化，主要包括小麦、玉米等禾谷类淀粉；B 类，这类淀粉即使经加热处理也难以消化，包括未成熟的香蕉、芋类和高直链玉米淀粉；C 类，衍射的类型介于 A 类和 B 类之间，主要是豆类淀粉。

③ RS3：回生淀粉，指糊化后在冷却或储存过程中结晶而难以被淀粉酶分解的淀粉，也称为老化淀粉。它是抗性淀粉的重要成分，通过食品加工引起淀粉化学结构、聚合度和晶体构象方面等的变化而形成。这类淀粉即使经加热处理，也难以被淀粉酶类消化，因此可作为食品添加剂使用。

④ RS4：化学改性淀粉，主要指经过物理或化学变性后，由于淀粉分子结构的改变以及一些化学官能团的引入而产生的抗酶解淀粉部分，如羧甲基淀粉、交联淀粉等。同时，也指种植过程中基因改造引起的淀粉分子结构变化，如基因改造或化学方法引起的分子结构变化而产生的抗酶解淀粉部分。

抗性淀粉的功能主要如下。

a.抗性淀粉类似膳食纤维的作用：抗性淀粉对人体产生作用，主要是通过影响其他物质的吸收代谢以及在结肠内发酵产生的次生产物而发挥其生理功能。

b.对肠道疾病的防治作用：抗性淀粉不被消化，进入结肠，作为结肠菌群的营养源。这些微生物通过发酵，将碳水化合物代谢后生成丁酸等短链脂肪酸，从而降低结肠及粪便 pH。丁酸具有促进结肠健康、减少胺类致癌物的产生、抑制肿瘤细胞、减少肠黏膜细胞的增生等作用，进而降低患结肠癌的危险。肠道的大肠埃希菌还能合成泛酸、烟酸、维生素 B_2 等人体不可缺少的生命物质，增加人体所需营养。未降解的抗性淀粉还可增加粪便量，加速有毒物质排出，防治便秘和痔及肛门直肠疾病。抗性淀粉能在回肠中经肠内微生物发酵而降低 pH，促进矿物质等微量营养素的吸收，促进钙、镁等的溶解，形成可溶性钙镁，经扩散易被人体上皮细胞吸收。此外，抗性淀粉还能降低血清胆固醇，防治心血管疾病，控制体重，改变结肠微生物群落，促进肠道有益微生物繁殖，促进矿物质吸收。

c.降脂减肥作用：抗性淀粉能降低胆固醇含量，促进胆汁分泌与循环，可预防胆结石的形成。抗消化淀粉还能减少脂质吸收与脂肪酸合成，有效降低血中及肝脏内脂质含量，预防脂肪肝形成，因此它可作为减肥保健食品添加剂。抗性淀粉所产生的热量约为糖类的一半，进而达到控制体重的目的。抗性淀粉可抵抗酶的分解，在体内释放葡萄糖缓慢，具有防治糖尿病的作用，对 2 型糖尿病患者，可延缓餐后血糖上升，有效控制糖尿病病情。

3. 纤维

（1）纤维素　它的结构与淀粉相似，但是是以 β-1,4-键连接成的直链聚合物，不能被人体淀粉酶分解，因为人体淀粉酶只对 α-1,4-键有分解作用。

（2）半纤维素　半纤维素是多糖和纤维素紧密结合的产物，可用碱性溶液将其分离，存在于植物组织中，最大的一类有戊聚糖类、木聚糖类、阿拉伯木糖类；另一类为己糖的聚糖化合物，如半乳聚糖；还有酸性半纤维素，它含有半乳糖醛酸或葡萄糖醛酸，这种物质在小肠不能被消化。

（3）木质素　是植物木质化过程中形成的非碳水化合物，由苯丙烷单体聚合而成。主要存在于蔬菜的木质化部分和种子，如草莓籽、老化的胡萝卜、花茎甘蓝等。

（4）果胶　果胶不是纤维状而是无定形物质，存在于水果（柑橘、苹果）和蔬菜中，果胶分解后生成甲醇和果胶酸（腐烂、过熟、果酒的甲醇由此而来）。

（5）树胶和海藻酸盐类。

三、消化、吸收、代谢

膳食中的碳水化合物主要是淀粉，α-淀粉酶是消化碳水化合物的主要酶。唾液中含有 α-淀粉酶，食物在口腔中即开始被消化。碳水化合物的消化主要在小肠进行，来自胰液的 α-淀粉酶，小肠黏膜上皮细胞刷状缘上含有丰富的 α-淀粉酶、麦芽糖酶等，可把膳食中的碳水化合物水解为葡萄糖、乳糖、果糖。

碳水化合物在体内首先分解为丙酮酸，在无氧情况下，丙酮酸还原为乳酸，这个过程称为碳水化合物的无氧氧化。在有氧的情况下，丙酮酸进入线粒体，氧化脱羧后进入三羧酸循环，最终被彻底氧化成二氧化碳及水，这个过程称为碳水化合物的有氧氧化。

当碳水化合物的摄入量大于需要量时，碳水化合物可转化为脂肪酸、脂肪、胆固醇，还可以转化为各种非必需氨基酸。

四、生理功能

1. 热量来源

碳水化合物是人体最重要的热量来源。每克碳水化合物在人体内可以产生 4.1kcal 热量。特别是葡萄糖能够很快氧化，供给能量，满足机体的需要。60％以上的热量来源于碳水化合物。

糖原能贮存和提供能量。糖原是肌肉和肝脏贮存碳水化合物的形式，当机体需要的时候能及时地转化为葡萄糖供机体使用，红细胞和大脑、神经组织只能利用葡萄糖。

2. 机体的组成成分

黏蛋白、糖蛋白、糖脂核糖都是人体所必需的，是生命必需的。

3. 节约蛋白质作用

当机体的碳水化合物供给量不足时，只能通过转化蛋白质来供给热量的需要。蛋白质和碳水化合物一起被摄入时，机体内储留的氮比单独摄入蛋白质时的量要多。

4. 抗生酮作用

当机体的碳水化合物供给量不足时，脂肪酸氧化，产生酮体，过多的酮体则可引起酮血症、酸中毒。因此碳水化合物有抗生酮作用。人体每天至少需要 50～100g 碳水化合物。

5. 提供膳食纤维

膳食纤维的生理功能如下。

（1）增强肠道蠕动，增加粪便体积，有利于粪便排出。

（2）有利于控制体重和减肥　由于膳食纤维易于吸水、膨胀而增大体积，具有饱腹感，因而减少食物摄入。

（3）降低血糖和血胆固醇　可溶性纤维素可以减少小肠对糖的吸收，进食后血糖不会很快上升，因此可以减少胰岛素的释放。有抑制淀粉酶的作用，延缓碳水化合物的吸收，降低空腹血糖和餐后血糖水平。

果胶和木质素等能部分阻断胆固醇和胆汁酸（吸附胆汁酸）的肝肠循环，增加鹅脱氧胆酸的合成，促进肠道中胆固醇和胆汁酸随粪便排出，从而降低胆汁酸在血中的浓度以及在胆汁中的饱和度，减少肝脏的胆固醇合成，预防冠心病和胆石症的发生。

（4）预防结肠癌　流行病学调查，欧美国家每人每天从食物中摄入的纤维素是非洲人（居住在农村）的1/6，每年结肠癌发病率是非洲人的14倍。膳食纤维使肠蠕动加快，毒素不易与肠壁接触，减少结肠癌的发生。

（5）降低龋齿和牙周病的发病率。

五、供给量、来源

碳水化合物是最易摄入的能量，膳食中碳水化合物的主要形式是淀粉。膳食中淀粉的来源主要是粮谷类和薯类食物。粮谷类一般含碳水化合物60%～80%，薯类含量为15%～29%，豆类为40%～60%。

碳水化合物适宜摄入量（AI）为总能量的55%～65%。碳水化合物的来源包括复合碳水化合物淀粉、不消化的抗性淀粉、非淀粉多糖和低聚糖等碳水化合物；限制纯能量食物如糖的摄入量，精制糖占总能量的10%以下。

膳食纤维的适宜摄入量：低能量膳食7531kJ（1800kcal）为25g/d；中等能量膳食10042kJ（2400kcal）为30g/d；高能量膳食11715kJ（2800kcal）为35g/d。

第六节　矿　物　质

一、概述

人体组织中几乎含有自然界存在的各种元素。矿物质占人体重量的5%左右。

按矿物质在体内的含量可以分为常量（宏量）元素和微量元素（以占人体重量的0.01%为界限）。钙、磷、钠、钾、氯、镁、硫为常见的常量（宏量）元素；微量元素中以铁的含量为最高，还有锌、碘、铜、钴、氟等。

矿物质在机体内不能生成，不能转化，但是可以从各种途径排出人体，如粪、尿、汗、毛发、指甲、皮肤、肠、黏膜的脱落细胞，因此每天需要一定的摄入量。矿物质在体内随着年龄的变化而变化。矿物质在体内的分布极不均匀。

各种食物中都含有数量不同的矿物质，从食物中摄取矿物质是人体获得无机盐的主要途径。根据中国人的膳食习惯、生活方式以及人体的生长特点、生长时期，中国人容易出现钙、铁、锌的缺乏病。

矿物质的主要生理功能有：构成人体组织的重要成分，如骨骼、牙齿中的钙、磷、镁；（与蛋白质等一起）维持细胞内外的通透性、控制水分、维持渗透压以及酸碱平衡，维持神经肌肉的兴奋性（K、Na、Ca）；构成酶的辅基、激素、维生素（钴）、蛋白质和核酸的成分，参与酶系的激活。

二、钙

钙在人体含量较多，占体重的 1.5％～2.0％，成人有 1200g 钙，其中绝大多数（99％）集中在骨骼和牙齿。人体内的钙主要以羟磷灰石结晶 $3Ca_3(PO_4)_2 \cdot (OH)_2$ 形式出现，少量为无定形钙 $Ca_3(PO_4)_2$，无定形钙是羟磷灰石的前体。其余 0.5％的钙与柠檬酸螯合或与蛋白质结合，另外 0.5％为离子状态存在于软组织、细胞外液和血液中，它与骨骼钙维持动态平衡，对机体许多生理功能都起到直接作用。当钙摄入过少、消耗过多时，人体以损失骨骼的钙含量来维持混钙溶池和血钙的平衡。

1. 生理功能

（1）人体内最丰富的矿物质，以羟磷灰石结晶形式存在于骨骼和牙齿。成年人每年更新 2％～4％，幼儿骨骼需要每 1～2 年更新一次，40～50 岁以后每年骨骼的钙含量减少 0.7％。

（2）肌肉纤维、心肌和骨骼肌的收缩都需要钙离子的参与。神经传递，神经冲动传导到神经接头，释放神经递质时需要钙离子的激发。细胞膜上的钙结合部位能影响细胞膜的通透性和稳定性。

（3）促进体内某些酶的活性，如激素的分泌。

（4）促进血液的凝固　凝血酶原在钙离子的催化下转变为凝血酶，后者将纤维蛋白原转化为纤维蛋白，使血液凝固。酸碱平衡等也都需要钙。

2. 吸收、代谢、排泄

（1）小肠的上部是吸收钙的主要部位。婴幼儿时期钙的吸收率为 50％，儿童期为 40％，成年人为 20％，老年人为 15％，不被人体吸收的钙在粪便中排出。影响钙吸收的因素如下。

① 机体缺钙时，如长期低钙摄入、生长期、骨折愈合期。

② 维生素 D 能帮助钙的吸收。

③ 蛋白质分解出来的氨基酸（特别是赖氨酸、精氨酸）与钙形成可溶性钙有利于钙的吸收。

④ 脂肪消化不良时，未被吸收的脂肪酸与钙形成钙皂，影响钙的吸收。

⑤ 乳糖可以与钙螯合，形成低分子量可溶性络合物，有利于钙的吸收。

⑥ 酸性物质可增加钙的溶解度，促进钙吸收（而抗酸剂可减少钙吸收）。

⑦ 草酸和植酸可以与钙形成不溶性钙盐，减少钙吸收，如蕹菜、菠菜、竹笋等含草酸较高。

（2）体内钙大部分通过肠黏膜上皮细胞的脱落、消化液分泌排入肠道，有部分重吸收。正常膳食时有 20％的钙从尿中排出，一般每天排出 100～200mg 钙；补液、酸中毒、高蛋白质饮食、高镁膳食、甲状腺素、肾上腺皮质激素、甲状旁腺素、维生素 D 以及长期卧床等都对钙的排泄有影响。

乳母通过乳汁每日排出 150～300mg 钙。在妊娠期间有 30g 的钙由母亲转输给胎儿。

（3）体内的钙代谢受体内的钙量、内分泌系统的调控。

3. 缺乏与过量

我国居民钙摄入量普遍偏低，因此钙缺乏病是常见的营养性疾病。钙缺乏病主要表现为骨骼的病变，在儿童表现为佝偻病，成年人则表现为骨质疏松症。

钙为毒性最小的一类元素，但过量摄入钙也可能产生不良影响。高钙尿是肾结石的一个重要危险因素。此外，当钙与碱同时大量服用时可出现十分罕见的高钙血症，表现为肌张力减低、便秘、多尿、恶心、昏迷，甚至死亡，临床上称"乳碱综合征"。症状表现可能有很大差异，其严重程度取决于钙和碱摄入量和持续时间。

4. 供给量

钙的摄入量与蛋白质的摄入量有关，正常情况认为每摄入100g蛋白质需要1g钙。高温作业需要较多的钙；阳光不足地区钙吸收不良，需要较多的钙摄入。

成人钙离子的需要量为800mg/d。随着不同的生长时期，钙的摄入量也不相同。钙的可耐受最高摄入量（UI）是2000mg/d。

5. 食物来源

奶和奶制品含钙量高且吸收率高，是钙的良好来源。其他食物如虾皮、海带、豆类、芝麻等钙含量也较高。常见食物的钙含量见表1-5。

表1-5　常见食物的钙含量 单位：mg/100g

食物名称	钙含量	食物名称	钙含量
人奶	34	牛奶	120
虾皮	2000	猪瘦肉	11
海带	1177	大豆	367
白芝麻	620	黑芝麻	780
腐竹	280	青菜	93～163

三、磷

磷是机体重要的元素，正常人体内含磷量为600～700g。体内的磷85%～90%以羟磷灰石形式存在于骨骼和牙齿中，其余10%～15%与蛋白质、脂肪、碳水化合物及其他有机物结合，分布在细胞膜、骨骼肌、皮肤、神经组织及体液中。

1. 生理功能

（1）构成骨骼和牙齿的重要成分　在骨的形成过程中每2g钙需要1g磷，形成无机磷酸盐。

（2）参与能量代谢　高能磷酸化合物如三磷酸腺苷及磷酸肌酸等为能量载体，在细胞内能量的转换、代谢中，以及作为能源物质在生命活动中起重要作用。

（3）组成生命的重要物质　磷是组成环腺苷酸、环鸟苷酸、肌醇三磷酸、核酸、磷蛋白、多种酶等的成分。

（4）调节酸碱平衡。

2. 吸收与代谢

磷的吸收部位在小肠，代谢过程与钙相似，主要排泄途径是经肾脏。

3. 缺乏与过量

一般情况下，机体不会由于膳食原因出现磷缺乏或磷过量。在一定特殊情况下，如早产儿仅喂以母乳，因母乳含磷量较低，可出现佝偻病样骨骼异常。

4. 食物来源

磷在食物中分布广泛，无论动物性食物或植物性食物，都含有丰富的磷。

四、镁

正常成年人体内含镁 20～28g，其中 60%～65% 存在于骨骼，27% 分布于肌肉、心、肝、胰等组织。镁主要分布在细胞内，细胞外液的镁不超过 1%。

1. 生理功能

（1）激活多种酶的活性　镁作为多种酶的激活剂，参与体内 300 多种酶促反应。

（2）对钾、钙离子通道的作用　镁可封闭不同钾离子通道的外向性电流，阻止钾的外流；另外，镁作为钙阻断剂，具有抑制钙离子通道的作用，当镁浓度降低时，钙进入细胞增多。

（3）促进骨骼生长和神经肌肉的兴奋性。

（4）促进胃肠道功能。

（5）调节激素作用。

2. 吸收与代谢

人体摄入的镁 30%～50% 在小肠吸收。正常人肠及肾的吸收与排泄机制可调节镁在机体内稳态平衡。

3. 缺乏与过量

由于饥饿、蛋白质-热量营养不良及长期肠外营养等因素可引起镁的摄入不足，胃肠道感染、肾病及慢性酒精中毒等也可造成机体镁的不足。镁缺乏可引起神经肌肉兴奋性亢进。

一般情况下不易发生镁中毒。

4. 食物来源

绿叶蔬菜、大麦、黑米、荞麦、苋菜、口蘑、木耳、香菇等食物含镁量较丰富。

五、钾

正常成人体内钾含量约 50mmol/kg，主要存在于细胞内，约占总量的 98%，其他存在于细胞外。

1. 生理功能

（1）参与碳水化合物、蛋白质的代谢　葡萄糖和氨基酸经过细胞膜进入细胞合成糖原和蛋白质时，必须有适量的钾离子参与。

（2）维持细胞内正常渗透压　由于钾主要存在于细胞内，因此钾在细胞内渗透压的维持中起主要作用。

（3）维持神经肌肉的应激性和正常功能　细胞内的钾离子和细胞外的钠离子联合作用，可激活 Na^+-K^+-ATP 酶，产生能量，维持细胞内外钾、钠离子浓差梯度，发生膜电位，使膜有电信号能力，膜去极化时在轴突发生动作电位，激活肌肉纤维收缩并引起突触释放神经递质。

（4）维持心肌的正常功能　心肌细胞内外的钾浓度对心肌的自律性、传导性和兴奋性有密切相关。

（5）维持细胞内外正常的酸碱平衡　当细胞失钾时，细胞外液中钠离子与氢离子可进入细胞内，引起细胞内酸中毒和细胞外碱中毒；反之，细胞外钾离子内移，可引起细胞内碱中毒与细胞外酸中毒。

2. 吸收与代谢

摄入的钾大部分由小肠吸收，吸收率约为90%。肾是维持钾平衡的主要调节器官，约90%的钾经肾脏排出。

3. 缺乏与过量

当体内缺钾时，会造成全身无力、疲乏、心跳减弱、头昏眼花，严重缺钾还会导致呼吸肌麻痹致死亡。此外，低钾会使胃肠蠕动减慢，导致肠麻痹，加重厌食，出现恶心、呕吐、腹胀等症状。

钾离子紊乱是临床上最常见的电解质紊乱之一，且常与其他电解质紊乱同时存在。血钾高于5.5mmol/L称为高钾血症，>7.0mmol/L则为严重高钾血症。高钾血症有急性与慢性两类，急性发生者为急症，应及时抢救，否则可能导致心搏骤停。临床表现主要为心血管系统和神经肌肉系统症状，其严重性取决于血钾升高的程度和速度，有无其他血浆电解质和水代谢紊乱合并存在。

4. 食物来源

大部分食物都含有钾，但蔬菜和水果是钾最好的来源。

六、钠

钠是人体肌肉组织和神经组织的重要成分之一。钠主要以盐的形式广泛分布于陆地和海洋中。

1. 生理功能

（1）调节体内水分与渗透压　钠主要存在于细胞外液，是细胞外液中的主要阳离子，约占阳离子总量的90%，与对应的阴离子构成渗透压。钠对细胞外液渗透压调节与维持体内水量的恒定，是极其重要的。此外，钠在细胞内液中同样构成渗透压，维持细胞内水分的稳定。钠、钾含量的平衡，是维持细胞内外水分恒定的根本条件。

（2）维持酸碱平衡　钠在肾小管重吸收时与H^+交换，清除体内酸性代谢产物（如CO_2），保持体液的酸碱平衡。钠离子总量影响着缓冲系统中碳酸氢盐的比例，因而对体液的酸碱平衡也有重要作用。

（3）钠泵的作用　钾离子的主动运转，由Na^+-K^+-ATP酶驱动，使钠离子主动从细胞内排出，以维持细胞内外液渗透压平衡。钠与ATP的生成和利用、肌肉运动、心血管功能、能量代谢都有关系，钠不足均可影响其作用。此外，糖代谢、氧的利用也需要钠的参与。

（4）增强神经肌肉兴奋性　钠、钾、钙、镁等离子的浓度平衡对于维护神经肌肉的应激性都是必需的，满足需要的钠可增强神经肌肉的兴奋性。

2. 吸收与代谢

钠主要在小肠上段吸收，进入人体的钠部分通过血液输送到胃液、肠液、胆汁以及汗液中。每日从粪便中排出的钠不足10mg，在正常情况下，钠主要从肾脏排出。钠还可以从汗中排出，不同环境温湿度下，不同个体汗中钠的浓度变化较大。

3. 缺乏与过量

人体内钠在一般情况下不易缺乏。但在某些情况下，如禁食、少食，膳食钠限制过严而摄入量非常低时，或在高温、重体力劳动、过量出汗、胃肠疾病、反复呕吐、腹泻（泻药应用）使钠过量排出丢失时，可发生钠缺乏。钠缺乏早期症状不明显，有的可表现为倦怠、淡漠、无神，甚至起立时昏倒。失钠达 0.55g/kg 以上时，可出现恶心、呕吐、血压下降、痛性肌肉痉挛，尿中无氯化物检出。当失钠达 0.75～1.2g/kg 时，可出现恶心、呕吐、视物模糊、心跳加速、脉搏细弱、血压下降、肌肉痉挛、疼痛反射消失，甚至淡漠、木僵、昏迷、外周循环衰竭、休克，终因急性肾功能衰竭而死亡。

钠摄入量过多、尿中 Na^+/K^+ 比值增高，是引发高血压的重要因素。研究表明，尿 Na^+/K^+ 比值与血压呈正相关，而尿钾与血压呈负相关。在高血压病家族人群较普遍存在对盐敏感的现象，而对盐不敏感的或较耐盐者，在无高血压病家族史者中较普遍。

正常情况下，钠摄入过多并不蓄积，但某些情况下，如误将食盐当作食糖加入婴儿奶粉中喂哺，则可引起中毒甚至死亡。急性钠中毒，可出现水肿、血压上升、血浆胆固醇升高、脂肪清除率降低、胃黏膜上皮细胞受损等。

4. 食物来源

钠普遍存在于各种食物中，一般动物性食物钠含量高于植物性食物，但人体钠的主要来源为食盐，加工、制备食物过程中加入的钠或含钠的复合物（如谷氨酸钠、碳酸氢钠等），以及酱油、盐渍或腌肉或烟熏食品、酱腌菜类、发酵豆制品、咸味休闲食品等。

七、铁

铁是人体必需微量元素中含量最多的一种，总量在 4～5g。铁可以分为功能铁和贮存铁两类。功能铁主要存在于血红蛋白中，占 60%～75%；3% 在肌红蛋白；1% 为含铁酶类。贮存铁以铁蛋白和含铁血黄素形式贮存在肝、脾、骨髓中，占 25%。

1. 生理功能

铁是血红蛋白、肌红蛋白、细胞色素 A 和某些呼吸酶的辅酶的成分，参与二氧化碳、氧的转运、交换和组织呼吸过程。与红细胞的成熟有关，铁进入幼红细胞内，与卟啉结合形成血红素，与珠蛋白结合形成血红蛋白。

铁能催化胡萝卜素转化为维生素 A，参与嘌呤与胶原的合成、抗体的产生以及脂类从血液中的转移、药物在肝脏的解毒等。铁与抗感染有关，与淋巴细胞的转化率有关。

参与细胞色素及某些呼吸酶的构成，对组织呼吸和能量代谢有非常重要的意义。

2. 吸收与代谢

膳食中的铁在整个消化道内被吸收，主要在小肠。铁是主动转运到身体各部分并贮存在黏膜细胞内。

铁吸收的量与铁存在的状态有关，血红素铁（色素铁）和二价铁容易被吸收。动物性食物中铁的含量比植物性食物要高，吸收率也要高，可达 20%～30%。肉类食物含有大量的血红素铁，并含有"肉因子"，能促进铁的吸收。非血红素铁主要存在于植物性食物中，需要消化、解离出三价的铁，再还原为二价铁后被人体吸收。植物性食物中还含有植酸、草酸和膳食纤维，都可以抑制铁的吸收，平均吸收率为 2%～3%。混合性膳食中铁的吸收率为 10% 左右。

还原性物质、维生素 B_2、单糖、有机酸、胃酸等能够促进铁的吸收。能抑制铁吸收的因素有抗酸药物、植酸、草酸、膳食纤维等。非血红素铁主要存在于植物性食物、奶和奶制品中，其吸收率的大小与共进食物中影响铁吸收的因素有关；血红素铁不受外来因素的干扰。

胎儿体内的铁可供其 6 个月的消耗。

3. 缺乏与过量

长期膳食中铁供给不足，可引起体内缺铁或导致缺铁性贫血，多见于婴幼儿、孕妇及乳母。我国 7 岁以下儿童贫血平均患病率高达 57.6%，其中 1～3 岁的幼儿患病率最高。孕妇贫血率平均为 30% 左右，孕末期更高。主要因机体需要量增加且膳食铁摄入不足引起。月经过多、痔、消化道溃疡、肠道寄生虫等疾病的出血也是引起铁缺乏的重要原因。缺铁性贫血的临床表现为食欲缺乏、烦躁、乏力、面色苍白、心悸、头晕、眼花、免疫功能降低、指甲脆薄、反甲等。

铁的过量积蓄可发生血色病。

4. 供给量和食物来源

铁在机体内可以反复利用或储存，男子每天丢失 1mg，女子丢失 1.5mg。铁的平均吸收率约 10%。我国建议铁的日供给量为：成年男子 12mg；成年女子 18mg；孕妇、乳母 28mg。

常见食物中铁的优质来源见表 1-6。

表 1-6　常见食物中铁的优质来源　　　　　　　　　　单位：mg/100g

食物名称	铁含量	食物名称	铁含量
黑木耳	97.4	猪肝	22.6
猪血	8.7	火鸡肝	20.7
鸭血	30.5	牛肉	3.0
黄鳝	2.5	花生仁	6.9
白芝麻	14.1	黑芝麻	22.7

八、碘

人体内含碘 20～50mg，甲状腺组织含的碘最高，碘的含量为 0.5mg/kg，占体内总碘量的 70%～80%。碘在人体的功能也是通过甲状腺素的功能体现出来的。

1. 生理功能

碘在体内主要参与甲状腺素的合成，它的功能也在甲状腺素上表现出来。

① 促进生物氧化，协调氧化磷酸化过程，调节能量转化。

② 促进蛋白质合成，调节蛋白质合成和分解。

③ 促进糖和脂肪代谢。

④ 调节组织中水盐代谢。

⑤ 促进维生素的吸收和代谢。

⑥ 活化酶，包括细胞色素酶系和琥珀酸氧化酶系。

⑦ 促进神经系统的发育。

2. 吸收、代谢

食物中的碘必须被离子化才能被吸收，进入胃肠道后 1h 内大部分被吸收，3h 全部被吸收。钙、铬、氟可以抑制碘的吸收。约 80% 的甲状腺素可以未经消化直接被吸收。吸收的碘迅速运至血浆与蛋白质结合，并分布到全身各组织中。

代谢中分解脱落的碘部分被重新利用，其他从尿道（90%）或胆汁（10%）排出。乳汁中含有一定量的碘。

贮存的碘可供机体 2～3 个月的内分泌激素使用。正常情况下，碘的摄入与排出呈动态平衡。

3. 缺乏与过量

缺碘可导致智力低下等智力残疾。缺碘可导致地方性甲状腺肿，俗称粗脖子病。严重缺碘可导致地方性克汀病，这主要是由于胎儿期及婴儿期严重缺碘，患者智力低下、矮小、聋哑、瘫痪，呈现特殊丑陋面容。孕妇缺碘可导致早产、流产、死产、先天畸形儿、先天聋哑儿等。缺碘不很严重时，虽未出现典型的克汀病的症状，但仍有智力低下或发育滞后，即所谓的亚克汀病。

碘过量可使甲状腺功能亢进症的发病危险性提高；可以使隐性甲状腺自身免疫疾病转变为显性疾病；长期碘过量可使甲状腺功能减退症和亚临床甲状腺功能减退症的患病危险性提高。

4. 供给量和食物来源

海产品含碘量高，特别是海带。

九、锌

人体含锌 2～2.5g，主要存在于肌肉、骨骼和皮肤。按单位重量计算，以视网膜、脉络膜、前列腺含锌为最高，其次为肌肉、皮肤、肝脏、肾脏、心脏、脑。血液中的锌含量为红细胞占 75%～88%，血浆为 12%～22%，白细胞为 3%。锌主要以金属酶、碳酸酐酶和碱性磷酸酶等的组分形式存在和发挥生理功能。

1. 生理功能

(1) 锌是很多金属酶的组成成分和激活剂　六大酶系中近 200 多种酶的活性与锌有关。

(2) 促进生长发育与组织再生　锌是调节 DNA 复制、转录和转译的 DNA 聚合酶所必需的，与蛋白质和核酸的合成以及细胞的生长、分裂和分化等过程都有关系。对胎儿的生长发育也非常重要。对于促进性器官和性功能的正常发育也是必需的。锌可能是细胞凋亡的一种调节剂。

(3) 促进食欲　锌参与唾液蛋白的合成，对味觉与食欲有激发作用。

(4) 参与维生素 A 的代谢和生理作用　对促进视黄醇的合成和构型转化，参与维生素 A 的动员和稳定血浆维生素 A 浓度，维持暗适应都起到重要作用。对维持皮肤健康也是必需的。

(5) 参与免疫功能　直接影响胸腺细胞的增殖，使胸腺素正常发育，以维持细胞免疫功能的完整。

(6) 维持生物膜的结构和功能　锌能维持细胞膜的稳定，影响其屏蔽功能、转运功能以及膜受体功能。

(7) 对激素的作用　锌不仅对激素的产生、储存和分泌有作用，而且可以影响激素受体的效能和靶器官的反应。

2. 吸收、代谢

锌主要在小肠吸收，肠道依赖金属运载蛋白吸收锌。体内缺锌时，其吸收率增加。肠道内锌浓度可直接影响锌吸收。影响膳食中锌吸收的因素很多，植酸、半纤维素、铜、钙、镉可以抑制锌的吸收，蛋白质、维生素 D 可促进其吸收。

当体内锌处于平衡状态时，膳食中约 90% 的锌由粪便排出，锌主要通过胆道—粪便排出，其次还有尿、汗、头发。毛发可用于测定锌，但应注意取样的部位、毛发的长度等；也可以测定血锌。

3. 缺乏与过量

锌缺乏病表现为生长迟缓、免疫力降低、伤口愈合慢、皮炎、性功能低下、食欲缺乏、味觉异常、食土癖、暗适应减慢等。男性的第二性征发育和女性生殖系统的发育演变延缓，女性月经初潮延迟或闭经，骨骼发育受影响，影响脑功能，使智商降低。也可出现嗜睡症、抑郁症和应激性症状。

体内的锌元素过量对人体有危害。补锌太多，成年后还易发展成冠心病、动脉粥样硬化等。另外，锌摄入量过多，会在体内蓄积引起中毒，出现恶心、吐泻、发热等症状，引起上腹疼痛、精神不振，甚至造成急性肾功能衰竭，严重的甚至突然死亡。

4. 供给量和食物来源

我国锌的推荐每日供给量为：1～9 岁为 10mg，10 岁以上为 15mg，孕妇、乳母为 20mg，锌的无可见不良反应水平（NOAEL）为 30mg。

动物性食物中锌的生物利用率大于植物性食物，前者为 35％～40％，后者为 1％～20％。

锌的食物来源见表 1-7。

表 1-7　锌的食物来源 单位：mg/100g

食物名称	锌含量	食物名称	锌含量
牡蛎	148.6	牛肉	4.05
山核桃	12.59	茶叶	5.4
白芝麻	4.21	黑芝麻	6.13

十、硒

硒在人体内的总量为 14～20g，广泛分布于所有组织和器官。浓度以肝、胰、肾、脾、牙釉、指甲为高，脂肪组织最低。

1. 生理功能

（1）抗氧化作用　硒是谷胱甘肽过氧化酶的重要组成部分，有清除自由基（包括过氧化氢）的作用，与维生素 E 的抗氧化作用具有协同作用。维生素 E 主要防止不饱和脂肪酸氧化，而硒主要作用于细胞内的过氧化物的分解，起到共同保护细胞、细胞膜的作用。

（2）与金属有很强的亲和力　硒能与汞、甲基汞、镉、铅结合，形成金属硒蛋白复合物而解毒，并排出体外。

（3）保护心血管、维护心肌的健康　克山病发生在低硒地区。

（4）促进生长、保护视力、抗肿瘤的作用　白内障者和糖尿病失明者，补充硒后视力有明显改善。缺硒地区的肿瘤发生率明显较高，如胃癌。

2. 吸收、代谢

主要在小肠吸收，无机硒和有机硒都容易被人体吸收，吸收率在 50％以上。蛋氨酸硒的吸收率高于无机硒。溶解度大的硒吸收率大，植物中的硒的生物利用率高于动物中的硒。维生素 A、维生素 E、维生素 C、维生素 B_2、蛋氨酸可促进其吸收。硒与蛋白质结合后转运到人体各器官和组织。

硒大部分从尿中排出，粪便中的硒是未吸收的，汗液和肺部也有排出。

3. 缺乏与过量

硒缺乏已被证实是发生克山病的重要原因。克山病临床主要症状为心脏扩大、心功能失代偿、心力衰竭或心源性休克、心律失常、心动过速或过缓等。生化检查可见血浆硒浓度下降，红细胞谷胱甘肽过氧化物酶活性下降。此外，缺硒与大骨节病也有关。硒摄入过量可致中毒，主要表现为头发变干、变脆、易断裂及脱落。

4. 食物来源

动物肝脏、肾脏及海产品、大蒜、肉类等是硒的良好来源。

十一、铬

铬存在于人体内各部分，并主要以三价铬的形式存在，六价铬的毒性很大。正常人体内总共仅含有 $6\sim10$mg 的铬，而且在体内分布很广。

1. 生理功能

(1) 加强胰岛素的作用　糖代谢中铬作为一个辅助因子，是葡萄糖耐量因子（GTF）的重要组成部分。GTF 能刺激葡萄糖的摄取，促进葡萄糖转化为脂肪等。

(2) 预防动脉粥样硬化　铬能提高高密度脂蛋白，降低血清胆固醇。动物缺铬时，血清胆固醇较高，喂铬以后可使血清胆固醇降低。

(3) 促进蛋白质代谢和生长发育　DNA 和 RNA 的结合部位有大量三价铬，在核酸的代谢或结构中发挥作用。缺铬动物生长发育停滞。营养不良的儿童补充铬后，观察其生长速率显著增加。

2. 吸收与代谢

无机铬化合物在人体的吸收率很低，其范围为 $0.4\%\sim3\%$ 或更少。维生素 C 能促进铬的吸收。铬从粪便、尿中排出。

3. 缺乏与过量

铬缺乏病尚无独立的临床表现，而是出现血脂、胆固醇和血糖升高，使人易患心脑血管病和糖尿病，严重危害人类健康。

铬中毒是指六价铬污染环境而引起的人体中毒，如长期从事铬酸盐工业生产的工人，易患皮肤溃疡、接触性皮炎、皮肤癌；长期吸入铬酸盐粉尘者可诱发肺癌。铬中毒时还可出现口腔炎和齿龈炎等。对铬中毒目前尚无特效疗法，一般是对症处理。饮食营养要加强，增加富含维生素 C 的新鲜蔬菜和水果；也有人认为大量吃糖可增加尿中铬的排出。

4. 食物来源

膳食铬主要来源于谷类（346μg/kg）、肉类及鱼贝类（458μg/kg）。

十二、钼

人体钼总量约为 9mg，分布于全身各组织器官，其中肝、肾和皮肤含钼较高。

1. 生理功能

钼主要作为酶的辅助因子而发挥作用，是黄素依赖酶的组成成分。黄素依赖酶的主要作用有：①催化组织内嘌呤化合物的氧化代谢及尿酸的形成；②催化肝脏铁蛋白中铁的释放，促进铁与血浆中 β-球蛋白形成运铁蛋白并顺利转运至肝和骨髓及其他组织细胞。

2. 吸收与代谢

食物中的钼很容易被吸收，吸收率达 $88\%\sim93\%$。膳食中各种硫化物可干扰钼的吸收。

人体吸收的钼大部分很快更新并以钼酸盐形式从尿中排出，尿钼的排泄是调节体内钼稳态的重要机制。也有部分钼随胆汁经肠道排出。

3. 缺乏与过量

钼缺乏时，体内能量代谢过程发生障碍，可致心肌缺氧、坏死。缺钼时，肝脏内的黄嘌呤氧化酶活力降低，尿酸排泄减少，可形成肾结石和尿道结石。钼还可加强氟的防龋作用，缺钼时可导致龋齿的发生。钼还参与铁的代谢，缺钼可导致缺铁，缺铁可致婴儿脑细胞数减少或功能低下，影响小儿智力发育，并可引起缺铁性贫血。

钼在自然界中分布较为分散，而且不均衡，某些地区土壤中钼含量过高，聚集到植物内，人食用后可发生中毒。过多的钼可使体内的黄嘌呤氧化酶的活性激增，结果发生痛风综合征、关节痛和畸形，肾脏受损使血中尿酸过多等。钼中毒还表现为生长发育迟缓、体重下降、毛发脱落、动脉粥样硬化等。

4. 食物来源

钼广泛存在于各种食物中，动物肝、肾含量最丰富，奶及奶制品、干豆和谷类也较丰富。

十三、氟

正常人体内含氟总量约为2.6g，主要存在于骨骼和牙齿中，少量分布在毛发、指甲及其他组织。人体的氟含量与环境和膳食中氟的水平有关，高氟地区人群体内的氟含量高于一般地区人群。

1. 生理功能

（1）维持骨骼和牙齿结构稳定性　适量的氟有利于钙和磷的利用，促进骨的形成和增强骨质坚硬性，加速骨骼生长。

（2）防治龋齿　氟可与牙釉质中羟磷灰石作用，在牙齿表面形成一层坚硬且具有抗酸性腐蚀的氟磷灰石晶体保护层，减少酸性物质生成，起到防治龋齿的作用。

2. 吸收与代谢

从膳食摄入的氟有75％～90％由胃肠道迅速吸收进入血液，以离子形式分布到全身。大部分骨骼组织中的氟离子迅速与骨盐羟基磷灰石晶体表面上的OH^-或CO_3^{2-}交换，形成氟磷灰石沉积在骨和牙齿钙化组织。氟与骨骼之间形成一种可逆性的螯合代谢池，根据生理需要可经离子交换或骨再建过程缓慢动员释放，因此氟在骨骼中沉积与年龄呈负相关。

3. 缺乏与过量

氟缺乏可能影响骨的形成，研究发现，氟的摄入不足可引起老年人骨质疏松发病率增加。

过量氟可引起中毒，急性中毒多见于特殊职业环境，慢性中毒多为高氟地区居民长期摄入含氟高的饮水而引起。氟中毒主要是对骨的危害，引起氟骨症。氟骨症的主要临床表现为腰腿及关节疼痛、脊柱畸形、骨软化或骨质疏松等。另外，氟斑牙也是氟中毒的主要危害，常见牙齿失去光泽，出现白垩色、黄色、棕褐色或黑色斑点，牙面凹陷剥落，牙齿变脆，易于碎落等。氟过量还会引起神经系统损伤，主要临床表现是记忆力减退、精神不振、失眠和易疲劳等。儿童摄入过量的氟可能会出现智力发育障碍等情况。

4. 供给量和食物来源

中国营养学会推荐氟成人适宜摄入量（AI）为1.5mg/d，氟的可耐受最高摄入量（UL）为3.0mg/d。

饮用水是氟的主要来源，饮用水中氟含量取决于地理环境中氟元素水平。食物中除茶叶、海鱼、海带、紫菜等少数食物中氟含量较高外，其他含氟量均较低。

十四、钴

钴可经消化道和呼吸道进入人体，一般成年人体内钴含量为 $1.1\sim1.5mg$。进入人体的钴最初贮存于肝和肾，然后贮存于骨、脾、胰、小肠以及其他组织。

1. 生理功能

钴作为维生素 B_{12} 的组成成分，其功能通过维生素 B_{12} 来体现，主要是促进红细胞的成熟。钴可能有拮抗碘缺乏的作用，产生类似甲状腺的功能。

2. 吸收与代谢

钴主要在小肠中吸收，主要经肾脏排出，少量从粪便和汗液排出。

3. 缺乏与过量

缺钴可致红细胞的生长发育受干扰，发生巨幼细胞贫血（即恶性贫血）、急性白血病、骨髓疾病等。钴通过维生素 B_{12} 参与核糖核酸及造血系统有关物质的代谢，人体若缺钴及维生素 B_{12}，红细胞的生长和发育将发生障碍，不仅数量减少，而且体积大（巨）、不成熟（幼）、血红蛋白含量少，不合格的红细胞进入血液，即发生巨幼细胞贫血。白血病是造血系统的一种恶性肿瘤，近年来对其发病机制进行了大量的研究，结果显示其发病可能与体内多种微量元素缺乏有关。调查和研究发现，人类或动物如果把钴过量地摄入体内，都是有害的。高钴同样会引起红细胞增多、皮肤过敏等不良反应，甚至中毒。

4. 食物来源

我国未制定钴的参考摄入量。活性钴在海产品中含量较高，动物性食物如肝、肾含量较高。

第七节　维　生　素

维生素是指人体维持机体正常生理功能及细胞内特异代谢反应所必需的一类物质（低分子有机化合物），而且是只能从食物中摄取的物质。

一、概述

维生素的种类繁多，自然界存在的常见维生素有十几种，目前通常按其溶解性分为脂溶性维生素（FSV）和水溶性维生素（WSV）。水溶性维生素常以辅酶或酶基的形式参与各种酶系活动，其营养水平可以通过测定血、尿的水平来反映。脂溶性维生素包括维生素 A、维生素 D、维生素 E、维生素 K。水溶性维生素包括 B 族维生素和维生素 C。

脂溶性维生素在机体内不易代谢和排泄，容易出现中毒；水溶性维生素可被快速代谢和排泄，而不易出现中毒。维生素缺乏按其原因可以分为原发性和继发性；按缺乏的程度可以分为临床缺乏病和亚临床缺乏病。

二、维生素 A

1. 概述

维生素 A 类是指具有视黄醇生物活性的一大类物质，包括维生素 A 和维生素 A 原。

类维生素 A 是指维生素 A 和类似物或代谢物。动物体内具有视黄醇生物活性的维生素 A，包括视黄醇、视黄醛、视黄酸。植物中不含有维生素 A，而在红、黄、绿色植物中含有"前维生素 A"，即类胡萝卜素，它在人体内可以转化为维生素 A，因此又称为维生素 A 原。β-胡萝卜素的转化生物效价最高。β-胡萝卜素化学性质活泼，是一种黄色的脂溶性物质，是维生素 A 的前体。

2. 生理功能

（1）参与感光物质构成，维持夜间正常视力　视杆细胞的视紫红质是由 11-顺-视黄醛与视蛋白结合的复合物，当接受暗光时视紫红质的空间结构发生一系列变化，视杆细胞的膜电位发生变化，激发神经冲动，神经冲动传到中枢，产生视觉。在这个过程中要消耗维生素 A。

（2）维持上皮细胞组织结构健全，增强机体抗病能力　维生素 A 可以促进表皮细胞分化为分泌的黏液细胞，该细胞对维持上皮组织的健康起着重要作用。

（3）促进生长和骨骼发育　正常的骨生长是成骨细胞和破骨细胞之间的平衡，维生素 A 能促进未成熟的细胞转化为骨细胞，骨细胞增多，成骨细胞能使骨细胞分解，骨骼重新成型。

（4）抗癌作用　维生素 A 能促进上皮细胞正常分化。自由基、过氧化是致癌作用的机制之一，维生素 A 是抗氧化剂，具有清除体内自由基的功能，这也是维生素 A 的抗癌机制。

β-胡萝卜素的生理功能主要有以下几点。

（1）补充维生素 A 的不足　β-胡萝卜素是维生素 A 的前体，当体内维生素 A 不足时会自动转化，当体内不缺维生素 A 时自动停止转化，是安全的维生素 A 来源。

（2）抗氧化作用　β-胡萝卜素是抗氧化物，是氧的清除剂，具有抗过氧化物的作用，能保护并刺激免疫系统。

（3）营养色素　在食品工业中被广泛应用。

3. 吸收与代谢

食物中维生素 A 与脂肪酸结合，形成维生素 A 酯，维生素 A 酯在肠腔的水解酶作用下，水解为游离的视黄醇后进入肠壁。维生素 A 与视黄醇酯结合蛋白（RBP）、血浆中的前白蛋白（PA）结合，转运。

视黄醇可以被氧化成视黄醛、视黄酸，但是视黄酸不能被还原，视黄醛和视黄醇可以互相转变，而且可以在体内贮存。

β-胡萝卜素广泛存在于深绿色和黄色植物中。β-胡萝卜素吸收后转变为维生素 A。β-胡萝卜素转变为维生素 A 的比率平均是 6∶1，计算摄入量时要按此计算。

4. 缺乏与过量

维生素 A 缺乏最早出现的症状为暗适应能力下降。进一步发展可引起夜盲症、眼干燥症，甚至失明。

过量维生素 A 可引起急性中毒、慢性中毒及致畸。慢性中毒比急性中毒常见，症状为恶心、呕吐、头痛、肌肉失调、肝大、出血等。孕妇在妊娠早期每天大剂量摄入过量维生素 A，娩出畸形儿的相对危险度为 25.6。

大量摄入类胡萝卜素一般不会引起毒性作用，但可引起胡萝卜素血症，致使黄色素沉着在皮肤和皮下组织。停止摄入大量富含胡萝卜素的食物后，可在 2～6 周内逐渐退黄。

5. 维生素 A 的供给量及其食物来源

(1) 维生素的计量单位 膳食中的维生素 A 可以用国际单位（IU）来计算，也可以用结晶视黄醇为单位来计算（一个国际单位的维生素 A 等于 $0.3\mu g$ 的维生素 A）。$1\mu g$ 的胡萝卜素相当于 $1/6$（0.167）μg 的维生素 A 或 $0.167\mu g$ 视黄醇当量（RE）。$1\mu g$ 维生素 A 或视黄醇当量 $=1\mu g$ 视黄醇 $=6\mu g$ 胡萝卜素。

$$膳食或食物中总视黄醇当量(\mu gRE) = 视黄醇(\mu g) + \beta\text{-}胡萝卜素(\mu g) \times 0.167 +$$
$$其他维生素 A 原(\mu g) \times 0.084 \qquad (1\text{-}14)$$

(2) 供给量及来源 婴儿（初生至 12 个月）每日为 $200\mu gRE$。成人每日为 $800\mu gRE$。动物性食物含有较多的维生素 A（表 1-8），植物性食物含有较多的胡萝卜素（表 1-9）。胡萝卜素主要存在于深绿色或红黄色的蔬菜和水果中。

表 1-8 部分富含维生素 A 的食物 单位：$\mu gRE/100g$

食物名称	维生素 A	食物名称	维生素 A
羊肝	20972	鸭蛋黄	1980
鸡肝	10404	鸡蛋黄	525
猪肝	4972	蚌肉	283
牛奶	24	河蟹	389

表 1-9 部分富含胡萝卜素的食物 单位：$\mu g/100g$

食物名称	胡萝卜素	食物名称	胡萝卜素
胡萝卜（黄）	4010	芹菜（叶）	2930
胡萝卜（红）	4130	菠菜	2920
西蓝花	7210	芒果	8050
油菜（脱水）	3460	柑	890

三、维生素 D

1. 概述

维生素 D 是具有钙化醇活性的一大类物质，包括维生素 D_2、维生素 D_3（约有 10 种该类化合物）。维生素 D_3 是人体从食物中摄入或在体内合成（由胆固醇转变为 7-脱氢胆固醇储存在皮下，在紫外线作用下转化为维生素 D_3），又有"阳光维生素"之称。

维生素 D 的特殊点是：①人类皮肤有足够阳光照射时，皮肤能合成足够的维生素 D；②仅存在于少数食物中。

2. 生理功能

(1) 促进小肠对钙、磷的吸收 $1,25\text{-}(OH)_2\text{-}D_3$ 进入肠黏膜上皮，诱导基因表达，产生钙结合蛋白（CBP）。CBP 是参加钙运输的载体，它还能增加肠黏膜对钙的通透性，将钙主动转运通过黏膜细胞，进入血液循环。

(2) 促进肾脏对钙、磷的重吸收。

(3) 促进骨质钙化和骨质溶解 增加破骨细胞的活性，或促进各种细胞转化为破骨细胞，破骨细胞的活性加大可使溶骨和血液的钙浓度增加。维生素 D 能促进钙、磷的周转，骨质更新，具有维持血液中钙、磷水平的作用。

（4）共同调节血钙平衡　在低血钙时，甲状旁腺激素释放增加，与降钙素等共同调节血钙水平。血中钙、磷降低时可以刺激 $1,25-(OH)_2-D_3$ 羟化增加。

3. 吸收和代谢

食物中的维生素 D 在十二指肠吸收，经过淋巴管到血流，由特殊的载体蛋白（α-球蛋白）转运到肝脏，在肝脏经维生素 D_3-25-羟化酶催化后经过第一次羟化（$25-OH-D_3$）后转运到肾脏进行第二次羟化，成为有生物活性的 $1,25-(OH)_2-D_3$ 后，再转运到各组织。肝肾功能不全者由于影响其活化，而影响钙的代谢。

维生素 D_3 主要储存在脂肪组织中，其次为肝脏、大脑、肾、肺、骨骼和皮肤。维生素 D_3 的分解主要在肝脏，主要在胆汁中排出。

4. 缺乏与过量

维生素 D 缺乏可引起婴幼儿佝偻病，成年人骨质软化症、手足痉挛症，老年人骨质疏松症。

维生素 D 过多主要表现为食欲缺乏、体重减轻、恶心、呕吐、腹泻、头痛、多尿、烦躁等症状，严重的维生素 D 中毒可导致死亡。

5. 供给量和来源

维生素 D 的计量单位一般用国际单位（IU）来表示，也有用重量单位来表示的。1IU 维生素 D_3（胆钙化醇）相当于 $0.025\mu g$ 的维生素 D_3。

婴儿、儿童、乳母、孕妇、老年人的每日供给量为 400IU（$10\mu g$）维生素 D_3。一般成年人不分男女均为 200IU（$5\mu g$）维生素 D_3。当骨科手术、骨折时，因为钙的需要量增加，也应该摄入较多的维生素 D。

四、维生素 E

1. 概述

维生素 E 又称生育酚，是具有 α-生育酚生物活性的一类物质，可作为"抗不育维生素"。维生素 E 易受氧、紫外线、碱、铁盐、铅盐的破坏，对酸、热稳定，长期反复加热和油脂酸败会导致维生素 E 失活。

2. 生理功能

（1）维生素 E 有很强的抗氧化性，可保护多不饱和脂肪酸（PUFA）、维持细胞膜的正常功能。维生素 E 可防止维生素 A、维生素 C 被氧化。

（2）促进蛋白质合成　表现为促进人体的新陈代谢，增强机体的耐力，维持骨骼肌、心肌、平滑肌、外周血管、中枢神经、视网膜的正常结构和功能。

（3）预防衰老　抗过氧化，清除自由基，减少脂褐质形成，提高免疫反应。

（4）与动物的生殖有关　动物缺乏维生素 E 时，其生殖器官受损伤导致不育。临床常用于先兆流产和习惯流产。

（5）调节血小板的黏附力和聚集作用，可以降低发生心脑血管疾病的风险。

3. 吸收与代谢

维生素 E 主要在小肠上部吸收，吸收率一般为 70%。维生素 E 很少通过胎盘，故新生儿组织中储存较少，易缺乏。

4. 缺乏与过量

维生素 E 缺乏在人类较为少见，但可出现在低体重的早产儿。严重时表现为视网膜退行性改变、溶血性贫血、肌无力等症状。

在脂溶性维生素中，维生素E的毒性较小。大剂量维生素E有可能出现中毒症状，如肌无力、视物模糊、恶心、腹泻等。

5. 供给量和食物来源

维生素E的分布很广，一般情况下不会出现缺乏。随着年龄的增加，维生素E的需要量也增加。维生素E含量丰富的食品有植物油（大豆油、玉米油、棉籽油、红花籽油）、麦胚、硬果等。

五、维生素C

1. 概述

维生素C又称抗坏血酸，具有酸味，溶于水，结晶很稳定。水溶液易被大气中的氧氧化，微量重金属可以加速其氧化。

2. 生理功能

维生素C是机体重要的可逆性还原剂，以它的还原价来参加体内的各种生物化学反应；作为辅助因子使元素离子处于还原状态；保护体液中抗氧化剂的活性。

（1）构成胶原　维生素C在羟化中的作用是激活羟化酶，使胶原的赖氨酸和脯氨酸羟化胶原交链，合成、稳定原胶原，保护结缔组织。

（2）促进钙和铁的更好利用　使三价的铁还原为二价，以利于吸收，帮助铁转运；防止钙沉淀，有利于吸收。

（3）促进叶酸的利用　维生素C能促进无活性的叶酸转变为有活性的亚叶酸。

（4）参与酪氨酸的氧化　维生素C激活对羟基苯丙酮酸氧化酶，促进酪氨酸的氧化和代谢，进入三羧酸循环。

（5）促进胆固醇代谢　加快将胆固醇从血液中清除，促进胆固醇在肝脏转化为胆酸，在肝脏参与胆固醇的羟化作用。

（6）提高机体的免疫能力　刺激机体产生干扰素，增强抗病毒的能力；促进合成IgG、IgM等抗体。

（7）抗肿瘤作用　减少多环芳烃致癌物与DNA结合；阻断亚硝胺的形成。

（8）抗氧化作用　清除自由基。

3. 吸收、转运和代谢

维生素C主要在小肠吸收，吸收率与摄入量有关。当摄入量不足100mg时，吸收率为80%～90%；摄入180mg，吸收70%；摄入1500mg，只吸收50%；如摄入12000mg，仅16%被吸收。

肾上腺的维生素C含量很高，其次为大脑、肝脏。过量的维生素C主要经尿排出，还可从粪便和汗液排出。尿中的维生素C大多转变为其他代谢产物，如草酸、苏氨酸等。长期大量摄入维生素C，会使肾脏中草酸积累，很可能导致结石。

4. 缺乏与过量

维生素C缺乏可致胶原蛋白合成受阻，引起坏血病。早期表现为疲劳、倦怠，牙龈肿胀、出血，伤口愈合缓慢等，严重时可出现贫血、假性瘫痪，甚至内脏出血而危及生命。

长期服用大剂量维生素C（每日2～3g）可引起停药后坏血病，还可引起尿酸盐、半胱氨酸盐或草酸盐结石。此外，大量应用（每日用量1g以上）可引起腹泻、皮肤红而亮、头痛、尿频（每日用量 600mg 以上时）、恶心呕吐、胃痉挛等。

5. 供给量和食物来源

维生素 C 极易被氧化，在储存、加工、烹调时容易破坏、损失，在制定供给量时要考虑损失在内，故各国的供给量相差较大。在高温、寒冷、缺氧条件下工作或职业性接触毒物（铅、苯、汞等）和应急状态时，要增加维生素 C 的供给。成人推荐摄入量（RNI）为 100mg/d，可耐受最高摄入量（UL）为 1000mg/d。

维生素 C 主要来自植物性食物，如新鲜水果、蔬菜，酸枣、枣、橘子等的含量较高。

六、维生素 B_1

1. 概述

维生素 B_1 又称硫胺素、抗脚气病维生素。维生素 B_1 为白色结晶，易溶于水，微溶于乙醇。易受热和氧化而破坏，特别是在碱性的环境中，故在食物中加碱，容易使维生素 B_1 破坏；在酸性环境中稳定。

2. 生理功能

硫胺素焦磷酸酯（TPP）是维生素 B_1 主要的辅酶形式，它参与两个重要的反应。

① 参与能量代谢，碳水化合物彻底氧化，产生大量的能量。

② 参与戊糖、脂肪和胆固醇合成。

维生素 B_1 在维持神经、肌肉、心肌的正常功能，维持正常食欲、胃肠蠕动和消化液分泌中起着重要作用。

3. 吸收、转运和代谢

维生素 B_1 主要在十二指肠、空肠吸收，在低浓度时主要靠载体的主动转运。维生素 B_1 以不同形式存在于各种组织细胞内，以肝脏、肾脏、心脏含量最高。维生素 B_1 很容易通过肾脏排出。

4. 缺乏与过量

维生素 B_1 缺乏初期症状有疲乏、淡漠、食欲差、恶心、忧郁、急躁、沮丧、腿麻木和心电图异常。典型缺乏病为脚气病。临床上主要分为干性脚气病、湿性脚气病、混合型脚气病和婴儿脚气病。

长期口服维生素 B_1 而未引起任何不良反应发生，它的毒性是非常低的。已知每日摄入 $50 \sim 500$mg 维生素 B_1 的情况下，未见不良反应。维生素 B_1 无可见不良反应水平（NOAEL）及最低不良反应水平（LOAEL）未被确定。

5. 供给量和食物来源

维生素 B_1 的需要量与碳水化合物代谢有关，它在人体内不能大量贮存，需要每日给予补充，其需要量与年龄、体力劳动的强度、环境温度以及身体状况有关。0.5mg 的维生素 B_1 能满足 1000kcal 热量的需要。

动物内脏的维生素 B_1 含量较高，粮谷类、豆类、硬果等也较多。不良的加工方法都可影响摄取维生素 B_1，粮食霉变、过度碾磨、水洗过度等会导致维生素 B_1 的损失，所以应该尽量避免在食物加工中丢失。

常见食物的维生素 B_1 含量见表 1-10。

表 1-10 常见食物的维生素 B₁ 含量

名称	维生素 B₁ 含量		名称	维生素 B₁ 含量	
	mg/100g	mg/1000kcal		mg/100g	mg/1000kcal
稻米(糙)	0.34	0.96	面粉(标)	0.46	1.30
稻米(精)	0.13	0.37	面粉(精)	0.13	0.37
黄豆	0.75	1.92	豆腐	0.06	1.00
猪心	0.34	2.55	猪肝	0.40	3.05
猪肾	0.38	3.51	人乳	0.01	0.15

七、维生素 B₂

1. 概述

维生素 B₂ 又称核黄素，其化学性质稳定，耐酸、耐碱、不易氧化，但在碱性和光照下不稳定。维生素 B₂ 易溶于水，切碎的菜、长时间的水煮会破坏维生素 B₂。光照牛奶 4h 可破坏 70% 的维生素 B₂。

2. 生理功能

维生素 B₂ 以黄素核苷酸和黄素腺嘌呤二核苷酸的形式作为多种黄素酶的重要辅基。在生物氧化过程中具有传递电子的作用。

3. 吸收和转运

食物中的维生素 B₂ 必须在肠道被水解后释放出来才能吸收。维生素 B₂ 的吸收依靠主动转运过程，主要在胃肠道吸收。

维生素 B₂ 主要从尿中排出，粪便、汗也有排出。

4. 缺乏与过量

通常轻度缺乏维生素 B₂ 不会出现明显症状，但是严重缺乏维生素 B₂ 时会出现口腔-生殖综合征。长期缺乏还会导致儿童生长迟缓，轻中度缺铁性贫血。严重缺乏时常伴有其他 B 族维生素缺乏症状。

维生素 B₂ 摄取过多，可能引起瘙痒、麻痹、流鼻血、灼热感、刺痛等。假如正在服用抗肿瘤药（如甲氨蝶呤），则过量的维生素 B₂ 会减低这些抗肿瘤药的作用。

5. 供给量和食物来源

维生素 B₂ 的供给量与能量代谢有密切关系。根据不同年龄组生理状况和劳动强度等情况而定，按 0.5mg 维生素 B₂ 为 1000kcal 热量需要的标准。

动物的内脏（肝、肾、心）、蘑菇、鳝鱼和蛋、奶是维生素 B₂ 的丰富来源，植物性食物也有。维生素 B₂ 可以被光分解，在碱性溶液中加热也易破坏。

八、烟酸

1. 概述

烟酸又称尼克酸，包括烟酸和烟酰胺等。对酸、碱、光和热稳定，一般烹调很少被破坏。

2. 生理功能

烟酸是一系列以辅酶Ⅰ（NAD）和辅酶Ⅱ（NADP）为辅基的脱氢酶类的必要成分，几乎参与细胞内生物氧化的全部过程。

烟酸参加核糖聚合酶。烟酸还是葡萄糖耐量因子（GTF）的重要成分。

3. 吸收和代谢

烟酸和烟酰胺在胃肠道迅速吸收，在肠黏膜细胞内转化为辅酶形式，低浓度时以易化扩散方式吸收，高浓度时以被动扩散方式吸收，其代谢产物从尿中排出。

4. 缺乏与过量

烟酸缺乏可引起癞皮病。

目前尚未发现因食源性烟酸摄入过多而引起中毒的报告。所见烟酸的副作用多系临床大剂量使用烟酸治疗高脂血症患者所致，如头晕目眩、颜面潮红、皮肤瘙痒等。

5. 供给量与食物来源

烟酸的供给量与热量成正比。我国的供给量中，成人每日 1000kcal 热量，需要 5mg 烟酸。

烟酸在食物中分布较广，但多数食物中的含量不高。动物的肝脏、肾脏、瘦肉、花生、茶叶等的含量较高，它们都是治疗和预防烟酸缺乏病的食物。

人体可以利用色氨酸合成烟酸，膳食中含有足够量的优质蛋白质（特别是色氨酸）和 B 族维生素。人体内平均 60mg 的色氨酸可以转化为 1mg 烟酸。

九、维生素 B_6

1. 概述

维生素 B_6 又称吡哆素（包括吡哆醛、吡哆醇、吡哆胺），对热和酸稳定，容易被氧和紫外线破坏，吡哆醛对碱不稳定。

2. 生理功能

磷酸吡哆醛（PLP）是许多反应的辅酶。

（1）参与氨基酸代谢　脱羧酶、转氨酶、脱氨酶、脱硫转氨酶、犬尿酸氧化酶中都以此为重要辅酶。5-羟色胺的合成、γ-氨基丁酸的合成、牛磺酸等神经递质的合成都需要维生素 B_6 的参与，缺乏时由于这些递质的减少，可能出现相应的症状。

（2）作用于 S-氨基-γ-酮戊酸的合成，是形成卟啉的中间体，维生素 B_6 可以导致贫血。色氨酸转化为烟酸需要维生素 B_6。

（3）参与脂代谢和糖代谢、花生四烯酸生成以及肝糖原的分解。

3. 吸收和转运

维生素 B_6 主要在空肠吸收。食物中的维生素 B_6 必须经非特异性磷酸酶水解后才能吸收，不易吸收；其在动物体内多以吡哆醛、吡哆胺形式存在，较容易吸收。

肝脏和肌肉中的维生素 B_6 含量较高。肌肉的维生素 B_6 占总量的 $80\%\sim90\%$，血液中的含量仅有 $1\mu mol$。

维生素 B_6 以尿中的 4-吡哆醇（4-PA）形式排出。在人体内，维生素 B_6 几乎没有储存。

4. 缺乏与过量

缺乏维生素 B_6 时会出现食欲缺乏、失重、呕吐等症状。严重缺乏会出现脂溢性皮炎、小细胞性贫血、惊厥、关节炎、小儿痉挛、忧郁、头痛、脱发、易发炎、学习障碍、衰弱等症状。

维生素 B_6 毒性较低，以食物来源摄入大量维生素 B_6 不会引起不良反应。

5. 供给量与食物来源

维生素 B_6 参与蛋白质的代谢，其供给量与蛋白质摄入量有关。肠道的细菌可以合成一些维生素 B_6，一般不会缺乏。妊娠、乳母、高温作业等应当增加供给量。我国成年人的适宜摄入量（AI）为 $1.2mg/d$。

维生素 B_6 在食物中分布较广，动物性食物含量较多，葵花子、肉类、鱼、蛋黄、瘦肉、肝脏、蔬菜、蛋黄的含量较多。谷物种子外皮含量较多。

十、叶酸

1. 概述

叶酸是含有蝶酰谷氨酸结构的一类化合物的统称。叶酸水溶液容易被光解破坏，在酸性溶液中对热不稳定，而在碱性和中性环境中很稳定。

2. 生理功能

叶酸在体内的活性形式是四氢叶酸。

① 参与去氧核糖核酸的合成与细胞分裂。

② 参与嘌呤的合成。

③ 作用于氨基酸之间的相互转变。如组氨酸分解成为谷氨酸，丝氨酸转变为甘氨酸。

3. 吸收和生物利用率

叶酸经过小肠黏膜上的酶水解，以单谷氨酸盐形式在小肠吸收。在肠道的转运是载体介导的主动转运过程。

不同食物中叶酸的生物利用率相差很大，莴苣为 25%，豆类为 96%，平均为 $40\%\sim50\%$。

人体叶酸总量为 $5\sim6mg$，50% 在肝脏，80% 以四氢叶酸形式存在。成人平均每天代谢 $60\mu g$，主要通过胆汁和尿排出。

4. 缺乏与过量

叶酸缺乏可引起情感改变，补充叶酸即可消失。孕妇缺乏叶酸可致先兆子痫、胎盘剥离的发生率增高，患有巨幼细胞贫血的孕妇易出现胎儿宫内发育迟缓、早产及新生儿低出生体重。妊娠早期缺乏叶酸，还易引起胎儿神经管畸形（如脊柱裂、无脑畸形等）。叶酸缺乏可引起高同型半胱氨酸血症，从而增加患心血管病的危险性。小肠疾病能干扰食物叶酸的吸收和经肝肠循环的再循环过程，故叶酸缺乏是小肠疾病常见的一种并发症。

叶酸是水溶性维生素，一般超出成人最低需要量 20 倍也不会引起中毒。

5. 供给量及其食物来源

叶酸与核酸、血红蛋白的生物合成有关，需要量受其代谢速度的影响，代谢失调或妊娠期间叶酸的需要量相对增加。成年人的推荐摄入量为每日 $400\mu g$。

叶酸在动物内脏（肝、肾）、水果、蔬菜中含量较丰富。肠道细菌能合成叶酸，一般不会出现叶酸缺乏病。肠道吸收不良、长期使用抗生素者可能发生缺乏病。

十一、维生素 B_{12}

1. 概述

维生素 B_{12} 又称氰钴胺素、钴胺素，是含三价钴的多环系物，对阳光、氧化剂、还原剂敏感，易破坏。

2. 生理功能

维生素 B$_{12}$ 有促进生长、保持神经组织健康以及正常血液的功能，常以辅酶形式起作用。维生素 B$_{12}$ 和叶酸共同参与 DNA 的合成。

3. 吸收和代谢

维生素 B$_{12}$ 的吸收受胃壁上一些特殊细胞分泌的"内因子"影响。大部分分布在肝脏，其次为肌肉、皮肤和骨骼。维生素 B$_{12}$ 可以从尿、胆汁中排出。

4. 缺乏与过量

维生素 B$_{12}$ 缺乏多因吸收不良引起，膳食维生素 B$_{12}$ 缺乏较少见，膳食缺乏见于素食者，由于不吃肉食而发生维生素 B$_{12}$ 缺乏。老年人和胃切除患者胃酸过少可引起维生素 B$_{12}$ 的吸收不良。缺乏症状主要有恶性贫血（红细胞不足）、月经不调、眼及皮肤发黄、皮肤出现局部（很小）红肿（不疼不痒）并伴随蜕皮、恶心、食欲缺乏、体重减轻等。

维生素 B$_{12}$ 是人体内每天需要量最少的一种维生素，过量的维生素 B$_{12}$ 会产生副作用，如出现哮喘、荨麻疹、湿疹、面部水肿、寒战等过敏反应，也可能诱发神经兴奋、心前区痛和心悸。维生素 B$_{12}$ 摄入过多还可导致叶酸的缺乏。

5. 供给量和食物来源

自然界的维生素 B$_{12}$ 都是由微生物产生的。维生素 B$_{12}$ 广泛存在于动物性食物中，植物性食物中不含维生素 B$_{12}$。人的肠道微生物可以合成维生素 B$_{12}$。维生素 B$_{12}$ 成人的最低需要量为 $0.1\mu g/d$。

十二、胆碱

1. 概述

胆碱是卵磷脂的组成成分，也存在于神经鞘磷脂之中，是机体可变甲基的一个来源，可作用于合成甲基的产物，同时又是乙酰胆碱的前体。人体也能合成胆碱，所以不易造成缺乏病。

2. 生理功能

① 促进脑发育和提高记忆能力。

② 构成生物膜的重要组成成分。

③ 保证信息传递。

④ 调控细胞凋亡。

⑤ 促进脂肪代谢。

⑥ 促进体内转甲基代谢。

⑦ 降低血清胆固醇。

3. 吸收和代谢

胆碱是少数能穿过血脑屏障的物质之一。这个"屏障"保护脑部不受日常饮食的影响。但胆碱可通过此"屏障"进入脑细胞，制造帮助记忆的化学物质。

胆碱和肌醇（另一种 B 族维生素）一起合作来进行对脂肪与胆固醇的利用；胆碱似乎可以乳化胆固醇，避免胆固醇蓄积在动脉壁或胆囊中。

4. 缺乏与过量

由于机体内能合成相当数量的胆碱，故在人体没有观察到胆碱的特异性缺乏症状，长期摄入缺乏胆碱膳食的主要结果可包括肝、肾、胰腺病变，记忆紊乱和生长障碍。

5. 供给量和食物来源

胆碱是卵磷脂和鞘磷脂的重要组成部分，卵磷脂即磷脂酰胆碱，广泛存在于动植物中。胆碱耐热，在加工和烹调过程中的损失很少，干燥环境下，即使很长时间贮存，食物中胆碱含量也几乎没有变化。富含胆碱的食物有蛋类、动物脑、心脏与肝脏、绿叶蔬菜、啤酒酵母、麦芽、大豆卵磷脂。

十三、生物素

1. 概述

生物素又称维生素 H、辅酶 R，是水溶性维生素，也属于 B 族维生素。它是合成维生素 C 的必要物质，是脂肪和蛋白质正常代谢不可或缺的物质，是一种维持人体自然生长、发育和人体正常机能必要的营养素。

2. 生理功能

① 构成视杆细胞内感光物质。

② 维持上皮组织结构的完整和健全。

③ 增强机体免疫反应和抵抗力。

④ 维持正常生长发育。

3. 吸收和代谢

生物素从胃和肠道吸收，血液中生物素的 80％ 以游离形式存在，分布于全身各组织，在肝、肾中含量较多，大部分生物素以原型由尿液中排出，仅小部分代谢为生物素硫氧化物和双降生物素。

生物素与酶结合参与体内二氧化碳的固定和羧化过程，与体内的重要代谢过程，如丙酮酸羧化而转变成为草酰乙酸、乙酰辅酶 A 羧化成为丙二酰辅酶 A 等糖及脂肪代谢中的主要生化反应有关。

4. 缺乏与过量

生物素缺乏的体征：包括皮炎、湿疹、萎缩性舌炎、感觉过敏、肌肉痛、倦怠、厌食和轻度贫血、脱发。

生物素的毒性似乎很低，用大剂量的生物素治疗脂溢性皮炎未发现蛋白质代谢异常或遗传错误及其他代谢异常。动物实验也显示生物素很少有毒性。

5. 供给量和食物来源

成人建议每天摄取 $25\sim300\mu g$。生物素和维生素 A、维生素 B_2、维生素 B_6、烟酸一起使用功效更佳。食物来源主要是糙米、小麦、草莓、柚子、葡萄（葡萄制品）、啤酒、肝、蛋、瘦肉、乳品等。

生物素在人体内仅停留 $3\sim6h$，所以必须每天补充。好吃生鸡蛋和饮酒的人需要额外补充生物素。

第八节 水

一、概述

水是人体中含量最多的成分。人体的含水总量因年龄、性别和体型有明显个体差异。年龄越小，水的含量越高。

各组织器官的含水量相差很大，以血液中最多，脂肪组织中较少。

水是人体需要量最大、最重要的营养素。全身水分消耗10％就可能死亡。

二、生理功能

（1）水是构成细胞和体液的重要组成部分　成人体内水分含量约占体重的65％，无论是坚硬的骨骼、牙齿，还是血液中都含有不同量的水。

（2）水参与人体内物质代谢　水的溶解力很强，并有较大的电解力，可使水溶物质以溶解状态和电解质离子状态存在，生化反应都在其中进行。水能将从食物中吸收的各种营养素运送到身体各部位的细胞，同时将细胞代谢产生的废物运送到肾脏和肺，经尿液和呼吸排出体外。

（3）调节体温　水的比热值大，使体温不致显著升高。水的蒸发热量更大，高温时，身体可随水分经皮肤蒸发散热，以维持人体体温的恒定。

（4）润滑作用。

三、水的代谢

体内水的来源包括饮水、食物中的水及内生水三大部分。

水排出量每日维持在2500mL左右。通常每人每日饮水约1200mL，食物中含水约1000mL。三大产能营养素代谢时，产生C_2O和H_2O，这种水称为内生水，每天人体内生水约300mL。

体内水的排出以经肾脏产生尿液为主，约占60％，最低尿量为300～500mL，少于此量，代谢产生的废物不能完全排除。肺、皮肤和粪便也排出水。皮肤以出汗的形式排出体内的水。经肺和粪便排出水的比例相对较小，但在特殊情况下，如高温、高原环境以及胃肠道炎症引起的呕吐、腹泻时，可发生大量失水。

成人水代谢的平衡见表1-11。

表1-11　成人水代谢的平衡

来源	摄入量/mL	排出途径	排出量/mL
饮水或饮料	1200	肾脏(尿)	1500
食物	1000	皮肤(蒸发)	500
内生水	300	肺(呼气)	350
		大肠(粪便)	150
合计	2500	合计	2500

四、缺乏与过量

水摄入不足或水丢失过多，可引起体内失水，亦称为脱水。根据水与电解质丧失比例不同，分三种类型。

（1）高渗性脱水　以水的丢失为主，电解质丢失相对较少。

（2）低渗性脱水　以电解质丢失为主，水的丢失较少。

（3）等渗性脱水　水和电解质按比例丢失，体液渗透压不变，临床上较为常见。

如果水摄入量超过肾脏排出的能力，可引起体内水过多或引起水中毒。多见于疾病，正常人极少见水中毒。水中毒时，可因脑细胞肿胀、脑组织水肿、颅内压增高而引起头痛、恶心、呕吐、记忆力减退，严重者可发生渐进性精神迟钝、恍惚、昏迷、惊厥等，更严重者可引起死亡。

五、需要量和来源

从水的代谢和平衡中可知，成年人平均每天需要 2500mL 水。一般而言，婴幼儿每千克体重每天需饮水 110mL；儿童每千克体重每天需饮水 40mL；成年人每千克体重每天需饮水 35mL；所以，体重 70kg 的成年人每天需要饮水约 70×35＝2450mL≈2.5L。

因为来源于食物中的水量和内生水的量是基本稳定的，通常每日饮水 1200mL。正常人每天至少需要喝 1500mL 水，大约 8 杯。

乳汁中 87% 是水，产妇产后 6 个月内平均分泌乳汁 750mL/d，需要额外增加水 1000mL/d。

第二章 人群营养

处于不同生理条件的人群，由于身体机能的不同，其对营养素的需求不尽相同。人的一生中主要有婴幼儿期、学龄前期、学龄期、青少年期、老年期等几个特殊的生理阶段。另外，从事不同行业的人群，由于工作性质与环境的不同，其对营养素的需求也不尽相同。

第一节　婴幼儿营养

婴幼儿（0～3岁）生长发育迅速，是人体生长发育的重要时期。

一、婴儿的生理特点

1. 生长发育迅速

出生至1岁是婴儿期。婴儿期是人类生长发育的第一个高峰期，12月龄时婴儿体重将增加至出生时的3倍，身长增加至出生时的1.5倍。婴儿期的头6个月，脑细胞数目持续增加，至6个月龄时脑重增加至出生的2倍，后6个月脑部发育以细胞体积增大及树突增多和延长为主，神经髓鞘形成并进一步发育，至1岁时，脑重接近成人脑重的2/3。婴儿期头围平均每月增加1cm。

2. 婴儿各器官幼稚

婴儿消化功能不完善，不恰当的喂养易导致胃肠道功能紊乱和营养不良。婴儿胃贲门肌肉约束力较弱，而幽门处肌肉较紧张，易出现溢奶、吐奶状况。婴儿的肝肾功能尚有限，过早或过多地添加辅食都可能加重肝、肾的负担。

二、婴儿的心理发育特征

对于刚出生的婴儿来说，婴儿期生存环境发生了急剧的变化，要完成从母体内环境转入母体外环境的过渡。在这一时期，人的心理发展的基本特点是各个方面都还处在初步形成阶段，其主要任务为动作、语言、社会性和情绪的发展。

1. 动作发展

婴儿的动作包括躯体大动作和手指精细动作。婴幼儿动作发育是神经系统发育的一个重要标志，是与心理、智能密切相关的。动作发育规律主要是从上而下（如抬头→坐→站→

走）；从近到远（如抬肩→伸手→手指取物）；从不协调到协调；先正面动作后反面动作（如先能握物，后能随意放下）。刚出生的新生儿具有一些简单的动作反射。

躯体大运动指人体姿势和全身运动，如抬头、坐、爬、走等。大运动发育顺序：1个月，俯卧位时短暂抬头动作；2个月，俯卧位时抬头45°角，竖头片刻；3个月，俯卧位时抬头45°～90°，可用肘支撑抬起胸部，竖头较稳，可自如地转头；4个月，开始翻身，从仰卧位到侧卧位；5个月，背靠物坐片刻，翻身从仰卧位到俯卧位；6个月，能独坐片刻，从俯卧位到仰卧位；7个月，能坐得很稳，能连续翻滚；8个月，会爬行；9个月，扶大人的手或扶物站立；10个月，开始扶物迈步；11个月，独站片刻；12个月，牵手会走路，有的能独走几步。

精细动作是儿童手和手指的运动以及协调操作物体的能力，如用手抓积木、饼干，握笔画图等。手的动作发育顺序：1个月，婴儿双手经常呈握拳头状，偶尔稍有松开；2个月，双手握拳时常松开；3个月，双手握拳松开时间长，拇指一般不呈内收状，可握住较大的球状物；4个月，见物会伸手抓，会把玩具放入口中；5个月，会用两手抓物，会用手摸、晃、敲打东西；6个月，开始会把玩具互相换手；7～8个月，会玩拍手游戏，能抛掷、滚动玩具，大拇指和其他四指能分开对捏；9～10个月，会用拇指和食指对捏，取小件物品；10～12个月，会用手盖上或打开盖子，用手翻书。

2. 语言发展

正常儿童语言的发展经过发音、理解和表达三个阶段。新生儿最初的语言是哭声。一个新生儿能通过哭声向成人表达其饥饿、排泄、疼痛或身体不舒服。0～3个月是婴儿的简单发音阶段，如啊、哦、噢等；4～6个月是婴儿发连续音节阶段，出现重复、连续的音节，会咿呀学语，如 ba-ba、ma-ma 等，但并无所指；7～9个月是语言与动作联系阶段，可用动作表示对语言的理解，如对自己的名字有反应，说"欢迎"会拍手，说"再见"会摆手等；10～12个月是学说话萌芽阶段，会模仿成人发言，能有意识叫"爸爸""妈妈"，能听懂的词越来越多。

3. 认知能力的发展

新生儿的学习只局限在一些条件反射上。到了4个月左右，婴儿会发出微笑。在出生后7～12个月，婴儿开始能听懂一些父母的言语，可有意识地支配自己的行为，并对外界事物及人形成初步的认识，产生一定的记忆。

4. 社会性和情绪的发展。

婴儿在出生后的1个月内就能对说话声有反应，对人脸特别注意。到2个月左右，婴儿开始对人发出社会性微笑，即当照料者亲近他或满足某种需求时而发出的微笑。到第4个月时能产生认生感，即对陌生人产生恐惧。半年后，婴儿应能明显地显示出依恋环境中特定人物的迹象，其首要的依恋目标通常是母亲。婴儿对母亲的依恋到满1岁时将达到高峰，这个时候母亲的出现会给婴儿带来很大的安全感。

三、婴儿的营养需要

婴儿期是小儿出生后生长最快的时期，各器官、系统继续发育完善，因此需要摄入的热量和营养素，尤其是对蛋白质的"量"和"质"的要求特别高，如不能满足生长发育的需要，易引起营养不良。

1. 能量

与成人不同，婴儿能量消耗有五个方面：基础代谢、食物特殊动力作用、婴儿的各种动作、生长所需和排泄消耗。基础代谢是维持机体最基本生命活动中能量的消耗。婴儿基础代谢包括生长发育所需能量，约占总能量消耗的60%。食物特殊动力作用是因为摄食过程引起的热量消耗，婴儿占能量消耗的7%～8%，较大儿童为5%左右。婴儿的各种动作主要包括吸奶、啼哭、手足活动等。生长所需为婴儿所特有的能量消耗，它与生长速率成正比。如能量供给不足，可导致生长发育迟缓。排泄消耗为部分未消化吸收的食物排出体外所需能量，约占基础代谢的10%。

2. 蛋白质

婴儿愈小，生长发育愈迅速，所需要的蛋白质也愈多。不同的喂养方式婴儿所需蛋白质的供给量也不一样，如母乳喂养者蛋白质的供给量为1.5g/kg，牛乳喂养者为3g/kg，混合喂养为4g/kg。

3. 脂肪

每100g母乳脂肪含量约4g，以不饱和脂肪酸为主，并含有脂肪酶，将母乳中脂肪乳化为细小颗粒，极易消化吸收。母乳含有丰富的必需脂肪酸亚油酸（LA）及α-亚麻酸（ALA），还含有一定量的花生四烯酸（AA）和二十二碳六烯酸（DHA），可满足婴儿脑部及视网膜发育的需要。

4. 钙

母乳中钙含量低于牛乳，这对婴儿肾脏功能尚未充分发育是有利的。母乳中钙磷比例适宜，加上乳糖作用，可以满足婴儿对钙的需要。

5. 铁

出生4个月内的婴儿体内有贮存铁，可以满足自身的需要。但由于母乳中含铁量较低，婴儿体内贮存的铁会被逐渐耗尽，因此婴儿应在出生4个月后开始添加含铁丰富的辅食，如肝泥、蛋黄、菜泥、肉泥及强化铁的食物等。

6. 维生素

乳母膳食营养充足时，婴儿在头6个月所需要的维生素基本上可以从母体中得到满足，但维生素D难以通过乳腺进入乳汁，母乳喂养儿应在出生2～4周后补充维生素D（鱼肝油）和多晒太阳。

四、婴儿的膳食指南

1. 鼓励母乳喂养

对婴儿而言，母乳是世界上唯一的营养最全面的食物。母乳营养均衡，而且具有免疫物质，有利于婴儿的正常生长发育。母乳喂养也有利于母子双方的亲近和身心健康。孕妇早在孕期就应做好哺乳的准备，做好乳房的保健，注意营养，保证乳房的正常发育。产后应尽早开奶，母婴同室，坚持喂养。

母乳喂养的优点主要有以下几点。

（1）母乳中营养素齐全，能满足婴儿生长发育的需要

充足的母乳喂养所提供的热量及各种营养素的种类、数量、比例都优于任何代乳品，并能满足4～6月龄以内婴儿生长发育的需要。母乳中的营养素与婴儿消化功能相适应，亦不增加婴儿肾脏负担，是婴儿的最佳食物。

① 含优质蛋白质：母乳虽然蛋白质总量低于牛乳，但其中的白蛋白比例高，酪蛋白比例低，在胃内形成较稀软的凝乳，易于消化吸收。另外母乳含有较多的牛磺酸，有利于婴儿生长发育。

② 含丰富的必需脂肪酸：母乳中所含脂肪高于牛乳，且含有脂肪酶而易于婴儿消化吸收。母乳含有大量的亚油酸及α-亚麻酸，可防止婴儿湿疹的发生。母乳中还含有花生四烯酸和DHA，可满足婴儿脑部及视网膜发育的需要。

③ 含丰富的乳糖：乳糖有利于进入婴儿体内矿物质的吸收，还有利于肠道"益生菌"的生长，从而有利于婴儿肠道的健康。

④ 适量无机盐：母乳中钙含量低于牛乳，但易于婴儿吸收，并足以满足婴儿对钙的需要。母乳及牛乳铁含量均较低，但母乳中铁的吸收率高达75％。母乳中钠、钾、磷、氯均低于牛乳，但足够婴儿的需要，而且不会加重肾脏的负担。

⑤ 适量维生素：乳母膳食营养充足时，婴儿头6个月内所需的维生素如维生素 B_1、维生素 B_2 等基本上可从母乳中得到满足。维生素D在母乳中含量较少，但若能经常晒太阳亦很少发生佝偻病。母乳中的维生素C含量高于牛乳，而且牛乳中的维生素C常因加热被破坏。

（2）母乳中丰富的免疫物质可增加母乳喂养儿的抗病能力

① 母乳中特异性免疫物质：母乳尤其是初乳中含多种免疫物质，其中特异性免疫物质包括淋巴细胞与抗体IgA、IgM等。

② 母乳中的非特异性免疫物质：包括吞噬细胞、乳铁蛋白、溶菌酶、乳过氧化氢酶、补体因子 C_3 及双歧杆菌因子等。

（3）哺乳行为可增进母子间情感的交流，促进婴儿智力发育

哺乳是一种有益于母子双方身心健康的活动。一方面哺乳有利于婴儿智力及正常情感的发育和形成。哺乳期间母子间亲密接触和频繁的语言交流可以促进婴儿智能的发育。另一方面，哺乳可使母亲心情愉悦，加深母亲哺喂子女的责任感。婴儿对乳头的吮吸可反射性地引起催乳素分泌，有利于母亲子宫的收缩和恢复。哺乳6个月以上，可逐渐消耗妊娠期储备的脂肪3～4kg，使乳母的体形逐渐恢复至孕前状态。

（4）母乳既卫生又经济方便，温度适度

母乳可在任何婴儿饥饿的时候供给婴儿营养，尤其是在夜间十分方便。由于母乳是来自于母亲体内，所以温度不会过高，也不会过低，特别适合婴儿。

2. 母乳喂养4个月后逐步添加辅助食品

在母乳喂哺4～6个月至1岁断奶之间，是一个长达6～8个月的断奶过渡时期。此时应在坚持母乳喂哺的条件下，有步骤地补充为婴儿所接受的辅助食品，以满足其发育需求，保证婴儿的营养，顺利地进入幼儿阶段。过早或过迟补充辅助食品都会影响婴儿发育，但任何辅助食物均应在优先充分喂哺母乳的前提下供给。

（1）添加断乳食品的作用

① 补充母乳中营养素的不足：随着婴儿的生长发育对营养素需要量的增加，仅靠母乳或牛奶不能供给这么多的营养素。

② 增强消化功能：添加辅食可增加婴幼儿唾液及其他消化液的分泌量，增强消化酶的活性，促进牙齿的发育和增强消化功能。

③ 确立良好的饮食习惯：断乳期是婴儿对食物形成第一印象的重要时期，在辅食的选

择以及制作方法等方面，要注意营养丰富、易消化和卫生。

④ 促进神经系统的发育：及时添加辅食，可以刺激婴儿的味觉、嗅觉、触觉和视觉，将有助于其神经系统的发育。

（2）添加断乳食品的原则

① 开始添加的食物应遵循从一种到多种。开始时要一种一种地逐一添加，当婴儿适应一种食物后再开始添加另一种新食物。

② 由谷类、蔬菜、水果到鱼、蛋、肉：辅助食物往往从谷类，尤以大米、面糊或汤开始，以后逐步添加菜泥、果泥、奶及奶制品、蛋黄、肝末及肉泥等。

③ 由少量到多量：辅食添加要根据婴儿的营养需要和消化道的成熟程度，按一定顺序进行。开始添加的食品可先每天一次，以后逐渐增加次数。在通常的情况下，婴儿有可能对一些食物产生过敏反应或不耐受反应，例如皮疹、腹泻等。因此每开始供给孩子一种食物，都应从很少量开始，观察 3 天以上，然后才逐渐加量。

④ 给予的食物应从稀逐渐到稠：从流质开始，逐渐过渡到半流质，再到软固体的食物，最后喂固体食物。

⑤ 注意观察婴儿的消化能力：添加一种新的食物，如有呕吐、腹泻等消化不良反应时，可以暂缓添加，待症状消失后再从小量开始添加，切不可因为婴儿的一时反应就永远地放弃该种食物。

⑥ 当婴儿不愿吃某种新食品时，切勿强迫：可多采取一些方式，如改变烹调方式，与其他食物混合食用等。

⑦ 婴儿的辅食应单独制作：食物应该加入适量的食用油，但少用盐和避免用调味品，添加的食物应新鲜，制作过程要注意食物与食具的清洁卫生。

五、婴儿常见营养性缺乏病及其预防

1. 蛋白质营养不良

婴儿喂养不当，可发生蛋白质缺乏病，从而影响婴儿的生长发育，甚至影响神经系统的发育。这种对神经系统的影响是永久的和不可逆的，将不同程度地影响智力的发展。轻度的营养不良较常见，多由于喂养不当、膳食不合理和慢性疾病引起。最初表现为体重不增或减轻，皮下脂肪减少，逐渐消瘦，体格生长减慢，直至停顿。预防营养不良的主要方法是普及科学育儿知识，强调合理喂养、平衡饮食的重要性。保证餐桌食物品种多样，感官形状好，能引起孩子食欲。选择适合患儿消化能力和符合营养需要的食物，尽可能选择高蛋白、高热量的食物，如乳制品、动物食品（蛋、鱼、肉、禽）、豆制品及新鲜蔬菜、水果。

2. 佝偻病

佝偻病是婴幼儿时期比较常见的一种维生素缺乏病。由于缺乏维生素 D 时，钙不能被吸收，使钙磷代谢失常，产生骨骼病变。以 3～18 个月的婴儿最多见。婴儿发生佝偻病的主要原因有维生素 D 摄入不足、日光照射不够、生长速度快造成维生素 D 需要量增加等。佝偻病主要表现为神经精神症状，如患儿爱哭、出汗多、睡眠不安、枕秃等；骨骼改变如方颅、出牙晚、肋缘外翻等。预防措施主要是添加鱼肝油，从 1 滴开始逐渐增加到 6 滴，亦可用强化维生素 D 的牛奶，同时多晒太阳。冬天中午前后阳光充足，户外活动时应让幼儿露出手、脸；夏天则应在阴凉处，避免晒伤。注意不要让孩子隔着玻璃晒太阳，因为玻璃会阻挡紫外线。

3. 锌缺乏病

锌是人体重要营养素，参与体内数十种酶的合成，调节能量、蛋白质、核酸和激素等合成代谢，促进细胞分裂、生长和再生。锌对婴儿体格生长、智力发育和生殖功能发育都有很大的影响。婴儿锌缺乏多数为边缘性缺乏，主要表现为生长迟缓，食欲不佳，味觉减退，血锌、发锌低于正常值。

4. 缺铁性贫血

缺铁性贫血是由于体内储存铁缺乏致使血红蛋白合成减少而引起的一种低色素小细胞贫血。患儿常表现为口唇、口腔黏膜、甲床、手掌、足底苍白等。对缺铁性贫血，最重要的是预防，尤其要做好婴幼儿的合理喂养，如婴儿应在 4 个月左右逐步开始添加含铁多的食物，如蛋黄、猪肝泥、肉泥、菜泥等。婴儿还应该定期健康检查。

六、幼儿营养与膳食

1. 幼儿期生长发育与营养需要

1~3 周岁为幼儿期，此时期生长旺盛。体重每年增加约 2kg，身长第二年增长 11~13cm，第三年增长 8~9cm。蛋白质需要量 40g/d，能量需要 5.02~5.43MJ/d，对矿物质和维生素的需要量高于成人，且易患缺乏病。

2. 幼儿膳食

幼儿膳食是从婴儿期以乳类为主，过渡到以奶、蛋、鱼、禽、肉及蔬菜、水果为辅的混合膳食，最后为以谷类为主的平衡膳食。其烹调方法应与成人有别，以与幼儿的消化、代谢能力相适应，故幼儿膳食以软食、碎食为主。硬果及种子类食物应磨碎制成泥糊状，以免呛入气管。根据营养需要，膳食中需要增加富含钙、铁的食物及增加维生素 A、维生素 D、维生素 C 等的摄入，必要时补充强化含铁食物、水果汁、鱼肝油及维生素片。2 岁后，如身体健康且能得到包括蔬菜、水果在内的较好膳食，则不需额外补充维生素。膳食安排可采用三餐两点制。晚饭后除水果或牛奶外应逐渐养成不再进食的良好习惯，尤其睡前忌食甜食。幼儿的每周食谱中应安排一次动物肝、动物血及至少一次海产品。

第二节 学龄前儿童营养

儿童从满 3 周岁以后到入小学前（6~7 岁）这个阶段称为学龄前期，也称幼儿园年龄期。在这个阶段，儿童体格发育速度和其婴幼儿期相比较已经减慢，大脑和神经系统的发育逐渐成熟。但是和成年时期相比较，儿童的生长发育速度还是要快得多，因此需要供给其足够的热量和营养素。由于学龄前期儿童的性格表现为活泼好动、好奇心强、自制力差等特点，故针对其特点，应给予正确指导，帮助儿童养成良好的饮食习惯，将对儿童形成一个良好的生活习惯奠定基础。

一、学龄前儿童的生理特点

1. 体重增加减慢，身高增加加快

3~6 岁的儿童每年体重增加 1.5~2kg，身高的增长速度比体重相对要快一些，每年增长 5~8cm。头围的增长速度减慢，每年增加不超过 1cm。

2. 咀嚼及消化能力有限

满3周岁的儿童20颗乳牙已出齐,咀嚼能力逐渐增强,但只达成人的40%,消化吸收能力仍有限,所以不能给予成人食物,以免发生消化不良的现象。大多数孩子在5~6岁时开始换牙,也有的从4岁开始,个别孩子会推迟到7岁才换第一颗乳牙。孩子换牙的时间略早或略晚些都属正常。

3. 视力发育的关键期

3~6岁是儿童视觉发育的关键时期,是预防儿童眼病和治疗视力问题的最佳时机。家长一定要注意孩子视力发育的情况,保护好孩子的眼睛,使孩子的视觉正常发育。如果家长在该时期能及早发现孩子视觉异常并及时进行治疗,儿童许多视力不正常的情况可以得到纠正。错过这个时期,不仅治疗困难,严重者甚至酿成不可挽回的损失。

二、学龄前儿童的心理发育特点

(1)学龄前儿童个性有明显的发展 生活基本能自理,好奇心强,喜欢模仿成人的言行。要使儿童养成良好的饮食习惯,家长首先要有一个良好的饮食习惯,不挑食,不偏食,为孩子树立良好榜样。

(2)学龄前儿童自我控制能力较弱 能集中注意力的时间大约15min。因此,儿童在进餐时多表现为不专心,吃饭时边吃边玩,使进餐时间延长,食物摄入不足而导致营养素缺乏。

(3)学龄前儿童行为发展尚不完善 自己进餐时易将饭菜撒落桌上,或弄脏衣服,从而产生烦躁的情绪。此时家长应多鼓励孩子自己吃饭,不要图省事而直接给孩子喂饭,从而帮助孩子克服依赖的心理,培养战胜困难的勇气和积极向上的意志品质。

三、学龄前期儿童的营养需要

1. 热量

3~6岁儿童基础代谢耗能约为总热量消耗的60%,儿童总的热量消耗每日每千克体重约173kJ(73kcal)。活泼好动儿童的热能消耗比安静儿童可能要高出3~4倍。

近年来,由于儿童基础代谢耗能和活动耗能可能降低,儿童肥胖的发生率持续增加,儿童总的热量消耗估计量较以前要有所下降。2000年《中国居民膳食营养素参考摄入量》推荐3~6岁学龄前儿童总热量供给范围是5439~7113kJ/d (1300~1700kcal/d),其中男孩稍高于女孩,详见表2-1。

表 2-1　3~6岁儿童热量、蛋白质的推荐摄入量及推荐脂肪供能比

年龄/岁	热量(RNI)				蛋白质(RNI)		脂肪占热量百分比/%
	MJ/d		kcal/d		/(g/d)		
	男	女	男	女	男	女	
3~	5.65	5.40	1350	1300	45	45	30~35
4~	6.07	5.86	1450	1400	50	50	30~35
5~	6.70	6.28	1600	1500	55	55	30~35
6~	7.11	6.70	1700	1600	55	55	30~35

注:摘自2000年《中国居民膳食营养素参考摄入量》。

2. 蛋白质

学龄前儿童体重每增加1kg,体内就要合成160g新的蛋白质,以满足身体细胞、组织的增长的需要。因此，给学龄前儿童补充的蛋白质质量要求较高，必需氨基酸的种类和数量需达到一定的比例。一般情况下，必需氨基酸需要量占总氨基酸需要量的 36%。

学龄前儿童蛋白质供给量较婴儿期稍低，每日每千克体重需要 2.5～3g，一般每日供给量 45～55g，占总热量的 10%～15%。

3. 脂肪

脂肪，尤其是必需脂肪酸是儿童大脑和神经系统发育必需营养素。由于学龄前儿童胃的容量比成人要小，而对热量的需要相对较高，因此其膳食脂肪供能比高于成人，占热量的 30%～35%（表 2-1），学龄前儿童每日每千克体重需总脂肪 4～6g。亚油酸供能不应低于总热量的 3%，亚麻酸供能不低于总热量的 0.5%。

4. 碳水化合物

学龄前期儿童每日每千克体重约需碳水化合物 15g，占膳食总热量的 50%～60%。膳食应以富含碳水化合物的谷类为主，如大米、面条等。

学龄前儿童每日需补充适量的膳食纤维，如粗麦面包、麦片粥、蔬菜、水果等。但过量的膳食纤维在肠道易膨胀，引起胃肠胀气、不适或腹泻，影响食欲和营养素的吸收。

5. 维生素

(1) 维生素 A　发展中国家的居民普遍存在维生素 A 缺乏的营养问题，对儿童的生存产生严重威胁。维生素 A 摄入充足有利于学龄前儿童的生长发育，尤其是对其骨骼生长有着非常重要的作用。

《中国居民膳食营养素参考摄入量》建议学龄前儿童维生素 A 的 RNI 为 500～600μg/d（表 2-2）。维生素 A 供给量为每日 500～700μg RE，多选肝、肾、鱼肝油、奶类与蛋黄类食物。

(2) B 族维生素　儿童体内的热量代谢和其生长发育与维生素 B_1、维生素 B_2 及烟酸这三种水溶性维生素密切相关。这三种 B 族维生素在体内可协同发挥作用，如果摄入不足，缺乏病可能混合出现。

维生素 B_1 亚临床缺乏可使儿童的食欲下降，影响儿童的消化功能。《中国居民膳食营养素参考摄入量》建议学龄前儿童维生素 B_1 的 RNI 为 0.7mg/d（表 2-2）。维生素 B_1 存在于肝、肉、米糠、豆类和硬壳果中。

缺铁性贫血的儿童往往都有维生素 B_2 缺乏。《中国居民膳食营养素参考摄入量》建议学龄前儿童维生素 B_2 的 RNI 为 0.7mg/d（表 2-2）。维生素 B_2 多存在于动物内脏、乳类、蛋类及蔬菜中。

表 2-2　3～6 岁儿童维生素的 RNI 或 AI

年龄/岁	维生素 A RNI /μgRE	维生素 D RNI /μg	维生素 E AI /mg α-TE	维生素 B_1 RNI /mg	维生素 B_2 RNI /mg	维生素 B_6 AI /mg	维生素 B_{12} AI /μg	维生素 C RNI /mg	叶酸 RIN /μgDFE	烟酸 RNI /mg NE
3～	400	10	4	0.6	0.6	0.5	0.9	60	150	6
4～	500	10	5	0.7	0.7	0.6	1.2	70	200	7
5～6	500	10	5	0.7	0.7	0.6	1.2	70	200	7

注：摘自 2000 年《中国居民膳食营养素参考摄入量》。α-TE 表示 α-生育酚当量；DFE 表示叶酸当量；NE 表示烟酸当量。

(3) 维生素 C　目前，典型的维生素 C 缺乏病在临床上已很难见到。由于维生素 C 可以增加机体的免疫功能以及预防慢性病的作用，2000 年《中国居民膳食营养素参考摄入量》建议 3 岁儿童维生素 C 的 RNI 为 60mg/d，4～6 岁儿童维生素 C 的 RNI 为 70mg/d。维生素 C 主要在山楂、橘子等新鲜水果蔬菜中。

6. 矿物质

（1）钙　由于骨骼生长的需要，学龄前儿童机体内每日平均骨骼钙的储留量为 100～150mg。因此，3 岁儿童钙需要量为 350mg/d，4～6 岁儿童为 450mg/d。考虑到食物钙的平均吸收率为 35%，《中国居民膳食营养素参考摄入量》推荐 5～6 岁儿童钙的 AI 为 800mg/d（表 2-3)；UL 为 2000mg/d。为保证学龄前儿童钙的适宜摄入水平，每日奶的摄入量应不低于 300mL/d，但也不宜超过 600mL/d。

（2）碘　碘缺乏会导致儿童生长发育障碍，《中国居民膳食营养素参考摄入量》提出学龄前儿童碘的 RNI 为 50μg/d（表 2-3)，UL 为 800μg/d。含碘较高的食物主要是海产品，如海带、紫菜、海鱼、虾、贝类。

（3）铁　儿童生长发育快，需要从膳食中补充足量的铁，每千克体重需要约 1mg 的铁。由于缺铁导致的缺铁性贫血是儿童最常见的疾病。铁缺乏可导致儿童行为异常，如注意力不集中、脾气急躁、容易生气等，还可导致儿童听力减弱、视力减弱、学习成绩不佳。

《中国居民膳食营养素参考摄入量》建议学龄前儿童铁的 AI 为 12mg/d，UL 为 30mg/d（表 2-3)。动物肝脏、动物全血、瘦肉是膳食铁的良好来源。

（4）锌　缺锌可导致儿童出现食欲下降、异食症、抵抗力差等现象，儿童经常容易患感冒、肺炎等感染性疾病。《中国居民膳食营养素参考摄入量》建议学龄前儿童锌的 RNI 为 l2mg/d（表 2-3)。富含锌的食物有海鱼、牡蛎外、鱼、禽、蛋、肉等食物，而且人体对这些食物中锌的利用率也较高。

表 2-3　3～6 岁儿童常量和微量元素的 RNI 或 AI

年龄/岁	钙 AI /mg	磷 AI /mg	钾 AI /mg	钠 AI /mg	镁 AI /mg	铁 AI /mg	碘 RNI /μg	锌 RNI /mg	硒 RNI /μg	铜 AI /mg	氟 AI /mg
3～	600	450	1000	650	100	12	50	9.0	20	0.8	0.6
4～	800	500	1500	900	150	12	90	12	25	1.0	0.8
5～6	800	500	1500	900	150	12	90	12	25	1.0	0.8

注：摘自 2000 年《中国居民膳食营养素参考摄入量》。

四、学龄前儿童的膳食指南

① 每日饮奶。

② 养成不挑食、不偏食的良好习惯。

五、学龄前儿童的合理膳食

1. 食物要多样化

学龄前儿童每日膳食品种应多样化，避免单一。每日摄入的膳食应包括谷类、乳类、肉类（或蛋或鱼类）、蔬菜和水果类四大类食物，各类食物的进食数量相对稳定，使学龄前儿童营养全面均衡。

2. 食物要易于消化

学龄前期儿童的咀嚼及消化功能都不及成人，他们的膳食应该要专门制作，瘦肉加工成肉饼或细小的肉丁，蔬菜切碎烹调，烹调菜肴时尽量少放食盐和调味品，烹调成质地细软、容易消化的膳食，随着年龄的增长逐渐增加食物的种类和数量，烹调向成人膳食过渡。

3. 饮食安排要合理

3 周岁儿童可采用三餐三点供给食物，4～6 岁儿童宜采用三餐二点制供给食物，正餐的进餐时间最好不要超过 30min。

7：30～8：30　　早餐，约占 1 日食物总量的 20%；

10：00～10：30　点心或水果，约占 1 日食物总量的 10%；

11：30～12：00　午餐，约供给 1 日食物总量的 30%；

15：00～15：30　点心，约占 1 日食物总量的 10%；

18：00～18：30　晚餐，约占 1 日食物总量的 20%；

20：30～21：00　点心，约占 1 日食物总量的 10%（含晚上 8 点的少量水果或牛奶）。

六、学龄前儿童建议每日供给食物

① 以谷类食物为主食，每日需 125～200g。

② 一个鸡蛋，100g 无骨鱼、禽肉或瘦肉，25～50g 豆制品。

③ 每日供给 200～300mL 牛奶；最多不要超过 600mL。

④ 每日供给 150g 蔬菜或水果 1～2 只。

⑤ 每周进食一次猪肝或猪血，每周进食一次富含碘、锌的海产品。

⑥ 农村地区可每日供给大豆 25～50g。

第三节　学龄儿童营养

从入小学起（6～7 岁）到青春期开始前（女 12 岁、男 13 岁）称为学龄期（小学学龄期）。此期儿童体格生长发育仍稳步增长。到该期末，除生殖系统外，学龄儿童其他系统的生长发育已接近成人水平。学龄儿童的求知欲强，知识面迅速扩大，语言和思维能力进一步发展。

一、学龄儿童的生理特点

学龄儿童的脑发育趋向成熟，脑重量为 1250～1350g，基本接近成人的脑重量。大脑皮质发展到抑制过程强于兴奋过程，表现出自我控制能力增强，睡眠时间相应减少。学龄儿童生长发育的速度仍然较快，体重每年增加 2～2.5kg，身高每年可增长 4～7.5cm。学龄儿童虽然生长发育速度较平稳，但体力活动增大，智力迅速发育，所需的热量和各种营养素的量相对比成人高。

二、学龄儿童的心理发育特点

学龄儿童的心理能力、气质和个性都获得培养和发展。可出现不同气质、不同性格的学龄儿童，如有的热情奔放，有的文静内向等。学龄儿童由于人际交往日益增多，活动范围扩大，社会经验与日俱增，对客观事物的综合分析能力不断增强，促进了想象能力的发展。

三、学龄儿童的营养需要

1. 热量

学龄儿童由于要为即将到来的青春期快速生长发育贮备所需的营养，其热量消耗处于正平衡状态，因此，学龄儿童对热量的需求相对或绝对高于成年人。每日需要消耗的热量为6.7～10.04MJ（1600～2400kcal）。热量的来源比例分别为，蛋白质12%～14%，脂肪25%～30%，碳水化合物55%～65%。各年龄组学龄儿童膳食热量推荐摄入量见表2-4。

表2-4　各年龄组学龄儿童膳食热量推荐摄入量

年龄/岁	推荐摄入量			
	MJ/d		kcal/d	
	男	女	男	女
6～	7.11	6.70	1700	1600
7～	7.53	7.11	1800	1700
8～	7.95	7.53	1900	1800
9～	8.37	7.95	2000	1900
10～	8.79	8.37	2100	2000
11～	10.04	9.20	2400	2200
12～	10.04	9.20	2400	2200

注：摘自2000年《中国居民膳食营养素参考摄入量》。

2. 蛋白质

为满足生长发育和智力发育的需要，学龄儿童每日蛋白质的需要量为55～75g。膳食蛋白质提供的热量应占膳食总热量的12%～14%。各年龄组学龄儿童膳食蛋白质推荐摄入量见表2-5。

表2-5　各年龄组学龄儿童膳食蛋白质推荐摄入量

年龄/岁	蛋白质推荐摄入量/(g/d)		年龄/岁	蛋白质推荐摄入量/(g/d)	
	男	女		男	女
6～	55	55	10～	70	65
7～	60	60	11～	75	75
8～	65	65	12～	75	75
9～	65	65			

注：摘自2000年《中国居民膳食营养素参考摄入量》。

3. 脂肪

学龄儿童脂肪适宜摄入量以占总热量的25%～30%为宜，其中多饱和脂肪酸、单不饱和脂肪酸和单不饱和脂肪酸的比例为1∶1∶<1。在脂肪种类的选择上要注意选择富含必需脂肪酸的植物油。

4. 碳水化合物

学龄儿童碳水化合物适宜摄入量以占膳食总热量的55%～65%为宜，其膳食中碳水化合物的主要来源应该是谷类和薯类，水果和蔬菜也提供一定量的碳水化合物。因此，学龄儿童保证适量碳水化合物摄入，不仅可以避免脂肪的摄入过多，同时谷类和薯类以及水果和蔬菜摄入会增加膳食纤维的摄入量，对预防肥胖及心血管疾病都有重要意义。

5. 维生素

（1）维生素 A 学龄儿童维生素 A 缺乏的发生率远高于成年人。学龄儿童每日维生素 A 的 RNI 为 600～700μg RE，最多不能超过 2000μg RE。动物肝脏含有丰富的维生素 A，深绿色或红黄色的蔬菜和水果富含维生素 A 原、类胡萝卜素。

（2）维生素 B_1 由于学龄儿童平时吃精加工的谷类食品较多，容易出现维生素 B_1 缺乏的现象。学龄儿童每日维生素 B_1 的 RNI，6 岁 0.7mg，7 岁 0.9mg，11～13 岁 1.2mg。维生素 B_1 广泛存在于动物内脏、肉类、豆类和没有加工的谷类食物中。

（3）维生素 B_2 儿童少年紧张的学习生活，使其易发生维生素 B_2 缺乏病。我国儿童少年膳食维生素 B_2 的 RNI，6 岁 0.7mg/d，7～10 岁 1.0mg/d，11～13 岁 1.2mg/d，14～18 岁男 1.5mg/d、女 1.2mg/d。富含维生素 B_2 的食物主要有奶类、蛋类、动物肝脏，谷类、蔬菜、水果含量较少。

（4）维生素 C 我国儿童少年膳食维生素 C 参考摄入量 6 岁 70mg/d，7～10 岁 80mg/d，11～13 岁 90mg/d，14～18 岁 100mg/d。新鲜的蔬菜、水果是维生素 C 丰富的食物来源。约 150g 油菜（菜心）可提供 100mg 的维生素 C。

（5）维生素 D 10μg/d。

6. 矿物质

（1）钙 6～10 岁儿童钙的 AI 为 800mg/d。进入青春前期后，身体有一个突增高峰，为满足突增高峰的需求，11～13 岁儿童钙的 AI 为 1000mg/d。钙的摄入量不能超过 2000mg/d。

（2）铁 学龄儿童铁缺乏除引起贫血外，也可能降低学习能力、免疫力和抗感染能力。6～7 岁儿童铁的 AI 为 12mg/d，11～13 岁女孩铁的 AI 为 18mg/d，11～13 岁男孩为 16mg/d。动物血、肝脏是铁的良好来源，含铁高，吸收好。豆类、黑木耳、芝麻酱中含铁也较丰富。

（3）锌 儿童缺锌会导致食欲差、味觉迟钝甚至丧失，严重时会影响生长发育，引起性发育不良及免疫功能下降。6 岁儿童锌的 RNI 为 12mg/d，7 岁为 13.5mg/d，11～13 岁女孩锌的 RNI 为 15mg/d，11～13 岁男孩锌的 AI 为 18mg/d。牡蛎、瘦肉、动物内脏等都是锌的良好来源，干果类、花生和花生酱也富含锌。

（4）碘 碘缺乏可引起甲状腺肿，需注意预防。6～10 岁儿童碘的 RNI 为 90μg/d，11～13 岁 120μg/d。海带、紫菜、海鱼等富含碘。应坚持食用碘盐，并注意碘盐的保存和烹调方法。

四、学龄儿童的膳食指南

① 保证吃好早餐。

② 少吃零食，饮用清淡饮料，控制食糖摄入。

③ 重视户外活动。由于一些孩子进食量大而运动量少，故应调节进食量和重视户外活动以避免发胖。

五、学龄儿童的合理膳食

① 安排好一日三餐，早餐、午餐、晚餐的营养素供给量应该分别占全日供给量的 30%、40%、30%。

② 重视学龄儿童的早餐营养，让孩子吃饱和吃好一日三餐，尤其是早餐，进食量应相

当于一天总量的三分之一。

③ 可加课间餐。

④ 注意饮食习惯的培养，少吃零食，饮用清淡饮料，控制食糖摄入。

六、学龄儿童建议每日供给食物

① 250mL 牛奶或豆浆，以提供优质蛋白质、维生素 A 及钙质。

② 1～2 个鸡蛋，100～125g 动物性食物（鱼、禽或瘦肉），以提供优质蛋白质、维生素 A、维生素 B_2 及铁等矿物质。

③ 350g 谷类和 20～30g 豆类食物。

④ 300g 蔬菜或 50～100g 水果，它们可以提供足够的热量和较多的 B 族维生素。

⑤ 植物油 10～15g，食糖 15g。

第四节　青少年营养

女孩和男孩青春发育期开始的年龄是不同的，女孩比男孩早，一般在 10 岁左右开始，17 岁左右结束；男孩一般在 12 岁前后开始，22 岁左右结束，这个阶段称为青春期。调查结果表明，我国城市青少年青春发育开始年龄要早于农村。

一、青少年的生理发育特点

青少年在此时期体格生长突然加快，体重、身高增长幅度加大，必须供给足够量的各种营养素，以满足快速生长的需要，保证体格的健壮。青少年对热量的需要与生长发育速度成正比。此时期生殖系统开始发育，第二性征逐渐明显。有研究表明，青春期前营养不足的儿童，在青春期供给充足的营养，可使其赶上正常发育的青年，而青春期营养不良可使青春期推迟 1～2 年。

二、青少年的心理发育特点

青少年期是由儿童向成人过渡的时期。青少年从完全依赖家长和老师的帮助向独立自主地完成学习和其他活动任务，向独立地选择人生道路过渡。青少年感到自己已长大成人，这种"成人感"使中学生强烈要求自主独立，对成人过多的干涉表示反感。但是青少年完全独立是不可能的，这就形成了青少年独立意识与独立能力之间的不同步现象，在心理发展上构成了十分尖锐的矛盾。青少年能自觉地完成学习任务，但控制情感和行为的能力、自我监督的能力还不强。青春期是一个人的个性迅速发展并趋于稳定的时期，青少年从没有形成自己的个性向形成稳定的个性心理过渡，青少年的兴趣、理想、性格等逐步形成明显的个性差异。

三、青少年的营养需要

1.热量

在儿童时期，男孩和女孩对营养素需要的差别很小，从青春期生长开始，男孩和女孩的营养需要出现较大的差异。青春期由于生长代谢的需要和热量消耗的增加，青少年对热量的需要量也达到高峰，其膳食热量推荐摄入量为：男 2400～2900kcal/d，女 2200～2400kcal/d。

2. 蛋白质

青春期生长发育速度加快,组织生长需要大量的蛋白质,特别是在性成熟阶段和男孩肌肉发展过程中。因此,青少年膳食蛋白质应占总热量的13%~15%,每天男孩膳食蛋白质的推荐摄入量为75~85g,女孩为75~80g。

3. 脂类

青春期是生长发育的高峰期,对热量的需要大大增加,因此一般不过度限制青少年对膳食脂肪的摄入。但脂肪摄入量过多将增加肥胖及成年后心血管疾病、高血压病和某些癌症发生的危险性,因此,青少年脂肪适宜摄入量以占总热量的25%~30%为宜,其中饱和脂肪酸、单不饱和脂肪酸和多不饱和脂肪酸的比例为1:1:1。

4. 碳水化合物

青少年膳食中碳水化合物适宜摄入量以占总热量的55%~65%为宜。保证适量碳水化合物摄入,不仅可以避免脂肪的过度摄入,同时会增强膳食纤维及具有健康效用低聚糖的摄入,对预防肥胖及心血管疾病都有重要意义。但青少年应注意避免摄入过多的纯糖食品,特别是含糖饮料。

5. 矿物质

(1)钙 青春期是生长突增高峰期,为了满足骨骼突增高峰的需要,需要补充大量的钙。青少年钙的适宜摄入量为1000mg/d,每日钙的摄入量最多不能超过2000mg/d。奶和奶制品是钙的最好食物来源。

(2)铁 贫血是青春期女孩常见的疾病,女孩在月经期间会丢失大量的铁,如不注意补充,容易出现缺铁性贫血,因此应该特别注意。青少年各年龄的铁推荐摄入量见表2-6。动物血、肝脏及红肉是铁的良好来源。豆类、黑木耳、芝麻酱中含铁也较丰富。

表2-6 我国青少年膳食铁适宜摄入量

年龄/岁	AI/(mg/d)		年龄/岁	AI/(mg/d)	
	男	女		男	女
11~13	16	18	14~18	20	25

注:摘自2000年《中国居民膳食营养素参考摄入量》。

(3)锌 缺锌会导致食欲下降,严重时引起生长迟缓,性发育不良,因此,青少年应注意通过膳食补充锌。青少年膳食锌的适宜摄入量见表2-7。

表2-7 我国青少年膳食锌适宜摄入量

年龄/岁	AI/(mg/d)		UL/(mg/d)	
	男	女	男	女
11~	11.5	18.0	37.0	34.0
14~18	19.0	15.5	42.0	35.0

注:摘自2000年《中国居民膳食营养素参考摄入量》。

(4)碘 碘缺乏可导致甲状腺肿,尤其是青春期甲状腺肿发病率较高,应特别注意预防。青少年膳食碘推荐摄入量为11~13岁120μg/d,14~18岁为150μg/d。碘摄入过多会对身体有害,引起高碘性甲状腺肿,青少年每日碘的摄入量最多不能超过800μg。

6. 维生素

(1)维生素A 11~13岁青少年膳食维生素A的推荐摄入量为700μgRE/d,14~18岁的青少年，男孩为 $800\mu gRE/d$，女孩为 $700\mu gRE/d$，每日维生素 A 摄入量最多不能超过 $2000\mu gRE/d$。

（2）维生素 B_1　维生素 B_1 食物来源广泛，动物内脏如肝、心、肾，肉类、豆类和没有加工的粮谷类都含有丰富的维生素 B_1。$11\sim13$ 岁青少年维生素 B_1 推荐摄入量为 $1.2mg/d$；$14\sim18$ 岁青少年，男孩每日需要摄入维生素 B_1 $1.5mg/d$，女孩则需要维生素 B_1 $1.2mg/d$。维生素 B_1 的摄入量每日最多不能超过 $50mg/d$。

（3）维生素 B_2　青少年由于学习生活非常紧张，容易出现维生素 B_2 的缺乏。$11\sim13$ 岁青少年膳食维生素 B_2 推荐摄入量为 $1.2mg/d$；$14\sim18$ 岁青少年，男孩每日需要摄入维生素 B_2 为 $1.5mg/d$，女孩为 $1.2mg/d$。

（4）维生素 C　$11\sim13$ 岁青少年膳食维生素 C 推荐摄入量为 $90mg/d$，$14\sim18$ 岁青少年膳食维生素 C 推荐摄入量 $100mg/d$。新鲜的蔬菜、水果富含维生素 C。

（5）维生素 D　$11\sim13$ 岁青少年膳食维生素 D 推荐摄入量为 $10\mu g/d$，$14\sim18$ 岁青少年膳食维生素 D 推荐摄入量为 $5\mu g/d$，每日维生素 D 的摄入量最多不能超过 $20\mu g$。

四、青少年的合理膳食

① 谷类是青少年膳食中的主食，每天摄入 $400\sim660g$。

② 保证足量的动物性食物及豆类食物的供给，鱼、禽、肉每日供给 $150\sim175g$，蛋类 $50\sim75g$，豆类为 $50g$。

③ 牛奶或豆浆 $250mL/d$。

④ 保证蔬菜、水果的供给，每天蔬菜供给 $300\sim550g$，其中绿叶蔬菜不低于 $300g$；水果 $50\sim100g$。

⑤ 食糖 $10g$，烹调油 $10\sim20g$。

五、青少年应注意的营养问题

1. 不良的饮食习惯和行为

（1）早餐摄入不足和质量偏低　据调查显示，吃早餐的学生多在上午第三节课或放学时感到饥饿，其比例分别为 33.7% 和 30.8%，有 4.6% 和 13.8% 的学生在第一、第二节课就有饥饿感，只有 17.1% 的学生在上午没有饥饿感。这与学生们早餐吃得简单、不科学、不合理有关。我国膳食指南要求早餐摄入热量达到全天的 30%。由于早餐传统、家庭环境和早餐供应体制等诸方面影响，中国人特别是学生的早餐还普遍达不到一般的热量、营养要求。

健康早餐的选择原则：选择水分高、纤维素高的谷类食物为主，如全麦面包，以达到充饥、补充水分和热量的目的；再搭配蔬菜、水果及适量的肉类，及一杯奶、一个煮鸡蛋等，以摄取足够的营养素；避免选择高热量、高脂肪、高糖或高盐分的食物。

（2）偏食与挑食　家长都知道偏食会引起儿童营养摄入失衡，对生长发育极为不利，但就是找不到很好的纠偏办法。即使求助于医生，似乎也难以达到预期的效果。其实，要纠正儿童偏食，关键是要找出自己孩子偏食的原因，只有消除了导致偏食的因素，偏食才可能得到有效的纠正。

（3）常光顾街边小食摊，不知不觉潜伏疾病　街边小食摊，包括校门口的临时食摊，缺乏卫生条件，食品易受灰尘、废气等带菌空气污染，加上有的油炸食品原料来源不明，正处于发育阶段的学生长期食用不洁净的油炸食品，后果将不堪设想。

（4）电视佐餐，食不知味　不少学生吃饭时端着饭碗也要跑到电视机面前坐着，眼睛一动不动地盯着屏幕，嘴巴做着机械式的咀嚼，筷子往嘴里塞着食物。长此以往，就会引起消化道疾病。吃饭看电视还让部分学生与父母的沟通减少，容易造成性格孤僻，成为一个既不健康也不快乐的人。

（5）电脑好玩，肠胃受害　电脑逐渐成为学习工具，学生接触电脑的时间也越来越长，随之而来的就是身体状况越来越差。用餐时及餐后长时间坐在电脑前，会使肠胃功能消退；另外，大多数上网的同学对饮食没有选择，食物营养摄入不足。

（6）饮料当水　口渴了喝饮料，出去玩还是喝饮料，有的同学都不会喝水了，喝饮料喝得上了瘾，身体也出了毛病，经常无缘无故地流鼻血，弄得一家人都很不安。其实，口渴了应该多喝水，饮料适当喝一点是可以的，但不能完全代替水。

2. 肥胖症

肥胖严重危害着人类的健康。据医学统计：肥胖症者的心脏病、高血压病、糖尿病发病率是正常体重者的 3 倍；动脉硬化的发病率是正常体重者的 2～3 倍；癌症的发病率是正常体重者的 2 倍。肥胖还可以引起如脑卒中、高脂血症、呼吸道疾病、皮肤病等多种疾病。另外，肥胖还减少人类的寿命。

3. 龋齿

龋齿是人类广泛流行的一种慢性疾病，世界卫生组织已将龋齿列为三个重点防治疾病之一。龋病对人类口腔健康危害很大，如果不及时治疗，还会引起牙髓病变，产生剧烈的疼痛，影响食欲及睡眠。尤其在青少年中，龋齿的发生率是很高的，得了龋齿，会给少年儿童的口腔健康甚至全身健康造成很大危害。

4. 厌食症

厌食症主要表现为食欲缺乏，对食物无兴趣，食量明显减少，回避或拒绝进食，如强迫进食，摁扣引起呕吐，体重急速下降，精神萎靡，儿童智力也会受到影响。厌食症以青春期少女最多见，其次为年轻女性。

在治疗青少年厌食症方面，主要有以下方法和措施。

① 先带孩子到正规医院儿科或消化内科进行全面细致的检查，排除那些可以导致厌食的慢性疾病，排除缺铁、缺锌。

② 饮食要规律，定时进餐，保证饮食卫生；生活规律，睡眠充足，定时排便；营养要全面，多吃粗粮杂粮和水果蔬菜；节制零食和甜食，少喝饮料。

③ 改善进食环境，使孩子能够集中精力去进食，并保持心情舒畅。

④ 家长应该避免过分关注孩子进食的行为；当孩子故意拒食时，不能迁就，如一两顿不吃，家长也不要担心，这说明孩子摄入的热量已经够了，到一定的时间孩子自然会要求进食；决不能以满足要求作为让孩子进食的条件。

⑤ 加强体育锻炼，尤其是长跑、游泳等耗氧运动。

⑥ 不要盲目吃药，莫滥用保健补品；可以适当服用调理脾胃、促进消化吸收功能的中西药。但注意：一是要看小儿科或消化专科医生，不要听信游医巫医的甜言蜜语；二是不要过分依赖药物，孩子的胃肠消化功能潜力很大。如果严格按照以上几条去做的话，大部分孩子的厌食症是可以不药而愈的。

第五节　孕妇营养

妊娠是一个复杂的生理过程，孕妇在妊娠期间需进行一系列生理调整，以适应胎儿在体内的生长发育和本身的生理变化。妊娠分为三期，每 3 个月为一期。妊娠头 3 个月为第一期，是胚胎发育的初期，此时孕妇体重增长较慢，故所需营养与非孕时近似。至第二期即第 4 个月起体重增长迅速，母体开始贮存脂肪及部分蛋白质，此时胎儿、胎盘、羊水、子宫、乳房、血容量等都迅速增长。第二期增加体重 4～5kg，第三期约增加 5kg，总体重增加约 12kg。

一、孕妇的生理特点

1. 分泌

人绒毛膜促性激素刺激母体黄体分泌孕酮，通过降低淋巴细胞的活力，防止母体对胎儿的排斥反应，达到安胎效果。人绒毛膜生长素可降低母体对葡萄糖的利用并将葡萄糖转给胎儿；促进脂肪分解，使血中游离脂肪酸增多，促进蛋白质和 DNA 的合成。雌激素能促进前列腺素的产生而增加子宫和胎盘之间的血流量，并可促进母体乳房发育。孕酮可维持子宫内膜和蜕膜及乳腺小叶的发育，抑制淋巴细胞活力和乳腺在孕期分泌。

2. 子宫与胎盘

子宫增大，子宫的重量也由未孕时的 50g 增加到足月妊娠时的 1000g。胎盘生长，血流增加。体积由未孕时的 7cm×5cm×3cm 增至 35cm×25cm×22cm；容量也扩大至 4000～5000mL，比未孕时增加 1000 倍。随着子宫的增长，子宫内的血管也增多，子宫内的血流量比平时增加 4～6 倍。

3. 乳腺

孕期乳腺可增大 2～3 倍，为泌乳做准备。

4. 血容量及血液成分

从第 6 周开始血容量增加，比妊娠前平均增加 35％～40％，约为 1500mL。血浆容积增加较多，为 45％～50％，红细胞增加较少，为 15％～20％，出现相对贫血，即生理性贫血。白细胞从妊娠 7 周开始升高，妊娠 30 周达顶峰，主要是中性粒细胞增多。血浆总白蛋白由于血液稀释而呈现下降，主要是白蛋白下降。

除血脂及维生素 E 外，几乎血浆所有营养素于孕期降低。胎盘起着生化阀的作用，脂溶性维生素只能部分通过胎盘，因此孕妇血中的含量较高。

5. 肾脏

肾脏负担加重，肾小球滤过率和肾血浆流量均增加，并保持较高水平，但重吸收能力又没有相应增加，结果导致尿中葡萄糖、氨基酸、水溶性维生素的排出量增加。

6. 消化系统

牙龈肥厚；胃肠平滑肌张力下降、贲门括约肌松弛、消化液分泌量减少，胃排空时间延长，易出现恶心、消化不良、呕吐、反酸等妊娠反应，但对某些营养素的吸收却增强，尤其是在妊娠的后半期。

7. 体重

妊娠期母体的体重增加 11～12.5kg（约 7kg 水分，3kg 脂肪，1kg 蛋白质），妊娠早期增重较少，妊娠中期和妊娠晚期每周增重 350～400g。妊娠期体重增长包括两部分：一是妊娠的产物，如胎儿、羊水和胎盘；二是母体组织的增长，如血液和细胞外液的增加、子宫和乳腺的增大及脂肪组织的贮存。

8. 新陈代谢

妊娠第 4 个月起，胎儿生长迅速，母体的代谢也相应加快。基础代谢增加 15％～20％；母体对胰岛素的要求增加，可能导致妊娠性糖尿病；蛋白质代谢呈正氮平衡；以供胎儿、子宫、乳腺生长；脂肪吸收增加，为哺乳、分娩做准备。

二、孕妇的心理发育特征

妊娠最初 3 个月孕妇的心理波动往往是随着妊娠反应出现的。常见的妊娠反应有恶心、呕吐、食欲缺乏，甚至整夜整夜地失眠。于是孕妇会感到抑郁和烦恼。也有的孕妇对于新生命的到来感觉非常兴奋。

妊娠中期 3 个月随着妊娠的继续进展，尤其是胎动的出现对母亲来说无异于一剂强心剂，母亲确确实实地感觉到生命的存在。所以说，妊娠中期这 3 个月是孕妇心理上的黄金时期。

在妊娠最后 3 个月中，孕妇常感到压抑和焦虑，身体内出现的种种不适使她开始为分娩和胎儿是否健康而担心。随着预产期的迫近，她迫不及待地盼望着孩子早点出生，以解除负担。这种焦急不安在一定程度上缓解了孕妇对分娩的惧怕心理。

三、孕妇的营养需要

1. 能量

妊娠 4 个月以后，一般每天增补能量 200kcal。能量摄入过多可能导致新生儿超重；过少可能导致低体重出生儿。

2. 蛋白质

妊娠 4～6 个月时增加补充蛋白质 15g/d；7～9 个月时增加补充蛋白质 20g/d。极轻体力劳动孕妇，在妊娠早期每天摄入 80g，后期每天摄入 90g 蛋白质，必须保证有 1/3 的蛋白质是优质蛋白质。

3. 脂类

妊娠期需要增加脂肪的摄入量，但是不要过多，脂肪的热量以占总热量的 25％～30％为宜。

4. 维生素和矿物质

孕妇的营养素供给量是在正常生理条件下的供给量加上孕期的额外需要量而得出的，包括由于妊娠内分泌改变，引起营养素的消耗量增加；母体营养素向婴儿的转移，或婴儿生长的需要引起的增加以及分娩过程造成的营养素丢失。

（1）钙 胎儿生长需要的钙从母体得到，妊娠 3～4 个月时乳牙开始钙化；出生 3～4 个月时恒牙开始钙化（钙的来源很可能是母乳），使母体每月丢失 30g 钙（超过平时的 40％～50％），因此乳母和孕妇都需要补充钙、磷、维生素 D。在妊娠的前半期活性维生素 D 增加，母体的钙吸收增加，贮存在母体，直到妊娠的后期。母体的维生素 D 不足可引起胎儿缺钙，骨骼和牙齿发育不良，对环境的适应能力降低等。

（2）铁 母体铁的需要量增加总量约为1000mg，其中350mg满足胎儿和胎盘生长发育的需要，450mg满足妊娠期红细胞增加的需要，其余部分以满足分娩时丢失铁。目前认为妊娠早期缺铁与早产、低出生体重有关，缺铁性贫血与孕妇体重增长不足有关。因为铁的吸收率低，建议孕期的膳食铁供应量应该提高到25～30mg/d。有人认为妊娠中末期应该补充30mg/d，相当于补充150mg硫酸亚铁或100mg富马酸亚铁。

（3）锌 锌对孕早期胎儿的器官形成极为重要，动物实验提供大量关于母体锌摄入充足促进胎崽生长发育和预防先天性畸形的研究结果。锌还对人的分娩过程起着极为重要的作用。锌对分娩的影响主要是可增强子宫有关酶的活性，促进子宫肌收缩，把胎儿驱出子宫腔。因此，孕妇缺锌会增加分娩的痛苦。中国营养学会建议每日锌的摄入量由非妊娠的15mg增加到20mg，以满足胎儿生长发育的需要。所以孕妇要多进食一些含锌丰富的食物，如猪肝、牡蛎、蛤蜊等，特别是牡蛎，含锌最高，每100g含锌为100mg，堪称"锌元素宝库"。

（4）碘 在妊娠的头3个月，通过纠正母亲的碘缺乏，可以预防胎儿的甲状腺功能低下和由此引起的智力发育迟缓、生长发育迟缓，即"呆小症"。孕妇碘的推荐供给量为175μg，可通过多食用含碘高的食物来补充，如海带、紫菜等。

（5）叶酸 叶酸参与胸腺嘧啶核苷酸的合成以及一些氨基酸的互相转化，对于合成许多重要物质（RNA、DNA）和蛋白质起重要作用。叶酸缺乏可以导致流产、早产、死产、高危妊娠、产后出血、先天性神经管畸形。由于畸形发生在妊娠28天内，即神经管形成的闭合期，此时多数孕妇未意识到妊娠，因此补充叶酸应该在妊娠前1个月到妊娠后3个月。叶酸的推荐摄入量为400μg。孕期叶酸缺乏尚可引起胎盘早剥和新生儿低出生体重。

（6）维生素A 足量的维生素A有利于胎体的正常生长发育和维持自身的健康。维生素A缺乏可能与早产、发育迟缓以及低出生体重有关。维生素A过量可引起中毒，还有导致先天畸形的可能。所以，如果选择保健品补充维生素A时，应严格控制总量。

（7）维生素D 妊娠期妇女缺乏维生素D可导致胎儿骨骼和牙齿发育不良，并可导致新生儿手足抽搐症和低钙血症及母体骨质软化的发生。但是，维生素D过多摄入可引起中毒。

（8）其他维生素和矿物质 妊娠期足够的维生素和矿物质可以保证胎儿的正常发育和生长，但也不是越多越好，切不可滥补。

四、孕妇的膳食指南

1. 自妊娠第4个月起，保证充足的能量

在妊娠第4个月起，孕妇必须增加能量和各种营养素，以满足合成代谢的需要。我国推荐膳食营养素供给量中规定孕中期能量每日增加200kcal，蛋白质4～6个月时增加25g，钙增加至1500mg，铁增加至28mg，其他营养素如碘、锌、维生素A、维生素D、维生素E、维生素B_1、维生素B_2、维生素C等也相应增加。

2. 妊娠后期保持体重的正常增长

孕期营养低下使孕妇机体组织器官增长缓慢，营养物质贮存不良，胎儿的生长发育延缓，早产儿发生率增高。但孕妇体重增长过度、营养过剩对母亲和胎儿也不利，一则易出现巨大儿，增加难产的危险性；二则孕妇体内可能有大量水潴留，易发生糖尿病、慢性高血压

及妊娠高血压综合征。

3. 增加鱼、肉、蛋、奶、海产品、蔬菜、水果的摄入

膳食中应增加鱼、肉、蛋等富含优质蛋白质的动物性食物，含钙丰富的奶类食物，含矿物质和维生素丰富的蔬菜、水果等。蔬菜、水果还富含膳食纤维，可促进肠蠕动，防止孕妇便秘。孕妇应以正常妊娠体重增长的规律合理调整膳食，并要做有益的体力活动。

五、孕妇建议每日供给食物

1. 妊娠早期

妊娠6周左右出现早孕反应，第12周左右自行消失。妊娠早期膳食应以清淡、易消化、口感好为主要原则。建议适当补充叶酸和维生素 B_{12} 等。

2. 妊娠中晚期

① 400～500g 谷类。

② 50～100g 豆类及豆制品，主要以大豆类为主。

③ 50～150g 肉、禽、鱼等动物性食品，1～2个鸡蛋。

④ 250～500mL 鲜奶，也可以相当量的酸奶代替。

⑤ 400～500g 蔬菜及 100～200g 水果。

⑥ 15～20g 植物油及调味品。

六、妊娠期营养不良的影响

1. 对母体的影响

(1) 营养性贫血　包括缺铁性贫血和巨幼细胞贫血。全世界妊娠期妇女贫血患病率平均为51%，我国为35%，农村大于城市，以妊娠末期患病率最高。缺铁是造成贫血最常见的原因，孕妇缺铁的原因主要有两个，一是随孕周增加，血液容量增加，血液相对稀释；二是胎儿在母体内生长发育对铁的需要量增加，母亲铁营养相对不足，而致贫血。轻度缺铁性贫血可通过改善饮食、多吃富含铁的食物来治疗。动物性食物中肝脏、血豆腐及肉类中铁的含量高、吸收好。对于中度以上贫血，口服铁剂治疗也是十分必要的。孕期贫血除服铁剂以外，还应服用小剂量的叶酸（每日 $400\mu g$）。孕妇服用小剂量叶酸不仅有利于预防贫血，还有利于预防先天性神经管畸形。

(2) 骨质软化症　孕妇骨质软化主要是因为膳食中缺乏维生素D和钙所致。为了满足胎儿生长发育所需要的钙，机体必须动用母体骨骼中的钙，结果使母体骨钙不足。哺乳期妇女也可发生此病。其症状是髋关节和背部疼痛，严重的可出现骨盆和脊柱畸形，易发生骨折。

(3) 营养不良性水肿　孕期营养不良性水肿主要是由于蛋白质严重缺乏而引起，常发生在贫困地区。

(4) 维生素缺乏病　孕期发生的维生素缺乏病常为多种维生素混合缺乏，而且多属于边缘性缺乏，其临床病症不典型。常发生在贫困地区，或见于妊娠期有长期呕吐的孕妇。

2. 对胎儿发育的影响

(1) 先天畸形　如叶酸缺乏可导致神经管畸形发生，以无脑儿和脊柱裂为主，维生素A缺乏或过多可导致无眼、小头等先天畸形发生。

(2) 低出生体重及围生期新生儿死亡率增高　母体营养与胎儿体重的增长、新生儿死亡率成正相关。母体营养不良，血容量少，胎儿生长发育迟缓，可导致胎儿低出生体重，其中早产儿及小于胎龄儿占较大比例；这些胎儿生命力弱，死亡率高。

（3）对胎儿骨骼和牙齿发育的影响　胎儿的牙齿和骨骼在妊娠期间已开始钙化，妊娠期间母体的营养状况可以影响胎儿一生牙齿的整齐、坚固。妊娠末期 2 个月到出生 16 个月最重要。妊娠后期孕妇的钙需要量是平时的 2 倍。因为胎儿需要钙，母体可以严重缺钙，发生骨质软化病。

（4）对胎儿和婴儿大脑发育及智力、心理发育的影响　妊娠 2～3 个月时胎儿神经系统开始发育，到出生后 2 年内是大脑、神经系统发育的关键时期，许多营养素（叶酸、碘、DHA）的缺乏、不足，有害物质的过量摄入（如有机汞、铅、苯），均可以导致终生大脑发育和智力、心理发育不可挽回的影响。

第六节　产妇营养

一、产妇的生理特点

女性分娩第一胎的平均时间约为 12h，但每个人的情况不尽相同。分娩过程的长短以及疼痛强度与遗传因素、孕妇身体状况等因素有关。分娩过程大致可分为三个阶段，即第一产程、第二产程、第三产程。

初产妇第一产程为 8～12h，子宫开始有规律地收缩。第一产程是指子宫口开始扩张，直到宫口开全（约为 10cm）。在第一产程中，子宫的收缩间隔会越来越短，从开始时的每隔 5～6min 收缩 30s 以上到每隔 2～3min 收缩 50s，但每个人的情况不尽相同。

第二产程就是指从子宫口开全到胎儿娩出这个阶段。此时随着子宫收缩加强，宫口全开，胎头先露部分开始下降至骨盆，随着产程进展，宫缩加强，迫使胎儿从母体中娩出。

第三产程为 5～15min，是指胎儿出生到胎盘排出这个阶段。

二、产妇的心理发育特征

心理因素与人的健康息息相关，处于分娩时的初产妇心情特别复杂，不良的情绪可导致神经系统功能紊乱，使分娩不能按正常的机制进行，从而导致难产等。为了减少或避免这些情况发生，应该重视产妇的心理活动，给予相应的心理护理，使她们在最佳的心理状态下顺利分娩。

三、产妇的营养需要

由于分娩过程消耗大量的能量，产妇的营养供给以碳水化合物为主。

四、产妇的合理膳食

妇女妊娠分娩是一种再自然不过的生理现象，然而大多数孕妇在没有吃好的情况下，就匆忙地被送进了医院，造成"饿产"，产妇易疲劳，可能出现宫缩乏力、难产、产后出血等危险情况。

在正常分娩的第一产程中，产妇消耗的体力和精力都很大，可适当地补充巧克力、糖水等易被人体吸收并产生大量热量的食物。专家首推巧克力，据分析，每 100g 巧克力含碳水化合物 55~66g、脂肪 30~38g、蛋白质 15g 以下，还有微量元素、维生素 B₂、铁和钙等。巧克力中含有的咖啡因在一定程度上有镇静、减轻疼痛的作用。因此不妨在分娩时准备些巧克力。由于产妇体力和精力消耗很大，水分也随之大量丢失，补充适当的水分是十分必要的，如糖水、饮料等。

刚刚完成分娩的女性，应以休息为主，给予一些清淡、易消化的食物即可。随后产褥期为了补充分娩后身体消耗和准备哺乳，应增加各种营养素的供给量，并食用一些有催乳作用的食品，如排骨汤、猪蹄汤、牛肉汤、鲫鱼汤、小米粥、挂面等。

第七节　哺乳期女性营养

一、哺乳期女性的生理特点

影响乳汁分泌的主要因素包括内分泌因素、哺乳期母亲的营养状况、哺乳期母亲的情绪状态。

1. 内分泌因素

妊娠期间乳房较正常增大 2~3 倍，一旦分娩，乳汁的分泌受两个反射控制。一为产奶反射，当婴儿开始吸吮乳头时，刺激垂体产生催乳素引起乳腺腺泡分泌乳汁，并存集于乳腺导管内。二为下奶反射，婴儿吸吮乳头时，刺激垂体产生催产素，引起腺泡周围的肌肉收缩，促使乳汁沿乳腺导管流向乳头。催产素还作用于子宫，引起子宫肌肉收缩，从而可帮助停止产后出血，促进子宫恢复。

2. 营养对泌乳量的影响

（1）初乳　产后第一周分泌的乳汁为初乳。初乳蛋白质含量高，约为 10%，而成熟乳蛋白质含量为 1%。初乳含有较多的分泌型免疫球蛋白、乳铁蛋白、白细胞、溶菌因子等免疫物质，而且还含有较多的维生素 A、锌、铜，而脂肪和乳糖含量较成熟乳少。

（2）过渡乳　是产后第二周分泌的乳汁，其中乳糖和脂肪含量逐渐增多，而蛋白质含量有所下降。

（3）成熟乳　是第二周以后分泌的乳汁，呈白色，富含蛋白质、乳糖、脂肪等多种营养素。

泌乳量少是母亲营养不良的一个指征。正常情况下，产后 3 个月每日泌乳量为 750~850mL。营养较差的乳母产后 6 个月每日泌乳量为 500~700mL，后 6 个月每日泌乳 400~600mL。通常根据婴儿体重的增长率作为奶量是否足够的较好指标。

二、哺乳期女性的心理特征

在分娩后的头几天，某些乳母因分娩时疲劳未完全恢复，下奶少或晚，新生儿体重下降，往往会出现烦躁、紧张、焦虑的心情。因此，乳母了解早期母乳喂养的一些常见问题是十分有必要的，可以帮助消除她们的紧张心理，使母乳喂养取得成功有一个良好开端。

① 泌乳需几天时间，母亲一定要耐心等待。婴儿是伴着水、葡萄糖和脂肪储存而诞生的，头几天少量初乳完全能满足婴儿需求。

② 早期频繁吸吮，有助于尽早下奶，促进母亲子宫收缩，减少出血，让婴儿吸吮到营

养和免疫价值极高的初乳，促进恶露排出。

③ 母亲紧张焦虑的心情会阻碍排乳反射，推迟来奶。母亲应愉悦，拥抱和抚摸婴儿，通过目光和肌肤接触增进母婴情感交融，促进下奶和婴儿情绪安定。

④ 新生儿生活往往缺乏规律性，母亲应尽量地与自己婴儿同步休息，这样有助于消除疲劳和促进下奶。

三、哺乳期女性的营养需要

1. 热量

乳母的产乳效率约为 80%，即摄入 418.4kJ（100kcal）能量可分泌相当 334.7kJ（80kcal）的乳汁。乳母每日分泌的乳汁约含能量 2384.9kJ（570kcal），则需多摄入 2979.1kJ（712kcal）。由于孕期储存了一些脂肪，可用于补充部分能量。但由于哺育婴儿的操劳及乳母基础代谢率稍高以及乳腺泌乳活动所需能量，我国建议乳母前 6 个月每日应多摄入能量 500kcal/d，后 6 个月增加摄入能量 500～600kcal/d。

2. 蛋白质

乳母在分泌乳汁过程中，体内氮代谢加速，故需增加蛋白质的摄入量。全日乳中含蛋白质约 12.8g，如以产乳效率 80% 计算，则需 16g 蛋白质。因膳食蛋白质的利用有一定的差异，有些食物蛋白质利用率较低，再加上 30% 的安全系数，则需 20.8g。考虑到乳母个体的差异，我国规定每日给乳母增加 20g 的优质蛋白质。

3. 脂肪

脂类与婴儿脑发育有关，尤其类脂质对中枢神经系统的发育特别重要。人乳中脂肪含量变化较大，婴儿吮乳活动可使乳中脂肪含量增加。哺乳后，乳中脂肪量为哺乳前的 3 倍。但膳食中的能量、蛋白质、脂肪的高低可影响乳中脂肪的含量。如乳母摄入不饱和脂肪酸较多，其乳中含量也增加。如果乳母膳食中 75% 能量由碳水化合物提供，乳汁中亚油酸等多不饱和脂肪酸则减少。我国建议乳母脂肪的供给量，应使其所提供的能量达到膳食总能量的 20%～25%，并要考虑到必需脂肪酸的含量要适宜。

4. 矿物质

乳母需要充足的钙质为其本身及乳汁钙含量的需要，乳汁中钙的含量一般是较稳定的。如乳母食物中钙不足或不能有效吸收，乳母体内的钙将移出以稳定乳汁中的钙，但此时体内出现钙的负平衡，这种情况延续下去可发生骨质软化症。FAO/WHO 建议乳母钙的供给量每天为 1200mg，我国建议的 AI 标准是每天 1200mg。乳汁中铁的含量为 50μg/dL，每日从乳汁中的分泌量为 0.4mg，而铁的吸收率为 10%，则每天需多供给 4mg。我国建议的 AI 值为每天 25mg。乳汁中碘的含量为 4～9μg/dL，高于母体血浆的浓度，这可能与婴儿的生理需要量有关。乳母碘的需要量为每日 200mg/d。另外，乳母锌、硒的需要量，我国建议每日分别供给 10mg 和 65μg。

5. 维生素

乳汁中维生素 A 的含量约 61μg/dL，比较稳定，因此我国建议乳母维生素 A 的供给量每日应比妊娠期增加 200μgRE，即每日 1200μgRE。维生素 B_1 和维生素 B_2 的乳汁中含量分别为 0.014mg/dL 和 0.037mg/dL，我国建议二者每日增加 0.8mg，即每日供给 2.1mg；FAO/WHO 建议乳母每日供给维生素 B_1 1.4mg，维生素 B_2 1.5mg。乳母在正常膳食条件下，乳汁中维生素 C 的含量约 5.2mg/dL，如蔬菜、水果摄入不足，乳汁中维生素 C 则明显降低，我国规定乳母每日维生素C摄入量130mg。另外，乳母也要注意摄入含维生素E、维生素B₆、维生素B₁₂、烟酸、叶酸丰富的食物。

四、哺乳期女性的膳食指南和合理膳食

哺乳期女性的饮食，不仅要满足自身的营养需要，还要通过哺乳给予婴儿生长发育所必需的一切营养成分。乳母每天分泌600~800mL的乳汁来喂养孩子，当营养供应不足时，即会破坏本身的组织来满足婴儿对乳汁的需要，所以为了保护母亲和分泌乳汁的需要，必须供给乳母充足的营养，饮食必须做到营养均衡而且充足。

1. 产褥期膳食

产褥期是指从胎儿、胎盘娩出至产妇全身器官（除乳腺）恢复或接近正常未孕状态的一段时间，一般为6周。

由于分娩时体力消耗大，身体内各器官要恢复，产妇的消化能力减弱，又要分泌乳汁供新生儿生长，所以饮食营养非常重要。产后1h可让产妇进流质饮食或清淡半流质饮食，以后可进普通饮食。食物应富有营养以及足够的热量和水分。应多进食蛋白质含量高的食物和多吃汤汁食物，并适当补充维生素和铁剂。食品要多样化，富于营养，容易消化，不能太油腻。尤其产后最初几天内，要多吃些高热量、高蛋白、高维生素的食品，多饮水及汤类，促进乳汁分泌。

2. 乳母的合理膳食原则

（1）保证供给充足的能量　我国推荐膳食营养素供给量建议乳母能量每日增加800kcal，其中妊娠期贮存的脂肪可在哺乳期被消耗以提供能量。以哺乳期为6个月计算，则每日由贮存的脂肪提供的能量为200kcal。所以，乳母每日还需从膳食中补充600kcal。

（2）增加鱼、肉、蛋、奶、海产品的摄入　800mL的乳汁约含蛋白质10g，母体膳食蛋白质转变为乳汁蛋白质的有效率为70%，因此，我国推荐膳食营养素供给量建议乳母膳食蛋白质每日应增加25g。乳母可多食用些鱼、肉、蛋、奶等食物来补充。牡蛎富含锌，海带、紫菜富含碘。乳母多吃些海产品对婴儿的生长发育有益。

（3）增加水溶性及脂溶性维生素的摄入　维生素A能促进婴儿骨组织的生长发育，缺乏时可引起小儿夜盲症，动物的肝脏、蛋黄、胡萝卜等中富含维生素A；维生素B₁和维生素B₃是人体细胞运行必不可少的营养元素，会影响到婴儿的生长发育，主要存在于瘦猪肉、瘦牛肉、鱼类等食物中；维生素能促进婴儿的骨骼发育，缺乏时婴儿会出现全身出血症状，宜多吃一些新鲜的水果和蔬菜，不仅能够补充足够的维生素C，还可以防止哺乳期女性便秘。

需要注意的是因为水溶性维生素不能在体内储存，所以每天都要在饮食上给予补充。只要在饮食上注意均衡补充维生素，根本不必再服用维生素类药物。

（4）增加钙质的摄入　哺乳期的母亲一定要保证饮食中含有大量的营养成分，婴儿可以通过母乳摄取这些营养。母乳中含有大量的钙质，能使婴儿的骨骼迅速成长。如果母亲摄取的钙质太少，母乳中的钙就得从母体的骨骼中获得。婴儿从母亲的乳汁中摄取了多少钙，母亲就应该从牛奶中摄取多少，而且还要多摄取一点，以满足自身的需要。钙能促进婴儿骨骼和牙齿的形成，母乳喂养能够满足婴儿对钙质的需要，但母体内的钙质就容易流失，引起母体缺钙。所以建议哺乳期女性每天要比平常多摄取500mL左右的钙质（正常成人每天摄取量为600mL），可以每天喝两杯牛奶，还可吃一些绿叶蔬菜、酸奶酪、瘦肉、鱼虾等。

（5）增加铁、镁的摄入　缺铁容易引起贫血，而哺乳期女性在生产时已大量失血，现还

需保证母乳中铁的含量,所以更应补充铁质。豆类和干果类中的铁质很容易被人吸收,可适量多吃一些核桃、干杏仁、大豆、豆腐等;缺镁会引起女性精神不振、肌肉无力等,还可引起婴儿发生惊厥。所以哺乳期女性宜适量多吃一些含镁的食物,如小米、燕麦、大麦、小麦和豆类等。

(6)增加必需脂肪酸的摄入 哺乳期是婴儿脑部发育的关键期,必需脂肪酸能促进婴儿的脑部发育。植物油和鱼类中都含有大量的脂肪酸,海鱼脂肪富含二十二碳六烯酸(DHA)。此外,大豆、核桃等食物中的必需脂肪酸含量也很高。所以乳母在日常饮食中应多吃一些核桃、大豆、鱼类等食物。

(7)增加水分的摄入 因为喂哺母乳会使母体每天流失约1000mL的水分,水分不足会使母乳的量减少。每天宜饮用6~8杯水(每杯约240mL),以满足母乳供应及自身的需求。

五、哺乳期女性建议每日供给食物

① 400~500g谷类,可相对多选用面食,因为面食有催乳的作用。

② 50~100g豆类及豆制品,主要为大豆类。

③ 100~200g肉、禽、鱼等动物性食品,1~2个鸡蛋。

④ 300~500mL鲜奶,也可以一定量的酸奶代替。

⑤ 400~500g蔬菜及200~350g水果。

⑥ 20g植物油及调味品。

哺乳期女性每日供给食物举例见表2-8。

表2-8 哺乳期女性每日供给食物举例

餐次	食物名称	食物配料及用量
早餐	牛奶	牛奶300mL
	馒头	面粉100g
	鸡蛋	鸡蛋50g
早点	西瓜	西瓜150g
午餐	米饭	大米150g
	清蒸鲈鱼	鲈鱼100g
	爆炒三丝	洋葱50g、酱干50g、瘦肉丝20g
	油淋空心菜	空心菜100g
	清炒平菇	平菇100g
午点	红豆汤	红豆20g、白糖10g
晚餐	米饭	大米150g
	虾仁炒青豆	虾仁20g、青豆30g
	红烧茄子	茄子50g
	宫保鸡丁	鸡肉50g、花生20g、莴苣50g
	凉拌黄瓜	黄瓜100g
	酒糟汤圆	酒糟50g、糯米50g
晚点	苹果	苹果200g
	牛奶	牛奶200mL

第八节 老年人营养

人类的生命过程,40岁以前是发育、成熟时期,身体和精力都日渐旺盛;40~50岁身体的形象与功能逐渐老化；60岁以后衰老现象更为明显，身体各器官的功能以及精神状态都急剧改变。

根据WHO对年龄的划分，＜44岁为青年，44～59岁为中年，60～74岁为年轻老人，＞75岁为老人，＞90岁为长寿老人。我国习惯认为60岁以上为老年人。世界普遍认为60岁以上人口占10％或65岁以上占7％为老年型社会。按2002年的统计，中国60岁以上的老龄人已占总人口的10％以上，中国已进入老龄社会。

人们很关注加强老年保健、延缓衰老进程和防治各种老年常见病，老年营养是其中至关重要的一部分，合理的营养有助于延缓衰老，而营养不良或营养过剩、紊乱则有可能加快衰老的速度。

一、老年人的生理特点

① 细胞数量下降，主要表现为肌肉组织的重量减少，出现肌肉萎缩。脂肪组织相对增加。

② 身体水分减少，细胞内液减少，影响体温调节，降低老年人对环境温度改变的适应能力。

③ 骨组织矿物质和骨基质均减少，骨密度降低，骨强度下降。据报道，30～35岁骨密度到达峰值，随后逐渐下降，70岁时可减低20％～30％。妇女在绝经期后，因为雌激素分泌不足，骨质很快减低，10年内骨密度可减少10％～15％，易出现骨质疏松症，可能导致骨折。

④ 基础代谢降低，基础代谢比中年人降低15％～20％，60岁时比青少年减低20％，70岁时减少30％。

⑤ 合成代谢降低，分解代谢增高，合成与分解代谢失去平衡。

⑥ 牙齿脱落而影响食物的咀嚼和消化。消化液、消化酶及胃酸分泌减少，胃肠扩张和蠕动能力减弱，易发生便秘。感觉功能减退，对味、嗅、视等感觉都减退，食欲减退。

⑦ 心率减慢，心脏搏出量减少，血管逐渐硬化，血管壁的弹性减低，造成外周阻力增大，血压升高，高血压病患病率随年龄增加而升高。

⑧ 脑、肾和肝脏功能及代谢能力均随年龄增加而有不同程度的降低。

⑨ 葡萄糖耐量随着年龄的增高而下降。胰岛素分泌能力减弱，组织对胰岛素的反应能力降低。

二、老年人的营养需要

1. 能量

老年人基础代谢降低，体力活动减少，能量摄入量也相应减少。50岁以后比青年人减少10％，60岁以后减少20％，70岁以后减少30％，每日热量摄入1600～2000kcal即可满足机体需要。平时有体力劳动的或参加体育活动的应该适当增加。

2. 蛋白质

老年人的分解代谢大于合成代谢，蛋白质的合成能力差，对蛋白质消化、吸收能力减弱，蛋白质的实质摄入量是不足的。老年人的蛋白质应该是质优量足，其每日摄入量以1.0～1.2g/kg并占总热量的12％～14％为宜。老年人的肝肾功能降低，过多的蛋白质可能增加肝、肾的负担，故不必要摄入过多蛋白质。应该选择生物利用率高的优质蛋白质，每日需要蛋、奶、鱼、肉等动物性食物。鱼类是老年人动物性蛋白质的最好来源之一，氨基酸模式较好，生物学价值高，营养全面。大豆及其制品也是老年人最佳的选择之一，大豆类及其制品品种很多，可选择性很大，也比较容易消化。

老年人能量与蛋白质推荐摄入量见表2-9。

表2-9　老年人能量与蛋白质推荐摄入量

年龄	能量/(MJ/d)		蛋白质/(g/d)	
	男	女	男	女
60岁~				
轻体力活动	7.95(1900①)	7.53(1800)	75	65
中等体力活动	9.20(2200)	8.37(2000)	83	75
70岁~				
轻体力活动	7.95(1900)	7.11(1700)	75	65
中等体力活动	8.79(2100)	7.95(1900)	79	75
80岁~	7.75(1900)	7.11(1700)	75	65

① 括号中能量的单位是 kcal/d，余同。

3. 脂类

脂肪在全日总能量中的百分比宜为20%~30%，即脂肪供能约450kcal。我国人民习惯使用植物油作为烹调油，必需脂肪酸可以从中达到要求。饱和脂肪酸不宜多于总能量的10%。动物的瘦肉中也含有脂肪，老年人要控制食用畜肉。植物油中含有多不饱和脂肪酸。鱼类，尤以海洋鱼类含有多种脂类，适合老年人的脂肪需要，同时也可以提供优良的蛋白质。

老年人每日食物中的胆固醇含量不宜多于300mg。要控制含胆固醇多的食物摄入，如动物内脏、动物脂肪、鱼卵、奶油等。

4. 碳水化合物

老年人摄入的碳水化合物应占膳食总能量的50%~60%。建议以淀粉类为主食，多选择粗杂粮，不宜使用蔗糖等简单的碳水化合物。果糖易被吸收利用，但是果糖转变为脂肪的能力小于葡萄糖，故老年人宜多吃水果、蜂蜜等含果糖较多的食品。应该多吃蔬菜、水果，增加膳食纤维的摄入，有利于增强肠蠕动，防止便秘。

5. 矿物质

(1) 钙　老年人对钙的吸收利用率一般在20%左右，钙摄入不足使老年人出现钙的负平衡，以致骨质疏松症，尤其是女性老人。钙的推荐摄入量为800~1000mg/d，钙的补充不宜过多，每日摄入钙的总量不应超过2g。应以食物钙为主，牛奶及奶制品是最好钙的来源，其次为大豆及豆制品、海带、虾皮等。草酸影响钙的吸收，含草酸较高的食物不宜多食用。

(2) 铁　老年人对铁的吸收利用能力下降，造血功能减退，血红蛋白含量减少，易出现缺铁性贫血。铁的推荐摄入量为12mg/d。血红素铁吸收率在20%左右，大大高于植物中铁的吸收率，应选择血红素铁含量高的食物（如动物肝脏等），同时还应多食用富含维生素C的蔬菜、水果，以利于铁的吸收。

6. 维生素

(1) 维生素A　维生素A的推荐摄入量为800μgRE/d。胡萝卜素是我国居民膳食维生素A的主要来源。应注意多食用红色、黄色、绿色的蔬菜和水果。

（2）维生素 D　老年人户外活动减少，由皮肤形成的维生素 D 量降低，而且肝、肾转化为活性 1,25-(OH)$_2$ 维生素 D 的能力下降，易出现维生素 D 缺乏而影响钙、磷吸收及骨骼矿化，出现骨质疏松症。老年人维生素 D 的推荐摄入量为 10μg/d。

（3）维生素 E　每日膳食维生素 E 的推荐摄入量为 30mg/d，但是不应超过 300mg/d。每摄入 1g 多饱和脂肪酸应摄入 0.6mg 的维生素 E。

（4）维生素 B$_1$　老年人对维生素 B$_1$ 利用率降低，因此摄入量应达到 1.3mg/d。富含维生素 B$_1$ 的食物有肉类、豆类及各种粗粮。

（5）维生素 B$_2$　维生素 B$_2$ 的推荐摄入量与维生素 B$_1$ 相同，为 1.3mg/d。

（6）维生素 C　维生素 C 可促进胶原蛋白的合成，保持毛细血管的弹性，减少脆性，防止老年血管硬化，并可降低胆固醇、增强免疫力、抗氧化，因此老年人应摄入充足维生素 C，其推荐摄入量为 130mg/d。

三、老年人的膳食

（1）饮食多样化　食物要粗细搭配，摄入一定量的粗粮、杂粮，比精粮含有更多的维生素、矿物质和膳食纤维。吃多种多样的食物才能利用食物营养素互补的作用达到全面营养的目的。

（2）老年人胃肠功能减退，应该选择易消化的食物，以利于吸收利用　不要因为牙齿不好而减少或拒绝蔬菜和水果，可以把蔬菜切细、煮软，水果切细，使之容易咀嚼和消化。膳食纤维能增加肠蠕动，起到预防老年性便秘的作用。膳食纤维还能改善肠道菌群，使食物容易被消化吸收。

（3）积极参加适度体力活动，保持能量平衡　老年人基础代谢下降，容易发生超重或肥胖。肥胖将会增加非传染性慢性病的可能，老年人要积极参加适宜的体力活动或运动，可以改善其各种生理功能。

（4）每天饮用牛奶或食用奶制品　牛奶及其制品是钙的最好食物来源，摄入充足的奶类有利于预防骨质疏松症和骨折。虽然豆浆在植物中含钙量较多，但远不及牛奶，因此不能以豆浆代替牛奶。

（5）吃大豆或其制品　大豆不但蛋白质丰富，对老年妇女尤其重要的是其丰富的生物活性物质大豆异黄酮和大豆皂苷，可抑制体内脂质过氧化，减少骨丢失，增加冠状动脉和脑血流量，预防和治疗心脑血管疾病和骨质疏松症。

（6）适量食用动物性食品　禽肉和鱼类脂肪含量较低，较易消化，适于老年人食用。

（7）饮食清淡、少盐　选择用油少的烹调方式如蒸、煮、炖，避免摄入过多的脂肪导致肥胖。少用各种含钠高的酱料，避免过多的钠摄入引起高血压。

第九节　运动员营养

运动员需要有健壮的体魄、敏捷的反应和良好的体能，需要艰苦的训练，也需要合理的膳食，并且营养合理的膳食是基础。合理的膳食营养还有助于消除疲劳，恢复体力，更好地投入训练和比赛。

一、运动员的生理特点

运动员训练和比赛时，机体处于高度应激状态。大脑紧张、兴奋；肌肉强烈收缩；呼吸加深加快，大量摄取氧气，同时呼出二氧化碳；心脏活动加快加强，输送更多的血液，运载更多的氧和营养素；能量代谢明显增加，随着运动量的增加，体内储存的碳水化合物、脂肪、蛋白质依次消耗，此外，各种营养素都大量消耗。有些长时间的运动项目（马拉松）时间长达 2h 以上，营养素消耗更多。大运动量的训练、激烈的比赛，无氧代谢增加，乳酸堆积；大量的脂肪代谢，酮体蓄积，体液酸性增加；各种营养素消耗是疲劳的重要原因之一。不同的运动项目对身体有不同的要求，对营养素消耗不同，因此营养供给也不同，应该分别满足机体的需要。

二、运动员的营养需要

1. 能量

运动员的能量需要量主要取决于运动强度、运动频率和运动持续时间，当然还取决于运动员的个体情况（身高、体重、年龄）和环境状况。长跑、竞走等项目单位时间内的运动强度不大，但是动作频率高，持续时间长，总能量消耗很大；举重、投掷等项目，单位时间内的爆发力大，运动强度在短时间内骤然增加，该时间能量消耗极大，但是持续时间短，总能量消耗不是很大，体力相对容易恢复。多数运动项目的能量消耗甚至超过重体力劳动甚至极重体力劳动。

2. 蛋白质

蛋白质不是能量供给的来源，在大运动量训练和比赛时机体的能量代谢增加，使体内蛋白质分解代谢增加，甚至出现负氮平衡。运动员长时间的系统训练，增加了肌纤维的数量，增加了运动的协调，增强了运动能力。提高运动成绩需要增加能量代谢，有更多的氧运输到机体的各个部位、器官，需要有更多的红细胞运输氧，需要更多的血红蛋白携带氧，而血红蛋白的主要成分是珠蛋白，是蛋白质。因此运动员的蛋白质摄入必须是足量的，应该补充足量的优质蛋白。蛋白质的代谢产物是氨、尿素，过量的蛋白质摄入会增加肝、肾的代谢负担。运动员的蛋白质参考摄入量是 $1.5\sim2.0g/kg$。

3. 脂肪

脂肪含有的能量大，是能量的理想储存方式。轻中度运动时，脂肪提供 50% 的能量，持久运动时，脂肪提供 80% 的能量需要。但是脂肪消化、吸收差，耗氧量大，代谢产物为酸性，不利于体力的恢复。运动训练可以增强人体氧化利用脂肪酸和氧化酮体的能力，可以节约糖原消耗，提高耐久力。因此膳食中脂肪供能的比例以占总能量的 25%～30% 为宜。

4. 碳水化合物

碳水化合物是能量的主要食物来源。碳水化合物的氧化代谢产物是二氧化碳和水，氧化代谢彻底，代谢产物容易排泄。它可以在有氧、无氧情况下供能，满足不同运动项目的要求。碳水化合物在人体内主要以糖原形式储存，当运动项目需要立即提供能量时，能快速氧化提供能量。此外，碳水化合物还有抗生酮作用，能提高脂肪酸代谢的能力。运动员每天碳水化合物供能占总能量比例在 55%～60%，大运动量训练和比赛前应该按每天 9～10g/kg 提供碳水化合物，以保证足够的糖原储备。补充碳水化合物以淀粉类食物为主。

5. 水、矿物质和维生素

比赛或大运动量训练时大量出汗是常见的事，汗液的主要成分是水，还有矿物质、维生素（主要是水溶性维生素），失水、矿物质和维生素都可以影响运动成绩，甚至健康。因此，及时补充水、矿物质和维生素是十分重要的。

① 维生素 B_1、维生素 B_2 等可直接参与能量代谢，影响能量的三羧酸循环，而它们是水溶性维生素，容易缺乏，也应注意随时补充。

② 强健的骨骼是强壮身体的基础，钙、磷和维生素 D 直接影响个体成长，需要时应及时摄入。

③ 铁、维生素 C、维生素 B_{12}、叶酸缺乏会影响血红蛋白的生成，容易出现贫血，直接影响运动成绩。运动员的铁供给量为 $20\sim25mg/d$。

④ 锌与肌肉收缩耐力和力量有关，运动员大运动量训练时血清锌水平显著降低。

⑤ 铜与能量代谢有密切关系，是合成血红蛋白、肌红蛋白、细胞色素等的重要成分。大运动量训练时会引起铜的负平衡，应该注意避免。

⑥ 铬是葡萄糖耐量因子的组成成分，耐力运动可增加铬从尿中排出。

⑦ 钾、钠、镁、钙等元素对于维持细胞内外容积、渗透压和神经肌肉的兴奋性都起着重要的作用，对血液的酸碱平衡更起着举足轻重的作用。而长时间、大运动量的运动可以使它们大量丢失，应该及时补充。

三、不同运动项目的营养需要

1. 运动量大的项目

举重、投掷、摔跤等项目需要爆发力，运动时能量消耗大，蛋白质也参与能量代谢，在训练时需要增加肌肉纤维。食物中蛋白质的量应该达到 $2g/kg$ 以上，优质蛋白质应该占总蛋白质供给量的 50％以上。为增进蛋白质的利用，减少蛋白质作为能量消耗，保证摄入足够量的碳水化合物、各种矿物质、维生素。

2. 灵敏性高、技巧性强的项目

射击、乒乓球、体操等项目要求灵敏性和技巧。能量消耗虽不是很大，膳食中也应该有充分的蛋白质、维生素和矿物质。对视力有要求的运动项目（射击、乒乓球、击剑等），应该供给足够量的维生素 A 或胡萝卜素。

3. 长时间的耐力性项目

马拉松、长跑、竞走等耐力运动项目的能量消耗大，长时间的有氧运动对体内的产能营养素消耗很大。膳食中都应该及时补充，在饮食中应该含有丰富的优质蛋白质、各种维生素和矿物质。脂肪产生的能量多，食物的体积小，能减轻胃肠道的负担，摄入量可以占总能量的 32％～35％。

4. 综合性项目

球类运动项目对运动员身体的要求全面，能量消耗大，持续时间长，各种营养素都需要全面补充。

四、运动员的膳食营养

1. 平衡膳食

运动员在平时训练和比赛时需要各种营养素，而不是某一种或几种营养素，因此必须平

衡膳食，合理搭配，食物多样化，保证向机体提供全面、足量的营养素，全面满足运动员的身体需要，充分发挥机体的潜力，取得更好的运动成绩。平时膳食中应该包括粮谷类主食、乳类及乳制品、豆类及豆制品、动物性食物（畜类、禽类、鱼类、蛋类等）、新鲜蔬菜、水果、菌类、坚果类、油脂等，以便向机体提供全面的营养素。

(1) 蛋白质　占总能量的12%～15%，力量型运动项目可以增加到15%～16%。

(2) 脂肪　一般运动员膳食的脂肪量占总能量的30%，游泳和冰上项目可增加到35%，耐力运动项目（登山、马拉松）以20%～25%为宜。

2. 高碳水化合物膳食

碳水化合物是人体的重要能量来源，其代谢供能快，代谢完全，且代谢产物容易排泄。糖原是人体内碳水化合物的储存方式，能够很快代谢供能，体内糖原储存不足时人体会感到疲劳。因此要保证足量的碳水化合物摄入，增加体内糖原的储备。一般运动员膳食的碳水化合物量占总能量的55%～65%，耐力项目可以增加到60%～70%。运动前后应该以补充复合型碳水化合物为主，增加体内糖原的储备；运动中可选用含葡萄糖、果糖、低聚糖的复合糖饮料，及时补充能量。

3. 高能量密度、高营养素密度膳食

运动员需要的能量较大，为了避免食物的体积过大而影响运动，应该选择高能量密度、高营养素密度膳食。一日食物总量一般在2500g以内。

4. 科学烹调，保持食物的色、香、味、形

科学烹调可以减少加工时营养素的损失，使食物更容易消化吸收。注意保持主副食的色、香、味、形，使其能促进食欲。增加食物的多样性也能刺激运动员的食欲。

5. 膳食的次数

运动员的膳食中碳水化合物的比例较高，但碳水化合物在胃中的消化较快，为了避免过度饱餐和饥饿感，应该采用少食多餐的进餐制度，如三餐两点或三餐三点。高强度训练或比赛前的一餐至少提前2h，运动后至少0.5h后进餐。

第十节　特殊环境与特种作业人群营养与膳食

一、高温环境人群的营养与膳食

高温环境通常指32℃以上的工作环境或35℃以上的生活环境。高温环境时体温和环境温度之间温差缩小，高温下的机体不可能像常温下通过简单的体表辐射来散发代谢所产生的热，而必须通过生理上的适应性改变来维持体温的相对恒定，这种适应性改变导致机体对营养的特殊需求。

1. 高温环境下的生理特点与营养需要

高温环境下出汗的多少因气温及劳动强度不同而异。一般人的出汗量为1.5L/h，最高可达4.2L/h。如不及时补充水和氯化钠，将引起严重的水盐丢失。当丢失量超过体重的50%时则可引起血液浓缩，出现体温升高、出汗减少、口干、头晕、心悸等中暑症状。在丢失的无机盐中，钾的丢失仅次于钠，有人估计每日从汗液丢失的钾可达100mmol以上。高温环境下大量出汗也引起水溶性维生素的大量丢失。水的补充以补偿出汗丢失的水量来保持体内水的平衡为原则。高温作业者凭口渴感饮水是主要的依据，再参照其劳动强度及具体生活环境建议的补水量范围，如中等劳动强度、中等气象条件时日补水量需 3～5L，强劳动及气温或辐射热特别高时，日补水量需 5L 以上。补水方法以少量多次为宜。无机盐的补充以食盐为主，日出汗小于 3L 者，日补盐量需 15g 左右，日出汗超过 5L 者，日补盐量需 20～25g。水溶性维生素 C 的供给量为每日 150～200mg，维生素 B_1 的供给量为 2.5～3mg/d，维生素 B_2 的日供给量为 2.5～3.5mg。

2. 高温环境下人群的膳食建议

① 合理搭配，精心烹制谷类、豆类及动物性食物，如鱼、禽、蛋、肉等，以补充优质蛋白质及 B 族维生素。

② 补充含矿物质（尤其是钾盐）和维生素丰富的蔬菜、水果和豆类，其中水果的有机酸可刺激食欲并有利于食物在胃内消化。

③ 以汤作为补充水及矿物质的重要措施，对大量出汗人群，宜在两餐之间补充一定量的含盐饮料。

二、低温环境人群的营养与膳食

低温环境多指环境温度在 10℃ 以下的环境，常见于寒带及海拔较高地区的冬季及冷库作业等。

1. 低温环境下的生理特点与营养需要

低温环境下生活或作业的人群，其能量需要增加包括如下因素：寒冷刺激使甲状腺素分泌增加，机体散热增加，以维持体温的恒定，这需消耗更多的能量，故寒冷常使基础代谢率增高 10%～15%；低温下机体肌肉不自主寒战以产生热量，这也使能量需要增加；笨重的防寒服亦增加身体的负担，使活动耗能更多，也是能量消耗增加的原因。因此，在低温环境下人群能量供给较常温下应增加 10%～15%。低温环境下机体营养素代谢发生明显改变，以碳水化合物供能为主逐步转变为以脂肪和蛋白质供能为主。低温环境下机体脂肪利用增加，较高脂肪供给可增加人体对低温的耐受，脂肪供能比应提高 35%～40%。碳水化合物也能增强机体短期内对寒冷的耐受能力，作为能量的主要来源，供能百分比不低于 50%。蛋白质供能为 13%～15%，其中含蛋氨酸较多的动物蛋白质应占总蛋白质的 45%，因为蛋氨酸是甲基的供体，甲基对提高耐寒能力极为重要。随低温下能量消耗的增加，与能量代谢有关的维生素 B_1、维生素 B_2 及烟酸的需求增加，烟酸、维生素 B_6 及泛酸对机体暴寒也有一定的保护作用。专家建议，维生素 B_1 供给量 2～3mg/d，维生素 B_2 2.5～3.5mg/d，烟酸 15～25mg/d。给低温生活人群补充维生素 C，可提高机体对低温的耐受。此外，寒冷地区因条件的限制，蔬菜及水果供给通常不足，维生素 C 应额外补充，日补充量为 70～120mg。维生素 A 也有利于增强机体对寒冷的耐受，日供给量应为 1500μg。寒冷地区户外活动减少，日照短而使体内维生素 D 合成不足，每日应补充 10μg 维生素 D。寒带地区居民钙缺乏的主要原因是由于膳食钙供给不足，故应尽可能增加寒冷地区居民富钙食物如奶或奶制品的供给。

2. 低温环境人员的膳食建议

（1）供给充足的能量 同一人群在低温环境下对能量的需求比常温下增加 10%～15%。蛋白质、脂肪、碳水化合物的供给比分别为总能量的 13%～15%、35%～40%、45%～50%。其中脂肪供能比显著高于其他地区。

（2）保证蛋白质的供给 在膳食安排时，应特别注意鱼类、禽类、肉类、豆类及其制品的供应。同时还可适当选择含高蛋白、高脂肪的坚果类（如核桃仁、花生仁等）食品。

（3）提供富含维生素 C、胡萝卜素和矿物质如钙、钾等的新鲜蔬菜和水果，适当补充维生素 C、维生素 B_1、维生素 B_2、维生素 A 和烟酸等。对低温环境工作人群，推荐摄入量比常温环境同工种增加 30％～50％。

（4）食盐的推荐摄入量每人 15～20g/d，高于非低温地区。

三、高原环境人员的营养与膳食

一般将海拔 3000m 以上地区称为高原。在这一高度，由于大气氧分压降低，人体血氧饱和度急剧下降，常出现低氧症状。

1. 高原环境下的生理特点与营养需要

人体对高原地区的反应，首先是为了从低氧空气中争取到更多的氧而提高机体的呼吸量，因此必然呼出过量的 CO_2，影响机体正常的酸碱平衡。严重低氧情况下食欲减退，能量供给不足，线粒体功能受到影响，因而代谢率降低。但在同等劳动强度条件下，在高原的能量需要高于在海平面者。一般情况下，从事同等强度的劳动，在高原适应 5 天后，比在海平面上的能量需要量高 3％～5％；9 天后，将增加到 17％～35％；重体力劳动时，增加更多。在三种产能营养素中，碳水化合物代谢能最灵敏地适应高原代谢变化。碳水化合物提高低氧耐力的原因包括：①其分子结构中含氧原子多于脂肪和蛋白质；②消耗等量氧时，产能高于脂肪、蛋白质；③碳水化合物代谢能产生更多 CO_2，有利于纠正低氧过度通气所致的碱中毒。初登高原者，体内水分排出较多，则应增加体液，以促进食欲，增加进食，保证营养，防止代谢紊乱。在低氧情况下，尚未适应的人应避免饮水过多，防止肺水肿。未能适应高原环境的人，还要适当减少食盐的摄入量，可有助于预防急性高山反应。

2. 高原作业人员的膳食建议

① 高原作业人员能量供给比在非高原作业基础上增加 10％。

② 高原作业膳食中蛋白质、脂肪、碳水化合物构成适宜比例为 1∶1.1∶5，占总能量比分别为 12％～13％、25％～30％和 55％～65％。

③ 每日微量元素的建议摄入量：维生素 A 1000μgRE，维生素 B_1 2.0～2.6mg，维生素 B_2 1.8～2.4mg，烟酸 20～25mg，维生素 C 80～150mg，钙 800mg，铁 25mg，锌 20mg。

四、接触电离辐射人员的营养与膳食

1. 接触电离辐射人员的生理特点与营养需要

长期受到小剂量照射的放射性工作人员应摄取适宜的能量，以防能量不足造成辐射敏感性增加。高蛋白膳食可以减轻机体的辐射损伤，特别是补充利用率高的优质蛋白，可以减轻放射损伤，促进恢复；补充胱氨酸、蛋氨酸可减少电离辐射对机体的损伤。放射性工作人员应增加必需脂肪酸和油酸的摄入，以降低辐射损伤的敏感性。果糖防治辐射损伤效果也较好。电离辐射的全身效应可以影响矿物质代谢，需要补充适量的矿物质。电离损伤主要是自由基引起的损伤，因此在接受照射之前和受到照射之后，应该补充大量的维生素 C、维生素 E 和 β-胡萝卜素，以及维生素 K、维生素 B_1、维生素 B_2、维生素 B_6 或泛酸，以减轻自由基带来的损伤。

2. 接触电离辐射人员的膳食建议

应该供给充足的能量，蛋白质可占总能量的 12％～18％，以摄入优质蛋白质为主，以肉、蛋、牛奶、酸牛奶为佳。碳水化合物的供给应占能量的 60％～65％，应选用富含维生素、矿物质和抗氧化剂的蔬菜。有专家建议，从事放射作业的人员其营养素日供给量应为：能量 10.5MJ（约 2500kcal）；蛋白质 80～100g（其中动物性蛋白质占 30%）；脂肪 50g；钙 1g；铁 15mg；碘 150～200μg；维生素 A 600μgRE；维生素 B_1 2mg；维生素 B_2 2mg；维生素 B_6 2.5mg；烟酸 20mg；叶酸 0.5mg；维生素 B_{12} 3μg；维生素 C 100mg。

五、接触化学毒物人员的营养与膳食

1. 接触化学毒物人员的生理特点与营养需要

良好的蛋白质营养状况，既可提高机体对毒物的耐受能力，也可调节肝微粒体酶活性至最佳状态，增强机体解毒能力。尤其是含硫氨基酸充足的优质蛋白质，可提高谷胱甘肽还原酶的活性，增加机体对铅及其他重金属、卤化物、芳香类毒物的解毒作用。谷胱甘肽（GSH）是由谷氨酸、半胱氨酸和甘氨酸组成的三肽。蛋白质影响毒物的主要机制是：膳食蛋白质缺乏时可影响毒物在体内代谢转化所需的各种酶的合成或活性。此外，蛋白质中的含硫氨基酸如甲硫氨酸、肽氨酸和半肽氨酸等，能给机体提供—SH。—SH 能结合某些金属毒物，可影响其吸收和排出，或拮抗其对含—SH 酶的毒性作用，并为体内合成重要解毒剂如谷胱甘肽、金属硫蛋白等提供原料，这些均有利于机体的解毒和防癌作用。

膳食中的脂肪能增加脂溶性毒物在肠道吸收和体内蓄积。磷脂作为肝内质网生物膜的重要成分，适量的补充又有助于提高混合功能氧化酶（MFO）的活性，加速生物转化及毒物排出。食物中缺少亚油酸等必需脂肪或胆碱都可能影响微粒体中磷脂的产生，这不仅影响 MFO 功能，也影响诱导作用，从而影响毒物的代谢。

维生素 C 具有良好的还原作用，能够清除毒物代谢所产生的自由基，保护机体免受大多数毒物造成的氧化损伤。维生素 C 还可以使氧化型谷胱甘肽再生成还原型谷胱甘肽，继续发挥对毒物的解毒作用。维生素 C 可提供活泼的羟基，有利于毒物解毒过程的化学反应，也被认为对大多数毒物有解毒作用。维生素 C 还可以提高肝微粒体 MFO 的活性，促进氧化或还原反应，这是许多有机毒物解毒的重要途径。

硒以硒胱氨酸的形式存在于谷胱甘肽过氧化物酶（GSH-Px）分子中，硒的主要生理功能是以 GSH-Px 的形式发挥抗氧化作用，保护细胞生物膜的结构。硒亦参加与抗氧化剂辅酶 Q 的组成，缺硒可使肝微粒体酶活性下降，影响毒物的转化。

2. 接触化学毒物人员的膳食建议

① 补充富含含硫氨基酸的优质蛋白质，专家建议职业接触铅的人群其蛋白质摄入量应占总能量的 14%～15%，其中动物蛋白质宜占总蛋白质的 50%。

② 补充 B 族维生素等对中毒靶组织和靶器官有保护作用的营养素。

③ 供给充足的维生素 C，多数专家建议，职业接触毒物的人群应供给维生素 C 150～200mg/d。

④ 镉作业人员补充足够的钙和维生素 D，维生素 D 对镉毒有一定的防治作用。

⑤ 对于铅和苯中毒人员，在补充促进造血的营养平衡膳食的基础上适当补充铁、维生素 B_{12} 及叶酸，可以促进血红蛋白的合成和红细胞的生成。

⑥ 保证硒、铁、钙等矿物元素的膳食供应，以抵抗有毒金属的吸收并促进其排出。

⑦ 保证蔬菜和水果的摄入量，蔬菜水果中丰富的维生素和矿物元素不仅有利于机体解毒功能，而且其中丰富的植物纤维、果胶、植酸等成分对于促进毒物排出具有重要作用。

⑧ 适当限制膳食脂肪的摄入，为避免高脂肪膳食所导致的毒物在小肠吸收的增加，建议的脂肪供能比不宜超过 25%。

第三章　公共营养

第一节　概　述

公共营养是以人群营养状况为基础，有针对性地提出解决营养问题的措施，它阐述了人群或社区的营养问题，以及造成和决定这些营养问题的条件。公共营养具有实践性、宏观性、社会性以及多学科性的特点。

公共营养旨在阐述人群基础上的膳食及营养问题，并解释这些问题的程度、影响因素、结果以及如何制定政策、采取措施予以解决。社区营养是研究如何适应社会生活来解决人类营养问题的理论、实践和方法。它是密切结合实际生活，以人类社会中某一限定区域内各种人群为总体，从宏观上研究解决其合理营养与膳食的有关理论、实践和方法学的边缘学科。公共营养的工作内容包括膳食营养素参考摄入量和居民膳食指南的制订；营养配餐与食谱编制；营养调查与评价；营养教育；食物与营养的政策和法规。公共营养是事关国家发展的战略性问题；保护社会生产力，提高人口素质；为社会和经济发展提供决策依据。目前，公共营养的发展趋势主要有学科理论的研究；发展必要的社会性措施；发展各项必需的基础性工作；营养知识宣传教育。

第二节　膳食营养素参考摄入量

营养素参考摄入量（DRI）是在每日膳食营养摄入量（RDA）基础上发展起来的一组每日平均膳食营养素摄入量的参考值，它包括四项内容：估计平均需求量（EAR）、推荐摄入量（RNI）、适宜摄入量（AI）和可耐受最高摄入量（UL）。

估计平均需求量（EAR）是指可满足生命某一阶段和性别人群50％个体的营养需求量。摄入量达到平均摄入量水平时可以满足群体中半数个体的需要，而不能满足另外半数个体对该营养素的需要。

推荐摄入量（RNI）相当于传统使用的 RDA，是可以满足某一特定性别、年龄及生理状况群体中绝大多数（97％～98％）个体的需要。长期摄入 RNI 水平，可以维持组织中适当的营养素储备。

适宜摄入量（AI）是基于对健康人群进行观察或实验研究而得出的具有预防某种慢性病功能的摄入水平。

可耐受最高摄入量（UL）是指在生命某一阶段和性别人群，几乎对所有个体健康都无任何副作用和危险的每日最高营养素摄入量。

制定营养素参考摄入量的依据可能涉及动物实验研究资料、人体代谢研究资料、人群观测研究资料和随机临床研究资料等。不同来源的资料各有其优点，使用时要充分考虑其各自的特点。

1. 动物实验研究

用动物模型进行营养素需要量的研究有明显的优势，可以很好地控制营养素摄入水平、环境条件甚至遗传特性等因素，从而获得准确的数据。动物实验研究的缺点是动物和人体需要的相关性可能不清楚。

2. 人体代谢研究

在代谢实验室中进行人体研究可以得到很有价值的资料。预防营养缺乏病的人体需要量资料多数是通过这种研究获得的。代谢研究可以严格掌握受试者营养素的摄入量和排出量，并且可以通过重复采取血样等来测定营养素摄入量和有关生物标志物间的关系。

代谢实验资料在制定营养素参考摄入量（DRI）时特别受到重视。但是，这类实验的期限只能为数日至数周，所得结果是否能代表长时期的代谢状态难以确定；其次，受试对象的生活受到明显限制，所得结果不一定能代表完全自由生活的人群。

3. 人群观测研究

对特定的人群进行流行病学观测的结果能够比较直接地反映自由生活的人们的情况，可以比较有力地表明营养素摄入量与疾病风险的相关性。

在人群流行病学研究中，难以控制各种混杂因素，人们日常膳食的组成十分复杂，包含多种与观察的营养素密切相关的因素，分析或排除混杂因素的影响相当困难。

4. 随机性临床研究

随机性临床研究，即把受试对象随机分组，摄入不同水平的营养素，进行临床试验，可以限制在人群观测研究中遇到的混杂因素的影响。如果观测的例数足够，不仅可以控制已知混杂因素，还可以控制未知的可能有关因素。

此类研究也有它的缺陷，接受试验的对象可能是一个选择性的亚人群，实验结果不一定适用于一般人群。

总之，每一种研究资料都有其优势和缺陷。在探讨暴露因素与机体反应的因果关系中综合考虑各种证据，并对资料的质量及形成的基础即可信性进行适当评估。

第三节　居民营养状况调查与监测

为了掌握居民的营养状况，运用各种手段准确了解某一人群（一致个体）各种营养指标的水平，用来判定其当前营养状况，称为居民营养状况调查，简称营养调查。

一、营养调查概述

营养调查的目的是了解居民膳食摄取情况及其与营养供给量之间的对比情况；了解与营

养状况有密切关系的居民体质与健康状态，发现营养不平衡的人群，为进一步进行营养监测和研究营养政策提供基础情况；做某些综合性或专题性的科学研究，如某些地方病、营养相关疾病与营养的关系，研究某些生理常数、营养水平判定指标，复核营养推荐供给量等。

营养调查的工作内容包括：①膳食调查；②人体营养水平的生化检验；③营养不足或缺乏的临床检验；④人体测量资料分析。并在此基础上对被调查者个体进行营养状况的综合判定和对人群营养条件、问题、改进措施进行研究分析。营养调查既可用于人群社会实践，也可用于营养学的科学研究。

二、营养调查方法

（一）膳食调查

膳食调查的目的是了解在一定时间内调查对象通过膳食所摄取的热量和各种营养素的数量和质量，借此来评定正常营养需要能得到满足的程度。膳食调查是营养调查工作中的一个基本组成部分，它本身又是相对独立的内容。单独膳食调查结果就可以成为对所调查的单位或人群进行营养咨询、营养改善和膳食指导的主要工作依据。膳食调查常用的方法有称量法（或称重法）、记账法、膳食回顾法、化学分析法和食物频率法/食物频数法。

1. 称重法

称重法是运用日常的各种测量工具对食物量进行称重或测定体积，从而了解被调查对象食物消耗的情况，进而应用食物成分表计算出所含有的营养素。

在调查时需要对每餐的各种食物称重，详细记录食物的名称、净重、熟重，并对剩余未吃完的食物称重。从每餐所用各种食物的生重即烹调前每种食物原料可食部的重量，与烹调后熟食的重量即食物的熟重，得出各种食物的生熟比值。在此基础上计算出净食量、摄入生食物的量，进一步统计出各种食物实际消耗量（生重）。

$$生熟比值＝食物熟重/生物生重 \tag{3-1}$$

例1：5kg 大米（粳米）烧熟成为米饭后为 9kg。生熟比值为：9/5＝1.8。

$$净食量＝烹调后熟食物重量－食物剩余重量 \tag{3-2}$$

详细统计每餐的用餐人数。当用餐者的生理状况基本相同时，以用餐人数除以摄入生食物的量，得到人均摄入生食物的量。

$$标准人系数＝研究对象的每日能量 RNI/标准人的每日能量 RNI \tag{3-3}$$

以成年男性、轻体力劳动者为标准人。

例2：成年男性、轻体力劳动者的能量摄入量 RNI 为 2400kcal/d，成年女性、轻体力劳动者的能量摄入量 RNI 为 2100kcal/d，成年女性、轻体力劳动者的标准人系数为 2100/2400＝0.875，也就是说，成年女性、轻体力劳动者约相当于 0.88 个标准人。

标准人系数见表 3-1。

表 3-1　标准人系数

年龄/岁	男	女	年龄/岁	男	女
10～	0.88	0.83	中体力劳动	1.13	0.96
11～	1.00	0.92	重体力劳动	1.33	1.13
14～	1.21	1.00	60～		
18～			轻体力劳动	0.79	0.75
轻体力劳动	1.00	0.88	中体力劳动	0.92	0.83

以每餐用餐的标准人数，计算每餐每标准人人均摄入生食物的量。

标准人人均摄入生食物的量＝各种食物实际消耗量（生重）/用餐的标准人数　　（3-4）

调查时还要注意三餐之外所摄入的水果、糖果和点心、花生、瓜子等零食的称重记录。

调查个人食物消耗量时，食物摄入的多少可以用份额大小来描述，因此调查人员要熟悉家庭中常常使用的各种器皿，如碗、杯的容积或可以盛的食物重量；还要掌握食物名称。

称重法主要有以下优点：可以通过测定食物份额的大小或重量获得可靠的食物摄入量。常把称重结果作为标准，评价其他方法的准确性；摄入的食物可量化，能计算营养素摄入量，能准确地分析每人每天食物摄入变化状况，是个体膳食摄入调查的较理想方法；能准确反映被调查对象的食物摄取情况，掌握一日三餐食物分配情况，适用于团体、个人、家庭的膳食调查。

称重法也存在局限性，如对调查人员的要求高，需要被调查对象能很好地合作配合，花费人力、时间较多，不适合大规模的营养调查等。

2. 记账法

适合有详细账目的集体单位的膳食调查。通过查账或记录一段时间内的各种食物消耗总量和该时间段的用餐人日数，即可计算出人均每日消耗食物量。

（1）食物消耗量的记录　开始调查前称量家庭积存或集体食堂库存的所有食物，然后详细记录每日购入的各种食物。在调查周期结束后称量剩余的食物（包括库存、厨房及冰箱内食物）。把每种食物的最初积存或库存量，加上每月购入量，减去每种食物的废弃量和最后剩余量，即为调查阶段该种食物的摄入量。调查期间，不要疏忽各种小杂粮和零食的登记，如豆类、糖果等。

（2）进餐人数登记　集体食堂等单位，需要记录调查时期的进餐人数，注意早、中、晚餐的人数，计算总人日数。家庭调查要记录每日每餐进食人数，计算总人日数。为了对调查对象所摄入的食物及营养素进行评价，还要了解进餐人的性别、年龄、劳动强度及生理状态，如孕妇、乳母等，计算标准人日数。

记账法操作较简单，费用低，人力少，可适用于大样本；在记录精确和每餐用餐人数统计确实的情况下，能够得到较准确的结果；食物遗漏少；伙食单位的工作人员经过短期培训可以掌握这种方法。

记账法的缺点是难以分析个体膳食摄入状况，不够精确。

3. 膳食回顾法

膳食回顾法又称膳食询问法。通过问答方式，回顾性了解调查对象的膳食情况。成人对24h内的食物有很好的记忆，一般认为24h膳食回顾调查能够取得可靠资料。其特点是不够准确，常在无法用称重法、记账法时应用。

询问调查前一天的食物消耗情况，称为24h膳食回顾法。在实际工作中，常用3天连续调查方法（每天入户回顾24h进餐情况，连续进行3天）。通过调查员询问调查24h摄入食物的种类和数量来估算个体的一天食物摄入量。调查员提出一些启发性问题，帮助被调查者对食物的类型（如是否为脱脂奶）、烹调方法（油炸或清蒸）、食物数量（大碗或小碗）等进行全面回顾。

调查员一定要认真培训，通过正确引导性的提问获得真实、可靠的资料，避免一些食物的遗忘。此法对调查员的要求较高，需要掌握一定的调查技巧，要了解市场上主副食供应的品种、食物生熟比值和体积之间的关系，即按食物的体积能准确估计其生重值；耐心询问每人摄入的比例，在掌握每盘菜所用原料的基础上，能够算出每人的实际摄入量。

24h膳食回顾法不适用于年龄<7岁的儿童与年龄≥75岁的老人，可用于家庭中个体的食物消耗状况调查。

连续3个24h回顾所得结果与全家食物称重记录法相比较，差别不明显。

此法一般需要15~40min即可完成。可以面对面进行调查，应答率较高，并且对于所摄入的食物可进行量化估计，调查表见表3-2。

表3-2　24h食物消耗状况

类别	食品名称	摄入量/％	膳食宝塔建议
谷类			
合计			
禽兽肉			
合计			

除表3-2所列外，还应该有鱼类、薯类、豆类及其制品、奶类、蛋类、蔬菜、水果、纯热量食物（酒、油脂）等。

4.化学分析法

化学分析法主要的目的常常不仅是调查食物的消耗量，而且要在实验室中测定调查对象一日内所用全部食物的营养成分，准确地获得各种营养素的摄入量。样品的收集方法是制作两份完全相同的饭菜，一份供食用，另一份作为分析样品。样品在数量和质量上与实际食用的食物一致。

化学分析法的优点在于能够最准确地得出食物中各种营养素的实际摄入量。缺点是操作复杂，目前已很少单独使用。由于代价高，仅适于较小规模的调查。

5.食物频率法/食物频数法

食物频率法/食物频数法是估计被调查者在指定的一段时期内摄入某些食物的频率的一种方法。

这种方法以问卷形式进行膳食调查，以调查个体经常性的食物摄入种类，根据每日、每周、每月甚至每年进食各种食物的次数或食物的种类来评价膳食营养状况。

食物频率法的问卷包括两方面：①食物名单；②食物的频率，即在一定时期内进食某种食物的次数。食物名单的确定要根据调查的目的选择被调查者经常食用的食物、含有所要研究营养成分的食物或被调查者之间摄入状况差异较大的食物。如对高脂血症、高胆固醇血症者进行调查，要拟定升高血脂、升高胆固醇食物的名单和蔬菜、水果（具有降低血脂、降低胆固醇功效的食物）的名单；还有这些食物食用频率的分类（每月、每周食用的次数）。要进行综合性膳食摄入状况评价时则采用被调查对象常用食物。

定性的食物频率法调查，通常是指得到每种食物特定时期内（例如过去1个月）所吃的次数，而不收集食物量、份额大小的资料。调查期的长短可从1周、1个月或3个月到1年以上。被调查者可回答从1周到1年内的各种食物摄入次数，从每月吃1次到每天1次、每周6次或更多。

食物频率法的主要优点是能够迅速得到日常食物摄入种类和摄入量，反映长期营养素摄取模式，可以作为研究慢性病与膳食模式关系的依据，其结果也可作为在群众中进行膳食指导宣传教育的参考，在流行病学研究中可以用来研究膳食与疾病之间的关系。

食物频率法的缺点是需要对过去的食物进行回忆，应答者的负担取决于所列食物的数量、复杂性以及量化过程等；与其他方法相比，对食物份额大小的量化不准确。

6. 计算营养素

除化学分析法以外，膳食调查后得到的资料都是各种食物的每人每日消耗量，调查资料要与参考摄入量比较才能知道营养素是否符合各类人的需求，参考摄入量是以各种营养素制定的，因此需要计算出各种营养素的摄入量。

用称重法调查得到的数据是食物下锅前称得的重量，是全部可食的部分，是净重；记账法或膳食回顾法得到的数据是购进食物数量，是市售商品的数量，而蔬菜、水果、鱼等许多市售商品有部分是不能吃的，因此就有可食用部分，即"食部"问题；调查也可能得到熟的菜肴。计算营养素需要以"食物成分表"提供的数据为基础。如果调查的某种食物为市售商品的量（毛重），注意取该食物的可食部，要毛重乘以食部百分比，得到食物净重的数据，再乘以营养素含量/100g。熟重要根据生熟比计算生重（净重），再计算营养素含量/100g。

例 3：

500g 市售蚕豆×31%（食部）×0.01（其营养素以每 100g 可食部计）×8.8g（蛋白质）＝13.64g（蛋白质）

500g 净重蚕豆×0.01（其营养素以每 100g 可食部计）×8.8g（蛋白质）＝44.0g（蛋白质）

900g 大米饭/1.8（大米饭的生熟比值）×100%（食部）×0.01（其营养素以每 100g 可食部计）×7.7g（蛋白质）＝38.5g（蛋白质）

7. 膳食调查评价

（1）能量的食物来源　将食物分为谷类、豆类、薯类、动物性食物、纯热量食物和其他植物性食物六大类（表 3-3）。按照六类食物分别计算各类食物提供的能量摄入量及能量总和。计算各类食物提供能量占总能量的百分比。

（2）能量的营养素来源　根据蛋白质、脂肪、碳水化合物的能量系数，分别计算出蛋白质、脂肪、碳水化合物三种营养素的能量及占总能量的比例（表 3-3）。三大营养素占总能量的适宜比例是：蛋白质占 10%～15%，脂肪占 20%～30%，碳水化合物占 55%～60%。

（3）蛋白质的食物来源　将食物分为谷类、豆类、动物性食物和其他食物四大类。按照四类食物分别计算各类食物提供的蛋白质摄入量及蛋白质总和。各类食物提供蛋白质占总蛋白质的百分比，尤其是动物性蛋白质及豆类蛋白质占总蛋白质的比例。优质蛋白质包括动物性蛋白质和豆类蛋白质，优质蛋白质应占总蛋白质的 1/3 以上，儿童应占 1/2 以上。蛋白质的食物来源参见表 3-3。

表 3-3　能量、蛋白质和脂肪的食物来源

项目	食物种类	摄入量	占总摄入量/%
能量的食物来源	谷类 豆类 薯类 动物性食物 纯热量食物 其他植物性食物		
能量的营养素来源	蛋白质 脂肪 碳水化合物		

项目	食物种类	摄入量	占总摄入量/%
蛋白质的食物来源	谷类 豆类 动物性食物 其他食物		
脂肪的来源	动物性食物 植物性食物		

（4）脂肪的食物来源　将食物分为植物性食物和动物性食物，分别计算它们提供的脂肪摄入量和脂肪总量（表3-3）。计算各类食物提供的脂肪占总脂肪的百分比。脂肪提供的能量应占总能量的30％以内为宜。

（5）三餐提供能量的比例　分别计算早、中、晚餐各类食物的总能量和一天的总能量。计算早、中、晚餐供能量的百分比。参见表3-4。

表 3-4　三餐提供能量的比例

餐次	摄入量/kcal	占总能量的比例/%
早餐		
中餐		
晚餐		

（6）各种营养素摄入量　在计算各类食物的每种营养素摄入量的基础上，计算平均每人每日各种营养素的摄入量。按照中国营养学会的《中国居民膳食营养素参考摄入量》的标准分别比较各种营养素的实际摄入比，参见表3-5。

表 3-5　营养素摄入量评价

摄入量	推荐 摄入量	占推荐摄入量 的比例/%	摄入量	推荐 摄入量	占推荐摄入量 的比例/%
能量/kcal			烟酸/mg		
蛋白质/g			维生素 C/mg		
脂肪/g			钙/mg		
维生素 A/μgRE			铁/mg		
胡萝卜素/μgRE			碘/μg		
维生素 B₁/mg			锌/μg		
维生素 B₂/mg			硒/μg		

（二）人体营养水平鉴定

人体营养水平鉴定指的是借助生化、生理实验手段，发现人体临床营养不足症、营养储备水平低下或营养过剩，以便较早掌握营养失调征兆和变化动态，及时采取必要的预防措施。有时为了研究某些有关因素对人体营养状态的影响，也对营养水平进行研究测定。

1. 实验室检查

实验室检查常用指标主要如下。

（1）蛋白质　如血清总蛋白质、血清白蛋白、血清运铁蛋白等。

（2）脂类　如血清总脂、血清总胆固醇、血清高密度脂蛋白胆固醇、血清低密度脂蛋白胆固醇、血清极低密度脂蛋白胆固醇、血清总甘油三酯等。

（3）碳水化合物　如血清葡萄糖、葡萄糖耐量实验、尿糖定量等。

（4）铁　血红蛋白、血清铁蛋白、血清运铁蛋白、血清铁、红细胞计数、血细胞比容、红细胞平均血红蛋白含量、红细胞平均血红蛋白浓度、红细胞平均体积等。

（5）锌　血清锌、红细胞锌、白细胞锌等。

（6）维生素A　血浆维生素A、血清β-胡萝卜素、血浆视黄醇结合蛋白。

（7）维生素D　血清碱性磷酸酶、血浆 25-$(OH)D_3$、血浆 1,25-$(OH)_2D_3$。

（8）维生素C　血浆总维生素C、全血维生素C、尿维生素C、4h 负荷尿总抗坏血酸。

（9）维生素B_1　血清维生素B_1、4h 负荷尿维生素B_1、尿维生素B_1。

（10）维生素B_2　血清维生素B_2、4h 负荷尿维生素B_2、尿维生素B_2。

2. 临床检查

应用临床检查的方法，检查人群或个体的生理功能、症状和体征，根据检查结果诊断被检查者营养正常、营养不足或营养过剩。临床检查简单易行，是营养调查不可缺少的一部分。全面的临床检查可以发现营养不足、营养缺乏以及营养过剩。

（1）皮肤

① 毛囊角化症：维生素C缺乏时，大腿、前臂和臀部常出现滤泡增生。维生素A缺乏在颈部、背部、前臂和臀部等处有毛囊角化症，特征是表皮上也有像针样硬刺，左右对称。

② 出血：维生素C和维生素K缺乏时，表皮内常有出血症状，但前者是毛囊周围瘀点，出血点常与蚊叮咬相似，后者出血较多且与毛囊无关。

③ 颜色：在许多营养不良情况下，皮肤、黏膜和指甲变成苍白色，出现贫血的症状，如维生素、铁和铜缺乏时产生低色素小细胞性贫血，维生素和叶酸缺乏时可出现恶性贫血。

（2）指甲与头发　营养不良时头发常焦脆无光、蓬松，铁和钙缺乏时可有反甲。慢性维生素缺乏时指甲有变薄、变脆、凹陷、端缘裂开、纵脊等萎缩征象。

（3）口腔

① 牙齿和牙龈：氟缺乏可引起龋齿，过多则破坏牙齿珐琅质，使牙表面原有光泽消失，出现灰色斑点，即氟斑牙。维生素C缺乏时可产生齿龈炎。

② 黏膜与黏膜：皮肤维生素B_2缺乏时，可发生唇炎、口角炎和舌炎。

（4）眼睛　维生素A可引起角膜病变；维生素A缺乏，结膜也受到损害，角膜软化为维生素A缺乏晚期症状，毕脱斑（Bitots pots）也是维生素A缺乏特有的症状。维生素A缺乏有夜盲，表现为暗适应功能减退，这是维生素A缺乏最早症状。

（5）耳与鼻　维生素C缺乏时，在鼻翼、眉间及耳后皮肤皱褶处皮脂腺分泌过多，有皮脂积留。

（6）阴囊　阴囊皮炎为维生素B_2缺乏时特征性的体征，阴囊有边缘清晰的红斑，分布于阴囊一侧或两侧，自觉瘙痒。

（7）腺体　维生素和矿物质缺乏可致皮脂病变。缺碘时甲状腺细胞增生而致甲状腺肿大。

（8）神经系统　维生素B_1、维生素B_2、维生素D、烟酸和铜缺乏时都能引起神经系统病变，如维生素B_1缺乏病（脚气病）、癞皮病、球后视神经炎、恶性贫血等。

（9）骨与软骨　维生素 A、维生素 D 缺乏时，骨骼都可发生病变。维生素 A 缺乏时，软骨内骨生成，造骨细胞活动和软骨细胞生长都受影响。维生素 D、钙和磷缺乏时，引起佝偻病。

（10）营养性水肿　大致可分为三类，即湿性脚气病；血浆蛋白降低，特别是白蛋白减少时，可有蛋白质缺乏性水肿；碘严重缺乏可以导致黏性水肿。

3. 体格检查

从身体形态和人体测量数据中可以较好地反映营养状况，体型的大小和生长速度是营养状况的灵敏指标。体格检查的数据是评价群体或个体营养状况的有用指标，特别是学龄前儿童的体测结果，常被用来评价一个地区人群的营养状况。

体格检查的常用指标有：身高（身长）、体重、上臂围、头围、皮褶厚度、腰围、臀围、坐高、胸围、膝高。

体质指数（BMI）是评价 18 岁以上成人群体营养状况的常用指标。它不仅对反映体型胖瘦程度较为敏感，而且与皮褶厚度、上臂围等营养状况指标的相关性也较高。体质指数的计算公式为：

$$BMI = 体重(kg)/身高^2(m^2)$$

（1）WHO 对成人 BMI 的划分 18.5～24.9 为正常范围，<18.5 为低体重（营养不足），≥25.0 为超重。肥胖前状态是 25.0～29.9，一级肥胖 30.0～34.9，二级肥胖 35.0～39.9，三级肥胖≥40.0。这一标准为世界各国广泛采用。

（2）中国成人判断超重和肥胖程度的界限值 BMI<18.5 为体重过低，18.5～23.9 为体重正常，24.0～27.9 为超重，≥28 为肥胖。

三、营养调查结果的分析评价

膳食调查、实验室检查、临床检查、体格检查之间的内在联系与营养缺乏病的发生、发展过程有密切关系。各部分营养调查结果，互相参照、综合分析，才能对人群营养状况进行较全面的分析评价。

通过实验室检查、临床检查、体格检查能够发现、确诊哪种营养素有营养缺乏或营养过剩，是缺乏、较少（边缘状态）、充足、过多还是中毒。通过膳食调查可以了解引起营养疾病的原因，也就进一步知道营养治疗、预防的方向以及改进的措施。通过营养调查结果可以分析评价下列问题。

① 居民膳食营养摄取量，食物组成结构与来源，食物生产加工、供应分配，就餐方式。

② 居民营养状况与发育状况，营养缺乏与营养过剩的种类、发病率、原因、发展趋势和控制措施等。

③ 营养方面一些值得重视的问题，如动物性食物摄入过多所致的营养过剩、肥胖症、心血管系统疾病，长期摄食精白米面所致的维生素 B_1 不足，方便食品和快餐食品及滥用强化食品或其他不良食品的影响等。

④ 第二代发育趋势及原因分析。

⑤ 各种人群中有倾向的营养失调趋势。

⑥ 全国或地区特有的营养问题解决程度、经验和问题。如优质蛋白、维生素 B_2、维生素 A 不足问题；个别人群贫血问题；个别地区烟酸缺乏与维生素 C 不足问题；地方病、原因不明疾病与营养问题等。

第四节　居民社会营养监测

搜集分析对居民营养状况有制约作用的因素和条件，预测居民营养状况在可预见的将来可能发生的动态变化，并及时采取补充措施，引导这种变化向人们期望的方向发展，此称为营养监测。

一、社会营养监测工作的特点

社会营养监测工作与传统概念中的营养调查有以下几点不同之处。

① 它以生活在社会中的人群，特别是需要重点保护的人群为对象，向分析社会因素和探讨能采取的社会性措施扩展视野。

② 营养状况向营养政策上反馈。在分析营养状况与影响关系因素之后，直接研究、制订、修订和执行营养政策，研究营养政策是它的主要任务。

③ 它以一个国家或一个地区全局作为研究对象，以有限的人力、物力分析掌握全局的常年动态，因而它在工作方式上向微观方面深入的可能性服从于完成宏观分析的必要性。

④ 它比传统的营养调查多了一个重要方面，即与营养有关的社会经济和农业资料方面的分析。

⑤ 它在材料的取得上，为保证广度，提倡尽可能搜集现成资料。

二、社会营养监测的分类

(1) 长期营养监测　对社会人群现状及制约因素（如自然条件、经济条件、文化科技条件等）进行动态观察、分析和预测，用于制订社会人群营养发展的各项政策和规划。

(2) 规划效果评价性监测　对已制订的政策和规划，监测人群营养指标的变化。

(3) 及时报警和干预监测　本项监测的目的在于发现、预防和减轻重点人群的短期恶化。例如控制和缓解区域性、季节性和易发人群性某种营养失调的出现等。

三、资料的来源与监测指标

包括监测地区社会经济、医疗保健与人群营养三个方面的资料和指标。

第五节　膳食结构与膳食指南

一、膳食结构

膳食结构是指膳食中各类食物的数量及其在膳食中所占的比重。

1. 世界不同地区膳食结构的类型

(1) 东方膳食模式　是以植物性食物为主的膳食结构。大多数发展中国家（如印度、巴基斯坦、孟加拉国和非洲一些国家等）属于此类型。以植物性食物为主的膳食结构特点是植物性食物提供的能量占总能量近90%，动物蛋白质一般少于蛋白质总量的10%～20%。该类型的膳食能量基本可满足人体需要，但蛋白质、脂肪摄入量均低，来自于动物性食物的营养素（如铁、钙、维生素 A）摄入不足，以致营养缺乏、体质较弱、健康状况不良、劳动生产率较低。但膳食纤维充足，有利于冠心病、高脂血症的预防。

（2）日本膳食模式　是动植物食物平衡的膳食结构。该类型以日本为代表；该类型的膳食能量能够满足人体需要，又不至于过剩。蛋白质、脂肪和碳水化合物的供能比例合理。来自于植物性食物的膳食纤维和来自于动物性食物的营养素（如铁、钙等）均比较充足，同时动物脂肪又不高，有利于避免营养缺乏病和营养过剩性疾病，促进健康。

（3）经济发达国家膳食模式　是以动物性食物为主的膳食结构。此为多数欧美发达国家（如美国、西欧、北欧诸国）的典型膳食结构。其膳食结构特点是高能量、高脂肪、高蛋白质、低纤维。粮谷类食物量小，动物性食物及食糖的消费量大。这种膳食容易造成肥胖、高血压病、冠心病、糖尿病等营养过剩性慢性病发病率上升。

（4）地中海膳食模式　该膳食结构以地中海命名是因为该膳食结构的特点是居住在地中海地区的居民所特有的，意大利、希腊可作为该种膳食结构的代表。具体膳食结构特点为：①膳食富含植物性食物；②食物加工程度低，新鲜度较高；③橄榄油为主要食用油；④饱和脂肪摄入量低；⑤每天食用少量的奶酪和酸奶；⑥每周食用适量的鱼、禽、蛋；⑦新鲜水果作为饭后甜点；⑧每月食用几次红肉；⑨大部分成人有饮用葡萄酒的习惯。突出特点是饱和脂肪摄入量低，膳食含大量碳水化合物，蔬菜、水果摄入量高。

2. 中国居民的膳食结构

（1）中国居民传统的膳食结构特点　①高碳水化合物；②高膳食纤维；③低动物脂肪。

（2）中国居民的膳食结构现状及变化趋势　当前中国城乡居民的膳食仍然以植物性食物为主，动物性食品为辅。各地区、各民族以及城乡之间的膳食构成存在很大差别，富裕地区与贫困地区差别较大，随着社会经济发展，我国居民膳食结构向"富裕型"膳食结构的方向转变。

（3）中国居民膳食结构存在的主要问题　畜、禽、蛋等动物性食物及油脂消费过多，大多数城市脂肪供能比例已超过 30％，且动物性食物来源脂肪所占的比例偏高。谷类食物消费偏低，尤以杂粮摄入量下降明显。奶类食物的摄入量偏低，钙、铁、维生素 A 等营养素摄入不足。虽然膳食质量明显提高，但膳食高能量、高脂肪和体力活动减少造成超重、肥胖、血脂异常和糖尿病等慢性病的发病率快速上升。

二、中国居民膳食指南

中国营养学会与中国预防医学科学院营养与食品卫生研究所组成了《中国居民膳食指南》专家委员会，对中国营养学会 1997 年建议的《中国居民膳食指南》（以下简称《指南》）进行了修改，制定了《中国居民膳食指南》及其说明，并于 2007 年由中国营养学会常务理事会通过，正式公布。这一《指南》实施近十年，我国居民的营养需要及膳食中存在的主要问题发生了一些的变化。为了提出更符合我国居民营养健康状况和基本需求的膳食指导建议，又在原有《指南》的基础上，制定了《中国居民膳食指南（2016）》，并于 2016 年 5 月 13 日由国家卫生计生委疾控中心发布实施。

新《指南》由一般人群膳食指南、特定人群膳食指南和中国居民平衡膳食实践三个部分组成。同时推出了中国居民膳食宝塔（2016）、中国居民平衡膳食餐盘（2016）和儿童平衡膳食算盘等三个可视化图形，指导大众在日常生活中进行具体实践。为方便百姓应用，这次还特别推出了《中国居民膳食指南（2016）》科普版，帮助百姓做出有益健康的饮食选择和行为改变。

《中国居民膳食指南（2016）》的特点如下。

（1）提高可操作性和实用性　将10条推荐精简至6条，文字简练、清晰，容易记忆，同时提供更多的可视化图形及图表、食谱，便于百姓理解、接受和使用。

（2）注重饮食文化传承发扬　在新《指南》中专门提出弘扬尊重劳动、珍惜粮食、杜绝浪费的传统美德，强调个人、家庭、社会、文化对膳食和健康的综合影响作用，建议在传承民族传统饮食文化的同时，开启饮食新理念，着力解决公共营养和健康的现实问题，并鼓励社会提供良好的支持环境。

（3）兼顾科学性和科普性　《中国居民膳食指南（2016）》中包括大量的科学证据和理论分析，对从事营养与健康的科教专业人员是很好的参考工具。为方便大众理解使用，这次特别编撰科普读本，用百姓易于理解的语言讲百姓关心的常识，结合与百姓生活密切相关的饮食营养问题，以图文并茂的形式、通俗易懂的表达，对核心推荐内容进行科学讲解。

1. 一般人群膳食指南

《指南》针对2岁以上的所有健康人群提出6条核心推荐，分别为：食物多样，谷类为主；吃动平衡，健康体重；多吃蔬果、奶类、大豆；适量吃鱼、禽、蛋、瘦肉；少盐少油，控糖限酒；杜绝浪费，兴新食尚。

（1）食物多样，谷类为主

关键推荐：

每天的膳食应包括谷薯类、蔬菜水果类、畜禽鱼蛋奶类、大豆坚果类等食物。平均每天摄入12种以上食物，每周25种以上。

每天摄入谷薯类食物250～400g，其中全谷物和杂豆类50～150g，薯类50～100g。食物多样、谷类为主是平衡膳食模式的重要特征。

（2）吃动平衡，健康体重

关键推荐：

各年龄段人群都应天天运动、保持健康体重。

食不过量，控制总能量摄入，保持能量平衡。

坚持日常身体活动，每周至少进行5天中等强度身体活动，累计150min以上；主动身体活动最好每天6000步。

减少久坐时间，每小时起来动一动。

（3）多吃蔬果、奶类、大豆

关键推荐：

蔬菜水果是平衡膳食的重要组成部分，奶类富含钙，大豆富含优质蛋白质。

餐餐有蔬菜，保证每天摄入300～500g蔬菜，深色蔬菜应占1/2。

天天吃水果，保证每天摄入200～350g新鲜水果，果汁不能代替新鲜水果。

吃各种各样的奶制品，相当于每天液态奶300g。

经常吃豆制品，适量吃坚果。

（4）适量吃鱼、禽、蛋、瘦肉

关键推荐：

鱼、禽、蛋和瘦肉摄入要适量。

每周吃鱼280～525g，畜禽肉280～525g，蛋类280～350g，平均每天摄入总量120～200g。

优先选择鱼和禽。

吃鸡蛋不弃蛋黄。

少吃肥肉、烟熏和腌制肉制品。

（5）少盐少油，控糖限酒

关键推荐：

培养清淡饮食习惯，少吃高盐和油炸食品。成人每天食盐不超过6g，每天烹调油25～30g。

控制添加糖的摄入量，每天摄入不超过50g，最好控制在25g以下。

每日反式脂肪酸摄入量不超过2g。

足量饮水，成年人每天7～8杯（1500～1700mL），提倡饮用白开水和茶水；不喝或少喝含糖饮料。

儿童少年、孕妇、乳母不应饮酒。成人如饮酒，男性一天饮用酒的酒精量不超过25g，女性不超过15g。

（6）杜绝浪费，兴新食尚

关键推荐：

珍惜食物，按需备餐，提倡分餐不浪费。

选择新鲜卫生的食物和适宜的烹调方式。

食物制备生熟分开、熟食二次加热要热透。

学会阅读食品标签，合理选择食品。

多回家吃饭，享受食物和亲情。

传承优良文化，兴饮食文明新风。

2. 中国居民平衡膳食宝塔

（1）膳食宝塔结构

中国居民平衡膳食宝塔（2016）

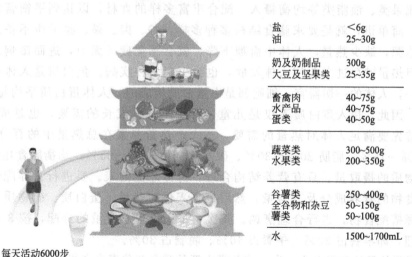

盐	<6g
油	25～30g
奶及奶制品	300g
大豆及坚果类	25～35g
畜禽肉	40～75g
水产品	40～75g
蛋类	40～50g
蔬菜类	300～500g
水果类	200～350g
谷薯类	250～400g
全谷物和杂豆	50～150g
薯类	50～100g
水	1500～1700mL

每天活动6000步

（2）膳食宝塔建议的食物量　中国居民平衡膳食宝塔是根据中国居民膳食指南结合中国居民的膳食结构特点设计的，它把平衡膳食的原则转化成各类食物的重量，并以宝塔图形表示，便于群众理解和在日常生活中实行。它直观地告诉居民食物分类的概念及每天各类食物的合理摄入范围，也就是说它告诉消费者每日应吃食物的种类和相应的数量，对合理调配平衡膳食进行具体指导，故称之为《中国居民平衡膳食宝塔》。

每天的膳食应包括谷薯类、蔬菜水果类、畜禽鱼蛋奶类、大豆坚果类等食物。平均每天摄入 12 种以上食物，每周 25 种以上。各年龄段人群都应天天运动、保持健康体重。坚持日常身体活动，每周至少进行 5 天中等强度身体活动，累计 150min 以上。蔬菜、水果是平衡膳食的重要组成部分，吃各种各样的奶制品，经常吃豆制品，适量吃坚果。鱼、禽、蛋和瘦肉摄入要适量。少吃肥肉、烟熏和腌制肉食品。成人每天食盐不超过 6g，每天烹调油 25～30g。每天摄入不超过 50g。足量饮水，成年人每天 7～8 杯（1500～1700mL）；提倡饮用白开水和淡茶水。

膳食宝塔没有建议食糖的摄入量，因为我国居民现在平均吃糖的量还不多，对健康的影响还不大。但多吃糖有增加龋齿的危险，尤其是儿童、青少年不应吃太多的糖和含糖量高的食品及饮料。

在应用平衡膳食宝塔时要注意以下几点：①确定你自己的食物需要；②同类互换，调配丰富多彩的膳食；③要合理分配三餐食量；④要因地制宜、充分利用当地资源；⑤要养成习惯长期坚持。

第六节　营养配餐与食谱编制

一、营养配餐

营养配餐是按照人们的身体需要，根据食物中各种营养物质的含量，设计一天、一周或一个月的食谱，使人体摄入的蛋白质、脂肪、碳水化合物、维生素和矿物质等几大营养素比例合理，即达到平衡膳食。

营养配餐是一种科学健康的饮食方式，它以科学的营养理论为指导，建议对主食类、蛋白类、蔬果类、油脂类等均衡摄入；配合丰富多样的食材，以达到平衡营养、保持健康的效果。简单讲，就是要求膳食结构多种多样，谷、肉、果、菜无所不备。热量是生命活动的热源，缺少热量，人体中血糖下降，就会感觉疲乏无力，进而影响工作、学习的效率，但热量贮存过多会使人体发胖，也会引起多种疾病。蛋白质是人体最需要的营养物质之一，人体的一切器官、细胞都是由蛋白质构成的，人体蛋白质平均每 80 天就要更新一半。因此，摄入蛋白质不仅是儿童、青少年身体成长的需要，也是成人的需要。均衡膳食首先要满足人体对热量的需要，三大产热营养素在总热量中的百分比应当是：蛋白质 10％～15％、脂肪 20％～30％、碳水化合物 55％～65％。均衡膳食还包括各种维生素和矿物质的摄取量。只有营养结构合理，身体才能健康。要进行营养配餐，首先要了解各种食物的营养成分及其含量，然后根据人体对热量、蛋白质、矿物质、维生素的需要，选择搭配食物，进行合理烹调。其次，每天三餐总食量的分配，按 3：4：3 的比例较为合理，即早餐占 30％、午餐占 40％、晚餐占 30％。

营养配餐的目的和意义为：①可将各类人群的膳食营养素参考摄入量具体落实到用膳者的每日膳食中，并按需要摄入足够的能量和各种营养素，防止过高摄入；②可根据群体对各种营养素的需要，结合当地的实际情况，合理选择食物，达到平衡膳食；③可指导食堂管理人员、家庭有计划的管理膳食，并有利于成本核算。

营养配餐的理论依据为：①中国居民膳食营养素参考摄入量；②中国居民膳食指南和平

衡膳食宝塔；③食物成分表；④营养平衡理论。

1. 幼儿的营养配餐原则

① 选择营养丰富的食品，多吃时令蔬菜、水果。

② 配餐要注意粗细粮搭配、主副食搭配、荤素搭配、干稀搭配、咸甜搭配，充分发挥各种食物营养价值上的特点及食物中营养素的互补作用，提高其营养价值。

③ 少吃油炸、油煎或多油的食品、肥肉及刺激性强的酸辣食品等，不宜吃生冷寒凉及辛热苦辣食物。

④ 经常变换食物的种类，烹调方法多样化、艺术化。饭菜色彩协调，香气扑鼻，味道鲜美，可增进食欲，有利于消化吸收。

⑤ 宜少食多餐。

⑥ 多选用补气健脾和补肾养精的食物。

2. 老年人的营养配餐原则

① 供给量合理，体重控制在标准体重范围内。

② 适当增加优质蛋白质的供应量。

③ 控制脂肪摄入量，全日不超过 40g。食用动物油要适量。

④ 不要单一食用精米、精面。每天应食用适量粗粮。

⑤ 控制食盐摄入量，全日应控制在 4~6g。

⑥ 补充钙、磷和维生素，进食宜少荤多素。

⑦ 增加膳食纤维的摄入。

⑧ 注意一日三餐（或四餐）的能量分配，进食宜少食多餐。

⑨ 烹调宜煮不宜炸，饮食宜软不宜硬。

⑩ 调味宜清淡不宜过偏，食性宜少寒多温。

⑪ 老年人宜用粥养。

3. 青少年的营养配餐原则

① 合理分配能量。

② 合理的膳食组成。

③ 保证含钙、铁及维生素 A、维生素 B_2 和维生素 C 的食物。

④ 膳食多样化，应做到粗细搭配、干稀适度。

4. 肥胖人群营养配餐原则

① 控制总能量。

② 限制脂肪摄入量。

③ 碳水化合物的供应要适量。

④ 限制辛辣和刺激性食物及调味品。

⑤ 膳食中必须有足够量的新鲜蔬菜，尤其是绿叶蔬菜和水果。

⑥ 应注意烹调方法，多采用蒸、煮、炖、卤等方法，避免油煎、油炸和爆炒等方法，养成良好的饮食习惯。

⑦ 一日三餐要定时定量，早餐一定要吃，晚餐一定要少。

5. 孕妇营养配餐原则

① 宜少食多餐。

② 宜甘、平，不宜辛、热。

③ 以补肾安胎、补脾益胃、滋养阴血为主。

④ 宜粗细粮搭配。

⑤ 宜多饮水。

⑥ 早期宜清淡、易消化饮食。

⑦ 中期宜加强滋补。

⑧ 晚期宜少盐。

6. 乳母营养配餐原则

① 补气养血，活血化瘀。

② 宜温补，不宜寒凉。

③ 宜食汤羹粥类食物。

二、食谱编制

1. 食谱编制的原则

① 保证营养平衡。

② 三大产热营养素之间的比例：蛋白质占 10%～15%，脂肪占 20%～30%，碳水化合物占 55%～65%。

③ 优质蛋白质应占蛋白质总供给量的 1/3 以上。

④ 饱和脂肪酸、单不饱和脂肪酸、多不饱和脂肪酸比例为 1：1：1。

⑤ 各种维生素配比适当。

⑥ 各种矿物质配比适当。

⑦ 照顾饮食习惯，注意饭菜口味。

⑧ 考虑季节和市场供应情况。

⑨ 兼顾经济条件。

2. 计算法制定营养食谱的步骤

① 确定用餐对象的全日能量供给量。

② 计算宏量营养素的全日应提供的能量。

③ 计算三种能量营养素的每日需要数量。

④ 计算三种能量营养素的每餐需要量。

⑤ 主副食品种和数量的确定。

⑥ 食谱的评价与调整。

⑦ 营养餐的制作。

⑧ 食谱的总结、归档管理等。

3. 食物交换份法制定营养食谱的步骤

① 按照膳食指南，将常用食物分类。

② 确定各类食物的每单位食物交换成分表。

③ 按照中国居民平衡膳食宝塔上标出的数量安排每日膳食。

④ 根据不同能量的各种食物需要量，参考食物交换成分表，确定不同能量供给量的食物交换份数。

⑤ 食谱的调整、总结。

第七节　营养教育

一、营养教育概述

营养教育是通过改变人们的饮食行为而达到改善营养状况目的的一种有计划活动。

1. 营养教育工作的主要内容

① 有计划地对从事餐饮业、农业、商业、轻工、医疗卫生、疾病控制、计划等部门的有关人员进行营养知识培训。

② 将营养知识纳入中小学的教育内容和教学计划，要安排一定课时的营养知识教育，使学生懂得平衡膳食原则，培养良好的饮食习惯，提高自我保健能力。

③ 将营养工作内容纳入初级卫生保健服务体系，提高初级卫生保健人员的营养知识水平，合理利用当地食物资源改善营养状况。

④ 利用各种宣传媒介，广泛开展群众性营养宣传活动，倡导合理的膳食模式和健康的生活方式，纠正不良饮食习惯等。

2. 营养教育的目的和意义

目的在于提高各类人群对营养与健康的认识，消除或减少不利于健康的膳食营养素，改善营养状况，预防营养性疾病的发生，提高人们的健康水平和生活质量。其意义是有利于提高广大群众的营养知识水平和合理调整膳食结构以及预防营养相关疾病的知识水平，有利于提高国民健康素质、全面建设小康社会。

二、营养教育相关理论

1. 健康传播理论在营养教育中应用的特点

① 多种传播方式相结合。

② 传播的广度和深度相结合。

③ 信息传播的侧重点不同。

2. 营养教育中运用到的几种行为理论

① 知信行模式。

② 健康信念模式。

③ 合理行动模式。

④ 计划行为理论。

3. 营养教育的方法和步骤

① 营养教育计划的设计。

② 选择教育途径和资料。

③ 准备营养教育资料和预试验。

④ 实施营养教育计划。

⑤ 营养教育评价。

第四章　临床营养

第一节　医院膳食

　　医院膳食种类可分为基本膳食、治疗膳食、特殊治疗膳食、儿科膳食、诊断和代谢膳食等。各种膳食的食谱应按膳食常规要求进行设计和配制。

一、基本膳食

　　基本膳食主要包括普食、软食、半流质饮食、全流质饮食。

（一）普食

　　本膳食接近正常人饮食。每日供应早、中、晚三餐，每餐之间间隔 4～6h。

1. 适用对象

① 体温正常、咀嚼和吞咽功能正常、消化功能正常。

② 恢复期患者。

③ 在治疗上对膳食无特殊要求。

④ 内、外、妇产、五官等科患者均可使用。

2. 配膳原则和要求

① 均衡营养和接近正常膳食为原则，每日供应早、中、晚三餐，每餐之间间隔 4～6h。

② 每日提供的能量、蛋白质和其他主要营养素应该达到或者接近我国成人体力活动的参考摄入量。

③ 每日供给的食物中应包括谷类、蔬菜、鱼肉、蛋类、奶类、肉禽类、豆类及适量的脂肪和少量调味品。

④ 食物烹调应科学合理，尽量减少营养素的流失，应清淡、多样化，注意色、香、味。

3. 具体要求

① 总能量：8786～10042kJ（2100～2400kcal）。

② 分配比例：蛋白质 12%～14%，脂肪 25%～30%，碳水化合物 50%～65%。

③ 总能量为 8786kJ/d（2100kcal/d）时，蛋白质 65～75g，脂肪 60～70g，碳水化合物 275～350g。

④ 蔬菜每日不少于 300g，其中黄绿色蔬菜＞50％。

（二）软食

1. 适用对象

① 咀嚼或吞咽不利者。

② 小儿、老年人。

③ 低热、食欲缺乏、胃肠功能减弱。

④ 手术恢复期。

2. 配膳原则和要求

① 基本同普食。质软、易咀嚼、易消化，为半流质饮食到普食的过渡膳食，每日供应 3～5 餐。

② 食物加工和烹调时要细、软、烂，不选粗纤维多的蔬菜，应清淡、少盐。

③ 主食以发酵类面食为主。

④ 长期食用软饭的患者因蔬菜切碎、煮软过程中水溶性维生素和矿物质损失较多，应注意适当补充。

（三）半流质饮食

1. 适用对象

① 食欲差、咀嚼及吞咽不便者。

② 发热、胃肠道炎性疾病、手术后恢复期者。

③ 儿科、妇产科患者按其普食特点配餐，原则为平衡膳食、能量和营养成分基本同普食。

2. 配膳原则和要求

① 每日总能量：6694kJ/d（1600kcal/d）左右；为流质到软食或普食的过渡膳食。

② 分配比例：蛋白质 12％～15％，脂肪 20％～25％，碳水化合物 60％～65％。

③ 具体数量：每日供给蛋白质 50～60g，脂肪 40～50g，碳水化合物 250g。

④ 每日供给 5～6 餐（两餐间加餐）：早餐约 25％，午餐约 35％，晚餐约 30％，加餐约 5％。

⑤ 各种食物应细、碎、软，易咀嚼、易吞咽。

⑥ 食物应为少粗纤维、无刺激性的半固体。

⑦ 加餐食物的总容量为 300mL 左右。

⑧ 腹部手术后禁食胀气食物，如牛奶、甜食、豆类等。

（四）全流质饮食

1. 适用对象

① 高热、食欲差，咀嚼、吞咽极度困难者。

② 急性炎性胃肠疾病、急性腹泻、恶心、呕吐者。

③ 体质重度虚弱者。

④ 大手术后的第一次进食。

2. 配膳原则和要求

① 所用食物皆需制成液体或进口即能融化成液体。

② 营养成分：蛋白质 20%～30%，脂肪 30%，碳水化合物 30%；总能量 4079kJ/d（975kcal/d）左右。

③ 每日供应 6～7 餐，每次容量 250mL 左右，每日总量 2000mL 左右。

④ 避免过咸或过甜，甜、咸要间隔食用。

⑤ 根据病情不同，适当调整流质内容（如腹部手术后避免食用导致胀气的食物，口腔手术食用厚流质，咽喉部手术食用冷流质，胰腺炎患者用无油清流质等）。

⑥ 能量低，必需营养素不足，只能短期（1～2 天）使用。

二、治疗膳食

（一）高蛋白膳食

1. 适用对象

① 各种原因引起的营养不良、贫血和低蛋白血症患者。

② 代谢亢进性疾病和慢性消耗性疾病（如甲状腺功能亢进症、烧伤、结核病、神经性厌食、精神抑郁症、肿瘤等）患者。

③ 重度感染性疾病（如肺炎、伤寒、重度创伤、脓毒血症等）患者。

④ 大手术前后患者。

2. 配膳原则和要求

① 在能量供给充足的基础上，增加膳食中的蛋白质量（在总能量的 20% 左右），每日总量 90～120g，优质蛋白质（蛋、奶、鱼、肉）占 1/2～2/3。

② 食欲良好的患者在正餐中增加优质蛋白质；食欲差的患者采用含 40%～90% 蛋白质的高蛋白配方制剂（如酪蛋白、乳清蛋白、大豆分离蛋白等）。

③ 原则上一日三餐，食欲差、儿童、老年人可增加餐次。

④ 适当增加含钙丰富的食物。

⑤ 食物选择应多样化，制作应清淡，并注意色、香、味。

⑥ 能量估算与实际需要以及患者的接受程度有一定差距，应合理调整。

（二）低蛋白膳食

1. 适用对象

① 肾脏疾病患者。

② 肝脏疾病患者。

2. 配膳原则和要求

① 控制膳食中的蛋白质含量，减轻肝、肾负担。

② 肾功能不全者在蛋白质定量范围内选用优质蛋白质；根据患者的肾功能损伤情况控制蛋白质的摄入量，一般每日蛋白质总量在 20～40g。

③ 肝功能衰竭患者应选用高支链氨基酸、低芳香族氨基酸等以豆类蛋白为主的食物（避免肉类蛋白质）。

④ 能量供给充足，碳水化合物不低于 55%，必要时可采用纯淀粉食物及水果增加能量。

⑤ 增加膳食纤维摄入量，食物应细、软、烂，防止食物过硬引起出血。

⑥ 维生素、矿物质等营养素应充分供给。

⑦ 密切观察肝、肾功能。

（三）低盐饮食

1. 适用对象

① 高血压病患者。

② 心力衰竭患者。

③ 急性肾炎患者。

④ 妊娠毒血症患者。

⑤ 各种原因引起的水肿患者。

2. 配膳原则和要求

① 食盐量以克为单位计算，每日 1～4g。

② 根据具体情况确定每日膳食中的具体食盐量，以维持机体水、电解质的平衡。如水肿明显者食盐量为 1g/d，一般高血压病患者每天 4g。

③ 低盐膳食的用盐量在食物准备和烹调前应用天平称量后加入。

④ 已明确含盐量的食物先计算后称重配制，其他营养素按正常需要。

（四）无盐膳食

1. 适用对象

同低盐膳食。

2. 配膳原则和要求

① 在食物选择和烹调加工中避免含盐、酱油和其他钠盐调味品，全日膳食总含钠盐量在 1000mg 以下。

② 严格观察患者血钠水平，防止出现低血钠症。

③ 禁用食盐和含盐调味品及盐腌食品（如咸鱼、咸肉、火腿等）。

④ 必要时可用钾盐酱油代替食盐。

⑤ 一般只能短期使用。

（五）低钠膳食

1. 适用对象

同低盐膳食，适用于病情更为严重者。

2. 配膳原则和要求

① 每日按规定计算膳食的含钠量。全天膳食的含钠量在 700mg 以下，病情严重者控制在 500mg 以下。

② 除禁用食盐和含盐调味品外，还应避免用含钠高的食物，包括用碱的馒头或面条、用苏打粉做成的糕点等。

③ 参照食物的含钠量，选用含钠低的食物。

④ 使用期间密切观察血钠情况，注意防止低钠血症。

⑤ 该膳食应在临床监测下短期使用。

（六）低脂膳食

1. 适用对象

① 肝胆疾病（急慢性肝炎、肝硬化、脂肪肝、胆囊疾病）患者。

② 心血管疾病（高血压病、冠心病、高脂血症）患者。

③ 肥胖症患者。

2. 配膳原则和要求

① 清淡。

② 限制脂肪：轻度限制，占总能量的 25％ 以下；中度限制，占总能量的 20％ 以下；严格限制，摄入在 15％ 以下。

③ 限制烹调油。

④ 烹调方法以蒸、煮、炖、烩为主。

⑤ 不宜食用鸡蛋、肥肉、全脂奶、炸面筋、花生、核桃、油炸食品、重油糕点。

（七）低胆固醇膳食

1. 适用对象

① 高血压病患者。

② 冠心病患者。

③ 胆结石者。

④ 高脂血症患者。

2. 配膳原则和要求

① 控制总能量的摄入，以控制体重。

② 控制脂肪总量，减少饱和脂肪酸和胆固醇的摄入量；控制每日膳食中的胆固醇含量在 300mg 以下，饱和脂肪酸占总能量的 10％ 以下。

③ 选用单不饱和脂肪酸含量丰富的用油（如茶油、橄榄油）以调整血脂。

④ 多食用有助于调整血脂的食物（如香菇、木耳、海带、豆制品、橄榄菜等）。

⑤ 增加膳食纤维的摄入量，有利于降低血胆固醇。

⑥ 限用油条、油饼、油酥点心、全脂奶、猪肉、牛羊肉、肥禽肉等；禁用动物内脏、蟹黄、鱿鱼、乌贼鱼等胆固醇含量高的食物。

（八）少渣膳食

1. 适用对象

① 咽喉部疾病患者。

② 消化道疾病（食管狭窄、食管炎、食管静脉曲张、消化道手术、消化道出血等）患者。

③ 结肠过敏、腹泻、肠炎恢复期、伤寒、肠道肿瘤等患者。

2. 配膳原则和要求

① 食物制作要细、软、烂，蔬菜去掉粗纤维后制成泥状，减少对消化道的刺激，减少粪便的数量。

② 同时给予低脂膳食。

③ 主食以白面、白米为主。

④ 少量多餐，根据实际情况可采用少渣半流质饮食或少渣软食。

⑤ 不宜食用粗粮、油炸食品、辛辣的调味品、大豆、各种坚果、膳食纤维含量较丰富的各种蔬菜、水果等。

（九）高纤维膳食

1. 适用对象

① 便秘、肛门手术后恢复期患者。

② 心血管疾病，糖尿病、肥胖症患者。

③ 胆囊炎、胆结石患者。

2. 配膳原则和要求

① 在普食基础上，增加含纤维丰富的食物，一日膳食中膳食纤维总量应不低于30g。目的增加粪便体积及含水量，刺激肠道蠕动，降低肠腔内的压力，促进粪便中胆汁酸和肠道有害物质的排出。

② 多饮水，每日饮水2000mL以上，空腹可以饮用淡盐水或温开水，以刺激肠道蠕动。

③ 如在膳食中增加膳食纤维有困难时，也可在条件许可下采用膳食纤维制品。

④ 少用或不用辛辣食品和过于精细的食品。

三、特殊治疗膳食

（一）糖尿病患者膳食

1. 制定依据

① 饮食治疗是糖尿病最基本的治疗措施，是临床治疗中的基础治疗。

② 通过饮食控制和调节可减轻胰腺负担，有利于胰岛细胞修复。

③ 控制血糖，调节血脂达到或接近正常。

④ 预防和延缓并发症的发生。

⑤ 有利于提高患者的生存质量。

2. 配膳原则和要求

（1）供给总能量以维持理想体重低限为宜。

（2）碳水化合物供给量占总能量的50%～60%；脂肪占总能量的20%～25%，多不饱和脂肪酸：单不饱和脂肪酸：饱和脂肪酸为1∶1∶0.8；胆固醇每天小于300mg；蛋白质占总能量的12%～20%，成人按1g/(kg·d)；出现负氮平衡者按1.2～1.5g/(kg·d)；动物蛋白质不应低于30%；补充一定量的豆制品；增加膳食纤维（以可溶性膳食纤维为主）含量丰富的食物：每日在20g以上，有利于调节血糖；供给充足的维生素和矿物质；每日食盐摄入量应少于6g。

（3）合理安排餐次 每日至少三餐；定时、定量；餐后血糖高，应在总量不变的前提下分为4～6餐。

（4）在两餐中间可加食点心或睡前加餐以预防低血糖。

（5）特殊情况下的糖尿病膳食

① 妊娠糖尿病：妊娠期前4个月营养素供给量与正常人相似，后5个月每天增加能量

836kJ(200kcal)，蛋白质在原供给量的基础上，孕早期、孕中期和孕后期每天分别增加 5g、15g、20g。

② 糖尿病肾病：能量的供给应能满足机体需要，蛋白质根据尿量、尿蛋白丢失情况及肾功能损害的严重程度来决定供给量，肾衰早期 0.8～1g/(kg·d)；血尿素氮大于 25mmol/L 时，0.5g/(kg·d) 或全日 30g 左右，以蛋、乳、瘦肉等动物蛋白质为主，可用麦淀粉制品代替主食。

③ 急重症的糖尿病：按医嘱给予流质或半流质。进食量少者可补充适量甜食以满足能量和碳水化合物的需要。凡不能正常进食者，应从肠外或肠内营养支持以满足营养需要和预防酮症出现。

④ 酮症酸中毒昏迷时的饮食：除临床静脉补液外，应按医嘱管饲糖尿病配方膳食，病情好转后可用糖尿病半流质或普通饭。

3. 食物选择

(1) 可随意选用的食物　含糖量在 3% 以下的绿叶蔬菜、瓜茄类、不含脂肪的清汤、茶、饮用水。

(2) 可适量选用的食物　米饭、馒头、面包、玉米、燕麦、荞麦等粮谷类；绿豆、赤小豆、黑豆、蚕豆、黄豆等豆类及制品；鲜奶、酸奶、奶酪；鱼、虾、瘦肉、禽肉、蛋、鲜果、土豆、山药、南瓜、花生、核桃、瓜子、腰果等；各种油脂、酱油等含盐的调味料。

(3) 限制食用的食物　蔗糖、冰糖、红糖、麦芽糖、糖浆、蜂蜜等糖类；各种糖果、各种蜜饯、糖水罐头；汽水、可乐、椰奶等含糖的甜饮品；黄油、肥肉、炸薯条、春卷、油酥点心等高脂肪及油炸食品；米酒、啤酒、黄酒、果酒及各种白酒等酒类。

（二）低嘌呤膳食

限制全天膳食中嘌呤的摄入量在 150～250mg/d，减少外源性嘌呤的来源，降低血清尿酸水平。调整膳食中成酸食物和成碱食物的配比，增加水分的摄入量，促进尿酸排出体外，防治急性痛风的发作。

1. 适用对象

① 急慢性痛风患者。

② 高尿酸血症患者。

③ 尿酸性结石患者。

2. 配膳原则和要求

① 控制体重（肥胖或超重者）：适当控制能量，体重控制在理想体重的下限；总能量在 6276～7531kJ/d（1500～1800kcal/d）或 105kJ/(kg·d)［25kcal/(kg·d)］左右；鼓励患者适当增加体力活动。

② 适量的蛋白质：按理想体重为 1g/(kg·d)，全日 50～65g。

③ 低脂肪：占总能量的 20%～25%。

④ 食盐：每日 2～5g。

⑤ 水分：每日饮水量在 2000～3000mL（肾功能正常时）。

3. 食物选择

(1) 可用的食物　白米、白面、各种淀粉、白面包、馒头、蛋及蛋制品、鲜奶、奶酪、酸奶、卷心菜、胡萝卜、青菜、黄瓜、茄子、莴苣、南瓜、冬瓜、番茄、土豆等；各种水果、果酱、果汁、碳酸饮料及适量的油脂。

（2）少量选用的食物　芦笋、花菜、菠菜、蘑菇、青豆、扁豆、鱼、鳝鱼、蟹、鸡肉、羊肉、猪肉、牛肉、鸽肉、鸭肉等。

（3）禁用的食物　脑、肝、肾等动物组织，凤尾鱼、沙丁鱼、肉汁、鸡汁等嘌呤含量高的食物。

（三）麦淀粉膳食

麦淀粉膳食以麦淀粉为主食，部分或全部代替谷类食物，减少植物蛋白质，目的是减少体内含氮废物的积累，以减轻肝、肾负担，根据肝肾功能限定摄入的优质蛋白质量，改善患者的营养状况，使之接近或达到正氮平衡，纠正电解质紊乱状态，维持患者的营养需要，增加机体抵抗力。

1.适用对象

① 肝性脑病患者。

② 急慢性肾功能衰竭患者。

2.配膳原则和要求

① 能量：按 $126\sim147kJ/(kg \cdot d)$ ［$30\sim35kcal/(kg \cdot d)$］充足供给，其目的是充足的能量，可节约蛋白质，保证蛋白质的充分利用，同时还可以减少体蛋白的分解。如果食物量不能满足能量需要时，可以用膳食补充剂或胃肠外营养的方式提供。

② 蛋白质：肾功能衰竭者，根据肾功能受损的程度确定蛋白质的摄入量。轻度受损，$0.7\sim1.0g/(kg \cdot d)$ 或按 $40\sim60g/d$；中重度受损 $0.4\sim0.6g/(kg \cdot d)$ 或按 $30\sim40g/d$，儿童蛋白质不低于 $1g/(kg \cdot d)$；其中优质蛋白质要占 50％以上。肝功能衰竭者，根据血氨水平调整蛋白质摄入量。

③ 钾：合并高钾血症时，每日摄入钾应低于 $600\sim2000mg$。每日尿量大于 1000mL 时，血钾正常，可不必限钾。若每日尿量大于 1500mL 同时血钾低时，还应补充钾的摄入。

④ 盐：伴有水肿和高血压时应限制盐的摄入，视病情可选用少盐或无盐饮食。若患者服用利尿药或伴有呕吐、腹泻时，可不限钠，应根据血钠变化调整钠盐。

⑤ 钙、镁、磷：当患者出现低血钙、高血磷时，膳食中适当补充含钙丰富的食物注意限制磷的摄入量，每日 $700\sim800mg$；合并高镁血症时，应限制镁的摄入量。

⑥ 水分：水的摄入量视尿量和呕吐、腹泻等情况来全面考虑，必要时要控制水分的摄入。患者每日摄入液体量应结合前一日排尿量再加 500mL 左右作补充参考。当合并发热、呕吐、腹泻等症状时，应增加水分的补充。病情缓解后，入液量每日可在 1200mL 左右。

⑦ 维生素：注意补充 B 族维生素和维生素 D，但不适宜补充过多的维生素 C 和维生素 A。

3.食物选择

① 可用的食物　麦淀粉、土豆、山药、芋艿、藕粉、粉皮、蔗糖；水果、蔬菜（限钾患者需适量）。

② 限量食用的食物　鸡蛋、牛奶、瘦肉、鱼、大豆及其制品。

③ 肝性脑病常同时有食管静脉曲张存在，慎用含膳食纤维高的食物，禁用辣椒等刺激性调味品。

（四）低铜膳食

1. 适用对象

肝豆状核变性患者。

2. 配膳原则和要求

① 限制每天膳食铜的摄入量，一般认为应不超过 12mg/d。

② 不用铜制器皿来烹调食物和烧煮饮用水。

③ 肝豆状核变性常伴有肝硬化，应供给充足的能量和蛋白质，还应补充含维生素 B$_6$、锌、钙、维生素 D 的食物和含铁丰富的食物。

④ 保持理想的体重，避免过高能量的摄入。

3. 食物选择

(1) 可用的食物　精白米面、奶类、乳类、蛋清等，除含铜高的蔬菜外均可。

(2) 适量食用的食物　蛋黄、瘦肉、禽、鱼、水果。

(3) 禁用的食物　粗粮、动物肝、动物血、猪肉、虾、蟹、贝壳类、乌贼鱼、鱿鱼、牡蛎、豌豆、蚕豆、干豆类、玉米、硬果类、蕈类、干蘑菇、可可、巧克力、芝麻、椰子、明胶、樱桃等。含铜高的蔬菜如荠菜、菠菜、油菜、芥菜、龙须菜等。

（五）免乳糖膳食

乳糖不耐受是因先天性小肠乳糖酶缺乏，或病后肠黏膜受损引起乳糖酶分泌障碍，故乳糖不耐受人群应避免含乳糖的食物。

1. 适用对象

半乳糖及乳糖不耐受者。

2. 配膳原则和要求

① 凡不含乳糖的配方全营养膳食均可用，如不含乳糖的牛奶、免乳糖的婴儿配方奶等。婴儿按不同月龄供给适龄的配方膳食，当病情好转后可增加少量乳类，如酸奶。对先天性遗传缺陷的患儿和成人，应长期严格禁食乳糖及奶制品。

② 半乳糖血症患儿不宜添加动物肝、肾、脑等食品。

③ 长期不食用乳制品，应另行补充含钙丰富的食品或钙制剂。

3. 食物选择

可食除乳制品以外的一切食品。禁食鲜奶、奶粉及其非发酵奶制品、人奶。

（六）急性肾功能衰竭膳食

急性肾功能衰竭以急性循环衰竭为主，急剧发生肾小球滤过率减低和肾小管功能降低。合理膳食有益于肾功能的恢复，维持和改善患者的营养状况。

（七）肾透析膳食

血透或腹透均为清除体内代谢毒性产物的方法，同时也增加了组织蛋白及各种营养素的丢失。膳食营养补充应结合透析方法、次数、透析时间、消耗程度及病情而定。

1. 适用对象

需血液透析、腹膜透析的患者。

2. 配膳原则和要求

(1) 血液透析

① 蛋白质：凡进行定期血液透析的患者每日至少摄入 50g 蛋白质。若每周进行 30h 血液透析时，膳食中蛋白质可不予限量，其中优质蛋白质应占 50% 以上。蛋白质应少食多餐，不可集中在 1～2 餐食用。

② 能量：供给按 126～146kJ/(kg·d)［30～35kcal/(kg·d)］。凡超重及体重不足者，应结合具体情况减少或增加能量。

③ 钠和钾：钠一般限制在 1500～2000mg/d。少尿时应严格控制钠盐的摄入。每日钾摄入量为 2000mg，还应根据病情变化补钾。糖尿病肾病患者透析时，更要慎重控制钾摄入量。当尿量大于 1000mL 时，不需再限钾。

④ 钙和磷：应结合血液检验结果调整，必要时可适量补充钙剂和维生素 D 以预防血磷过高。

⑤ 脂肪和碳水化合物：肾衰患者常伴有高甘油三酯血症和高血糖，所以脂肪的摄入量不宜过高，脂肪占总能量不超过 30%，并避免摄入过多的含单糖食品。

⑥ 维生素：除膳食中摄入外，还应口服维生素制剂，如 B 族维生素、叶酸等。

⑦ 水分：一般每日不少于 1000mL，或按前一日尿量再加 500mL。

(2) 腹膜透析

① 蛋白质：蛋白质供给量为 1.2～1.5g/(kg·d)，优质蛋白质占 60%～70%。

② 能量：供给按 146～188kJ/(kg·d)［35～45kcal/(kg·d)］，凡超重及体重不足者，应结合具体情况减少或增加能量。

③ 钠和钾：钠每日摄入量 2000～3000mg；钾每日摄入量 2000～3000mg，还需结合血液检验结果调整用量。

④ 碳水化合物、脂肪、维生素、钙、磷及水分与血液透析相同。

(3) 食物选择　慎用食盐、果汁及含钾丰富的蔬菜和水果，禁用动物脂肪和带刺激性的食物。蛋、奶、瘦肉、谷类、蔬菜类等食物结合病情决定供给量。

四、儿科膳食

儿科膳食配膳的基本原则如下。

① 在考虑病情的同时根据患儿的不同年龄、体重和生长发育的需要进行科学安排。

② 应采用细软、易咀嚼、易消化、易吸收的食物。

③ 不应给易误入鼻孔、气管的整粒硬果及豆粒类食物，鸡鸭鱼肉等食物均应去刺做成泥状或细末状。

④ 避免使用大块油炸食物及刺激性较大、过咸、过甜的调味品，烹调时应清淡少油脂。

⑤ 少量多餐，每日至少 4 餐，必要时也可每日 5～6 餐。

⑥ 按照儿童的心理特点，设计和配制容易引起儿童增加食欲的菜肴和点心。

(一) 婴儿腹泻膳食

根据患儿腹泻的原因和症状，制定膳食配方和喂养方法，缓解病情，促使康复。

1. 适用对象

腹泻患儿。

2. 配膳原则和要求

① 如呕吐频繁，应暂停进食，从静脉补充液体和营养物质，待呕吐好转即应及时恢复

进食，但应从少量流质开始逐渐增加，流质的能量密度要从低到高逐步调整。

② 如单纯性消化不良引起的腹泻，开始时可以口服葡萄糖、电解质溶液或米汤。这些流质能量和营养素均不足，只能用 1～2 天，待好转后，就应调整配方。可用低脂或脱脂的牛奶、酸奶、含蛋白的米糊等食物。根据病情逐渐过渡到正常半流质和软食。

③ 中毒性消化不良，可用焦米汤、米汤、胡萝卜水等，待病情好转后可加用脱脂奶、酸奶、蒸蛋羹等，逐步恢复正常饮食。

④ 腹泻患儿易发生脱水和电解质紊乱，应密切观察病情的变化，若经口摄入不足时，应用肠外营养。

（二）小儿贫血膳食

1. 适用对象

小儿贫血患者。

2. 配膳原则和要求

① 在充足能量的基础上，给予高蛋白膳食，蛋白质应占能量的 15%～20%，其中优质蛋白质应占 50% 以上。

② 应多选用含血红素铁和维生素丰富的瘦肉、动物血及含维生素 C 丰富的新鲜蔬菜和水果。

③ 食物烹调方法和餐次应按患儿年龄及食欲等情况来设计安排。为了增加食物的摄入量，一般可用少量多餐的方法，每天 5～6 餐。

3. 食物选择

多选用猪血、鸡鸭血、瘦肉、鱼、肝、肾、绿色蔬菜、柑橘、苹果等食物。少用粗粮、韭菜、豆芽等含粗纤维多的食物及辛辣调味品。

（三）儿童糖尿病膳食

通过饮食治疗使患儿血糖、血脂达到或接近正常水平，保证患儿正常生长发育的营养需要。

1. 适用对象

儿童糖尿病患者。

2. 配膳原则和要求

① 正确设计营养处方，可按下列公式计算。

$$总能量(kcal) = 1000 + 100(年龄 - 1)$$
$$肥胖儿总能量(kcal) = 1000 + 100(年龄 - 2)$$

蛋白质可按不同年龄段的需要量或以总能量的 20% 计算，宜以优质蛋白质为主。

脂肪可按总能量的 30% 计算，烹调用植物油。

碳水化合物可按总能量的 50% 计算。

② 为防止患儿出现饥饿，增加饱腹感，可在主食中搭配一些粗粮。

③ 由于儿童糖尿病多数为胰岛素依赖型，故应正确掌握进餐与用药的时间，以防止酮症酸中毒和低血糖的发生。

④ 为提高营养治疗的效果，在总能量保持不变的情况下，用多餐次方法（每日 5～6 餐），有利于防止低血糖的发生，使血糖保持在一个比较平稳的水平。

⑤ 由于营养治疗是儿童糖尿病终身的治疗方法，因此要教会患儿和家长调配和控制饮

食的方法，以及怎样正确调换食物。

3. 食物选择

同成人糖尿病饮食。

五、诊断和代谢膳食

诊断膳食是通过调整膳食成分的方法协助临床诊断，即在短期的试验期间，在患者膳食中限制或增添某种营养素，并结合临床检验和检查的结果，以达到明确诊断的目。

代谢膳食是临床上用于诊断疾病、观察疗效或研究机体代谢反应等情况的一种方法，是一种严格的称重膳食。配制代谢膳食的方法有两种：一种是按食物成分表计算出有关成分，此方法不够准确，但较简便；另一种是食物分析法即同时制备两份相同的膳食，一份供患者使用，另一份留作成分分析，此方法较复杂，但精确度高，多用于严格的代谢研究。

（一）潜血试验膳食

辅助诊断消化道隐性出血，试验期 3 天，该试验膳食的目的是消除食物中铁的来源，测出粪便中含少量的铁元素，即可疑有隐性出血。

1. 适用对象

① 各种因素引起的消化道出血患者。

② 疑有消化性溃疡出血患者。

③ 胃癌患者。

④ 伤寒症肠出血患者。

⑤ 原因不明的贫血患者。

2. 膳食原则

① 按患者病情需要选择潜血试验膳食，如潜血半流质、潜血软饭、潜血普食等。

② 试验期间禁食含血红素铁的鱼、虾、肉、禽类食物，绿叶蔬菜、桂圆、葡萄、酸枣、果脯及含铁元素的药物。可选用牛奶、鸡蛋清、去皮土豆、花菜、白萝卜、冬瓜、豆腐、豆腐干、素鸡、百叶、油豆腐、面筋、粉皮、粉丝、芋艿、山药、白菜、米、面、馒头等。

③ 应用期限试验期 3 天。在试验膳食前，应向患者说明膳食目的和要求，以取得患者的合作。

（二）胆囊造影检查膳食

胆囊造影检查膳食是辅助诊断胆囊和胆道疾病，试验期 2 天。

1. 适用对象

① 慢性胆囊炎患者。

② 胆石症患者。

③ 疑有胆囊疾病者，检查胆囊及胆管功能。

2. 膳食原则

① 造影前一天午餐进食高脂肪膳食，前一天晚餐进食无脂肪低蛋白低膳食纤维膳食，基本为纯碳水化合物膳食。晚 8 时服碘对比剂，服药后禁饮水、禁食。检查当日早晨禁食。检查当中按指定时间进高脂肪餐。

② 高脂肪餐中脂肪含量不得少于 30g，可选高脂牛奶、煎鸡蛋、肥肉、奶油巧克力糖、

脂肪乳化剂等。在检查日第 1 次拍片后服用。

③ 无脂肪低膳食纤维膳食，除主食外，一般不得添加烹调油和含蛋白质的食物。当餐禁食蔬菜。可选用切片面包、大米粥、红枣粥、藕粉、馒头、果酱、糖包、酱菜。禁用鱼、肉、蛋、奶、禽、豆类及豆制品，以及含油脂的点心等食物。

（三）糖耐量试验膳食

通过进食限量的碳水化合物，并测定空腹和餐后血糖来观察糖代谢的变化以诊断糖尿病和糖代谢异常。

1. 适用对象

① 疑患糖尿病者。

② 血糖受损患者。

③ 糖耐量异常者。

2. 膳食原则

（1）试验前一天晚餐后禁食。

（2）试验日　卧床休息，清晨测空腹血糖，同时留尿标本。取葡萄糖 75g 溶于 300mL 水中口服或者食用 75g 馒头（5min 内吃完），从吃第一口开始计时，30min、60min、120min、180min 各抽血一次，同时留尿标本，做血糖定量和尿糖定性测定。

（四）纤维肠镜检查膳食

通过调整膳食中膳食纤维和脂肪的摄入量，给患者进食少渣和无渣的饮食，以减少粪便量为肠镜检查做肠道准备。

1. 适用对象

① 原因不明的便血患者。

② 疑有肠道肿瘤患者。

③ 结肠术后复查患者。

④ 结肠息肉等原因需做肠镜检查的患者。

2. 膳食原则

① 检查前 3 天，进食少油、少渣的软食或半流质，检查前一天，进食低脂肪、低蛋白的全流质膳食。

② 检查前 6～8h 禁食，检查后 2h，待麻醉作用消失后，方可进食，当日宜进少渣半流食，若行活检者，最好在检查 2h 后进食温牛奶，以后改为少渣半流质膳食 1～2 天。

③ 可选用粳米粥、烂面条、清蒸鱼、粉丝、粉皮、嫩豆腐、鱼丸、鸡蛋羹、藕粉等。禁用含膳食纤维多的蔬菜、水果、豆类、油煎炸的大块肉类、坚硬且不易消化的食物以及辛辣、糖醋等刺激性食物。

（五）碘试验膳食

通过控制食物中碘的摄入量，辅助放射性核素甲状腺功能检查。试验期 2 周。

1. 适用对象

① 需做甲状腺吸碘测定的患者。

② 碘治疗患者。

③ 甲状腺功能亢进症患者。

2. 膳食原则

① 试验期 2 周，忌食含碘食物以及其他影响甲状腺功能检查的药物和食物，避免使体内贮存过多的碘。

② 试验期间禁食各种海产动植物食物，如海鱼、海虾、虾米、海虾仁、虾皮、海蜇、海带、发菜、紫菜、海参等。凡烹调过海产品食物的用具均不能做碘试验膳食；试验期间不能食用加碘食盐。

③ 凡吃过海蜇、海带、紫菜、淡菜等海味要停吃 2 个月才能做此检查。凡吃过海、梭子蟹、毛蚶、干贝、蛏子等海味要停吃 2 周才能做此试验。凡吃过带鱼、黄鱼、鲳鱼、鲞鱼、乌贼鱼、虾皮等海味要停吃 1 周才能做此试验。

（六）内生肌酐试验膳食

通过控制外源性肌酐的摄入，观察机体对内生肌酐的清除能力。

1. 适用对象

① 肾盂肾炎、肾小球肾炎患者。

② 尿毒症患者。

③ 重症肌无力等各种疾病伴有肾功能损害者。

2. 膳食原则

① 试验期为 3 天，前 2 天是准备期，最后 1 天为试验期，试验期间均食无肌酐膳食。全日蛋白质供给量少于 40g。禁用的食物如牛羊猪肉、鱼、虾、鸡、鸭禽类等食物。

② 试验期间的主食量不宜超过 350g/d。

③ 蔬菜、水果、淀粉、藕粉及植物油等可按需给予，若有饥饿感可添加藕粉、水果等。

④ 试验当日忌饮茶和咖啡，停用利尿药，并避免剧烈运动。

（七）结肠造影膳食

膳食要求：减少膳食纤维和脂肪的摄入量，减少肠道内食物残渣，为结肠 X 线检查做肠道准备。

1. 适用对象

因各种原因需要做结肠造影检查的患者。

2. 膳食原则

① 钡灌肠前 1～2 天，进食少油少渣半流质。免用蔬菜、水果、肉禽等食物。可选用清蒸鱼、白米粥、煮鸡蛋、蒸豆腐、蛋花汤、细挂面、藕粉、果子水、米汤。

② 用清蒸和烧煮的烹调方法，不用油煎炸的食物。禁用的食物有牛奶、豆浆、土豆等有渣及一切产气食物。

③ 检查当天禁食早餐。

（八）氮平衡试验膳食

计算膳食摄入和营养补充的蛋白质量和排出的氮量，观察患者体内的蛋白质营养状况。

1. 适用对象

需要评定蛋白质营养状况的患者。

2. 膳食原则

① 试验期一般 5～7 天，采用称重膳食，要精确计算膳食中每日蛋白质及能量，每天进食量要固定，摄入的食物应称重计算。

② 患者从静脉或其他途径摄入的含氮营养物也应计算在内。

③ 用测定尿尿素氮的方法来计算氮的排出，可采用以下简要公式。

$$氮平衡(g/d)=蛋白质摄入量(g/d)/6.25-[尿氮(g/d)+3.5g]$$

（九）钙磷代谢试验膳食

1. 低钙、正常磷代谢膳食

调整饮食中的钙、磷含量，观察甲状旁腺功能。代谢期为 5 天，为称重膳食，前 3 天为适应期，后 2 天作为代谢期。收集试验前及代谢期最后 24h 的尿液，测定尿钙排出量。

（1）适用对象　需检测甲状旁腺功能的患者及需观察肾小管重吸收功能的患者。

（2）膳食原则　代谢期膳食中每日钙供给量应小于 150mg，磷为 600～800mg。宜选低钙高磷的食物。试验期间，蛋白质脂肪总能量应固定。患者有饥饿感时，可添加纯碳水化合物食物，并可适量增加脂肪。禁用牛奶、豆类、小虾皮、芝麻酱等，食盐称重使用，避免用酱油，禁饮茶。

2. 低蛋白、正常钙磷膳食

试验期为 5 天，前 3 天为适应期，后 2 天为试验期，为一种严格的称重代谢膳食。

（1）适用对象　检测甲状旁腺功能者、测定肾小管重吸收磷的功能者、测定血与尿中肌酐及磷含量者。

（2）膳食原则　除按代谢膳食规定配制及烹调外，每日供给蛋白质小于 40g。避免食用肉类蛋白，在蛋白质限量范围内，宜补充适量鸡蛋与牛乳等优质蛋白质。注意充足摄入非氮能量以保证能量的充足供给。若进食少可以添加高碳水化合物的配方。每日膳食中钙 600～800mg，磷为 600～800mg。禁用瘦肉、动物内脏、鱼、虾、禽等动物性食品。

（十）钾钠代谢膳食

代谢期共 10 天，前 3～5 天为适应期，后 5～7 天为试验期。以辅助诊断醛固酮增多症。

1. 适用对象

醛固酮增多症患者。

2. 膳食原则

① 实验膳食中每日供给钾 1950mg，钠 3450mg。

② 在计划食谱时，应先选用含钾高的食物，并进行计算，然后再计算钠的含量，钠的不足部分可以用食盐来补充。

③ 用蒸馏水烹制食物，严格称重，并密切观察患者进餐情况。

④ 应照顾患者饮食习惯，以保证每餐能吃完，使之能够达到预期的要求。

⑤ 禁用的食物有加碱和用发酵粉制作的面食、盐腌食物。

第二节　住院患者的营养评价

患者营养状况的优劣直接关系着临床治疗的效果及疾病的转归，已经被临床医学认识和重视。住院患者常见的营养问题是营养不良。

一、膳食调查的内容

① 饮食习惯。
② 食物摄入量调查（至少3天）。
③ 患病前后食物摄入量和种类的变化。
④ 接受有关疾病和营养知识方面的宣教情况。
⑤ 可以接受营养治疗费用的情况。

二、人体测量

（一）体重

体重是营养评价最重要，也是最简单可行的检查指标。临床上，常采用实际体重与理想体重之比，或体重在一定时期内的变化幅度和速度来评价营养状况。体重测量每次应保持在测量条件基本一致的情况下进行，才有价值，住院患者应在清晨排空大小便、着装一致时测量。

1. 按理想体重评价
计算公式：实际体重占理想体重（%）＝实际体重/理想体重×100%
评价：实际体重占理想体重波动±10%——正常；
实际体重高于理想体重10%～20%——超重；
超重实际体重高于理想体重20%～30%——肥胖；
肥胖实际体重超过理想体重＞30%——严重肥胖；
实际体重低于理想体重10%～20%——消瘦；
实际体重低于理想体重20%以上——营养不良。
2. 按体重变化评价
计算公式：体重变化(%)＝(平时体重－现测体重)/平时体重×100%
评价见表4-1。

表4-1　体重变化评价

时间	中度体重减少	重度体重减少
1周	1%～2%	＞2%
1个月	5%	＞5%
3个月	7.5%	＞7.5%
6个月	10%	＞10%

（二）皮褶厚度

测量皮下脂肪厚度可推算体脂储备与消耗，间接反映能量的变化。
1. 三头肌皮褶厚度测定
三头肌皮褶厚度测定是临床上最常用的测定指标。
（1）方法　上臂自然下垂，取左（或右）上臂背侧肩胛骨喙突至尺骨鹰嘴连线中点，在中点上方2cm处，测定者用左手拇指和食指将连同皮下脂肪捏起呈皱褶，皱褶的一点两侧皮肤应对称，用皮褶厚度仪测定其厚度。

（2）注意事项

① 应在夹住部位停留 3s。

② 应在同一部位反复测量 3 次，取平均值。

③ 观察营养治疗效果需测量多次，应固定同一上臂、同一测量仪和测量者。

（3）评价　评价参考标准为正常值成年男性 8.3cm，成年女性 15.3cm。

① 实测值为正常值的 90％以上为正常。

② 实测值为正常值的 80％～90％为体脂轻度减少。

③ 实测值为正常值的 60％～80％为体脂中度减少。

④ 实测值为正常值的 60％以下为体脂重度减少。

2. 肩胛下皮褶厚度测定

（1）方法　上臂自然下垂测左肩胛下角约 2cm 处，方法和注意事项同测上臂三头肌皮褶厚度。

（2）评价应用　用肩胛下皮褶厚度与三头肌皮褶厚度之和判断营养状况。

① 肥胖：男性＞40mm，女性＞50mm。

② 正常：男性 10～40mm，女性 20～40mm。

③ 消瘦：男性＜10mm，女性＜20mm。

3. 临床应用应注意的问题

（1）皮褶厚度的变化是进行性的变化过程，短期内无论是否给予营养支持，变化不明显，营养不良或营养改善状况不能单纯依据皮褶厚度测定值，应与其他指标综合评价。

（2）皮褶厚度的正常值没有统一标准，是人群测定的平均值，只能作为参考。

（三）上臂围和上臂肌围

1. 上臂围测量方法和应用

左前臂自然下垂，取上臂中点，用软尺测量中点处臂围，至少 2 次，误差不得相差 0.1cm。

临床应用意义：臂围包括皮下脂肪，间接反映能量储备和消耗，我国没有评价标准，只有参考值。

2. 上臂肌围计算方法和应用

（1）计算公式　上臂肌围(cm)＝上臂围(cm)－3.14×三头肌皮褶厚度

（2）临床应用意义　反映体内蛋白质储存水平，与血清白蛋白水平密切相关，当血清白蛋白小于 28g/L 时，87％的患者出现上臂肌围减少。

（3）参考值　正常值男性 24.8cm，女性 21.0cm。

① 轻度营养不良：实测值为正常值的 80％～90％。

② 中度营养不良：实测值为正常值的 60％～80％。

③ 重度营养不良：实测值＜正常值的 60％。

三、其他自觉症状和客观体征的观察

① 患者自觉症状的叙述，如皮肤改变、食欲改变、视力改变、体力改变等。

② 客观体征，如皮肤脱屑、皮疹、口腔炎、暗适应下降等，可初步判断微量营养素的

缺乏。

四、实验室检查

（一）评价蛋白质营养状况

1. 血清白蛋白

（1）正常值　35～55g/L，与球蛋白比值为1.5～2.5。判断标准见表4-2。

表4-2　血清蛋白评价标准

血清蛋白	半衰期	正常值	轻度缺乏	中度缺乏	重度缺乏
白蛋白/(g/L)	20天	35～55	28～34	21～27	<21
前白蛋白/(mg/L)	1.9天	250～500	150～250	100～150	<50
运铁蛋白/(g/L)	8天	2.0～4.0	1.5～2	1～1.5	<1
视黄醇结合蛋白/(mg/L)	10h	40～70			

（2）临床意义

① 持久性降低说明蛋白质摄入量不足，合成机体蛋白质基质不足。

② 血清白蛋白是判断蛋白质营养不良的可靠指标。

③ 白蛋白的半衰期为20天，急性蛋白质丢失或短期内蛋白质摄入不足，白蛋白可以维持正常。如果白蛋白下降说明摄入量不足已持续较长时间，机体通过肌肉蛋白质分解，释放氨基酸，提供合成血蛋白的需要，这种调节功能减弱，发生血清白蛋白下降是慢性营养不良的可靠指标。

④ 临床观察营养治疗的效果，短期内也不能以血清白蛋白作为依据。

2. 前白蛋白

（1）正常值　前白蛋白又称甲状腺素结合蛋白或维生素A转运蛋白，正常值为250～500mg/L。判断标准见表4-2。

（2）临床意义

① 前白蛋白在肝脏合成。

② 前白蛋白的半衰期是1.9天，反映急性蛋白质缺乏比白蛋白敏感。

3. 运铁蛋白

（1）正常值　2.0～4.0g/L，在肝脏合成。判断标准见表4-2。

（2）临床意义

① 半衰期8天，能及时反映内脏蛋白质的急剧变化。

② 能较快反映营养治疗的效果。

4. 视黄醇结合蛋白

（1）正常值　40～70mg/L。判断标准见表4-2。

（2）临床意义

① 半衰期10h，可极灵敏反映营养治疗的效果。

② 因半衰期短，可快速反映营养治疗的效果，又称为体内快速反应蛋白。

5. 肌酐-身高指数

（1）正常值　在肾功能正常时，肌酐-身高指数是测定肌蛋白消耗量的一项生化指标。肌酐是肌酸的代谢产物（肌酸绝大部分存在于肌肉组织中，每100g肌肉约含肌酸400～

500mg），其排出量与肌肉总量、体表面积和体重密切相关，不受输液与体液潴留的影响，比氮平衡、血浆白蛋白等指标灵敏。

肌酐-身高指数＝被试者24h尿中肌酐排出量(mg)/相同身高健康人24h尿中肌酐排出量(mg)

在蛋白质营养不良、消耗性疾病和肌肉消瘦时，肌酐生成量减少，尿中排出量亦随之降低。正常情况下，成年人24h尿中肌酐排泄量基本恒定，男性是1000～1500mg，女性700～1000mg。

（2）临床意义

① 正常情况下，肌酐排泄量不受尿量、饮食蛋白质摄入量影响。

② 当患肿瘤、肾功能衰竭、肝功能衰竭时肌酐排泄量减少。

6. 氮平衡

（1）方法　用测定摄入氮与排出氮之比来判断蛋白质营养状况，摄入氮包括摄入食物中的氮及其他来源的氮，排出氮包括尿氮、粪氮等。

（2）计算公式

$$氮平衡＝摄入氮－(尿氮＋粪氮＋皮肤丢失氮)$$

或　　　　$$氮平衡(g/d)＝蛋白质摄入量(g/d)/6.25－[尿氮(g/d)＋3.5(g/d)]$$

（3）临床意义

① 摄入氮＝排出氮，摄入氮能满足需要。

② 摄入氮＞排出氮，正氮平衡，合成代谢＞分解代谢。

③ 摄入氮＜排出氮，负氮平衡，合成代谢＜分解代谢。

（二）免疫功能

1. 淋巴细胞计数

（1）计算方法　总淋巴细胞数＝白细胞总数×淋巴细胞％。

（2）评价标准

① 正常＞$20×10^8/L$。

② 轻度营养不良（20～12）$×10^8/L$。

③ 中度营养不良（8～12）$×10^8/L$。

④ 重度营养不良＜$8×10^8/L$。

2. 迟发性超敏皮肤试验（DHST）

前臂屈侧皮内注射0.1mL抗原，48h测量接种处硬结直径，如大于5mm为正常，如小于则为免疫功能下降。

（三）其他

白细胞、红细胞、血红蛋白等。

五、营养评价的综合指标——预后营养指数

用单一指标不能全面对患者的营养状况作出准确评价，应结合患者的临床表现、各项检查指标综合进行评价。预后营养指数（PNI）是评价外科患者术前营养状况及预测术后并发症发生危险性的综合指标。

1. 计算公式

$$PNI(\%)＝158－16.6(ALB)－0.78(TSF)－0.20(TFN)－5.8(DHST)$$

式中，PNI 为预后营养指数；ALB 为血清白蛋白，g/L；TSF 为三头肌皮褶厚度，mm；TFN 为血清转铁蛋白，mg%；DHST 为迟发性超敏皮肤试验（硬结直径＞5mm＝2；＜5mm＝1；无反应者＝0）。

2. 评价标准

① 发生术后合并症危险性小：PNI＜30%。

② 存在轻度手术危险性：30%≤PNI＜40%。

③ 存在中度手术危险性：40%≤PNI＜50%。

④ 术后并发症多死亡率高：PNI≥50%。

第三节　营养缺乏病的营养治疗

营养缺乏病指长期严重缺乏一种或多种营养素而造成机体出现各种相应的临床表现或病症，如缺铁性贫血，是由于铁等摄入不足造成的。近年来，由于国家经济的发展和国民营养水平的普遍提高，各种亚临床的营养缺乏也受到重视。营养缺乏病应该包括亚临床营养缺乏状态。

营养缺乏病的病因有原发性和继发性两种：原发性病因指单纯营养素摄入不足，可能是个别营养素摄入不足，而常见的是综合性的各种营养素摄入不足；继发性病因指由于其他疾病而引起的营养素不足，常见消化、吸收、利用不良导致的营养素不足，也有因为疾病导致需要量增加而出现营养缺乏。

1. 原发性营养缺乏病

因为各种原因使食物供给不足，不能满足人体生长发育的需要而出现的营养缺乏病，如长时期的自然灾害。

食物中营养素缺乏，自然环境中矿物质分布不均匀，致使天然食物某些营养素缺乏，如地方性碘缺乏病。

饮食方式不科学，食品搭配不均衡，营养素摄入不平衡，长时期食用过度精制的食品、烹调过程中营养素的破坏和损失也可以导致营养缺乏病。预防和避免这类营养缺乏病出现的根本方法是普及营养知识，提高人民群众的营养认知水平。

2. 继发性营养缺乏病

天然食物中存在干扰营养素吸收和利用的物质，如茶和咖啡中的多酚限制了铁的吸收；草酸限制了钙的吸收。

胃、胰腺、胆道等疾病或消化酶的分泌减少都将严重影响食物的消化，使脂肪、碳水化合物、肽和氨基酸甚至维生素和矿物质吸收不良，甚至无法吸收。

在人体生长发育旺盛期及妊娠、哺乳等生理过程中，营养素需要量明显增加；发热患者的维生素 B_1、维生素 B_2 等与能量代谢有关的维生素的需要量增加。

营养素的破坏或丢失增加，维生素 B_1 与维生素 C 在碱性溶液中不稳定，在胃酸缺乏或用碱性药物治疗时可造成此类维生素的大量破坏而发生继发性营养缺乏病。

发展食品生产供应，优化食物结构，粮食生产要有足够的数量，还应该开发多品种。增加动物性食品生产供应，开发食品新资源，让广大群众从根本上解决食品供给问题。

普及营养知识，指导食品消费，普及教育对改善人群营养十分重要，应该让群众了解营养与健康、营养与疾病的关系，并自觉重视营养，科学生活。

食物应该多样化，各种食物所含的营养成分不完全相同，任何一种天然食物都不能提供人体所需的全部营养素，应避免偏食挑食。

一、蛋白质-热量营养不良

蛋白质-热量营养不良（PEM）是由于能量和蛋白质摄入不足引起的营养缺乏病。蛋白质-热量营养不良多数由贫困和饥饿引起，蛋白质-热量营养不良已成为世界上许多发展中国家一个重要的公共卫生问题。

1. 病因

（1）食物摄入不足　由于社会、战争、自然灾害或贫穷等原因使食物短缺，人们处于饥饿状态。长期低蛋白质、低能量膳食，例如母乳不足未及时添加辅助食物；人工喂养时食物选择不当，如单纯谷类食物喂养；不良的饮食习惯如偏食、挑食、吃零食过多；长时期使用流质、软食，以上这些都是引起患者蛋白质-热量营养不良的常见原因。长期静脉输注葡萄糖作为维持生命的唯一能源，也会很快发生蛋白质-热量营养不良。

（2）需要量增多　多见于急慢性传染病后的恢复期、双胎早产、生长发育快速阶段、急性发热性疾病、大面积烧伤、败血症、外科大手术。

（3）吸收不良　胃肠道疾病和胃肠切除是蛋白质-热量营养不良发生的两个重要原因，如幽门梗阻、迁延性腹泻、胃肠吸收不良综合征等。

2. 临床表现

（1）水肿型营养不良　多见于 4 个月至 5 岁的小儿。轻者仅有下肢水肿，重者于上肢、腹部及颜面等处均有凹陷性水肿，血清白蛋白低于 30g/L。患者体重在其标准体重的 60%～80%，主要表现为水肿、腹泻，常伴有突发性感染、头发改变、表情冷漠或情绪不好、虚弱无力等。

① 水肿：凹陷性水肿常见于腹部、腿部，也可能遍布全身，包括面部，最明显是下肢。

② 皮肤：其皮肤改变的特征是有色素沉着、皮肤红斑、皮肤过度角化和鳞样改变或剥脱，以下肢、臀部和会阴部的皮肤损害最常见、受损程度最严重，严重的病例出现压疮。

③ 头发：细软、稀少、变色、变脆、易脱落。

④ 黏膜：口角炎、唇炎、舌萎缩，肛门周围可见溃疡。

⑤ 消化道：常见水样便或大量稀便，肝脏明显变大、变硬。

⑥ 贫血：常常存在一定程度的贫血。

⑦ 精神状态：表情冷漠或情绪不好是其特征。

（2）干瘦型营养不良　患者体重低于其标准体重的 60%，体温低于正常。生长发育迟缓、消瘦无力、贫血、无水肿、抵抗力下降。患者肌肉萎缩无力，皮肤黏膜干燥萎缩，皮下脂肪消失。皮包骨，两颧突出，额部有皱纹，外貌似"小老头"。对外界刺激反应淡漠或易激惹，哭吵不止。肌张力低下，腹部下凹或因肠充气而膨隆。

（3）混合型营养不良　患者体重低于标准体重的 60%，有水肿。主要表现是皮下脂肪消失、肌肉萎缩、明显消瘦。生长迟滞，体重与身高低于正常儿标准，尤其体重下降更为明显。患儿表现烦躁不安、表情淡漠、明显饥饿感或食欲缺乏，常伴有腹泻、维生素缺乏等。免疫功能低下，易患各种感染。婴儿腹泻常迁延不愈，加重营养不良，造成恶性循环。

3. 诊断

（1）体质指数　青少年和成人可用体质指数（BMI）来评价。

$$体质指数＝体重(kg)/身高^2(m^2)$$

BMI<18.5 为营养不良，BMI<17.5 为中度营养不良，BMI<16.0 为重度营养不良。

（2）年龄别体重　可以作为人群中蛋白质-热量营养不良程度的分级指标，Ⅰ级为理想年龄体重的 75%～90%，Ⅱ级为 60%～74%，Ⅲ级<60%。

（3）皮褶厚度　可用皮褶厚度计测定腹部、背部的皮褶厚度。选用肱三头肌、肩胛骨下和脐旁三个测量点。三者之和低于 10mm（男性）或 20mm（女性），则可诊断为消瘦。

皮下脂肪消减先自腹部开始，以后依次为躯干、四肢、臀部，最后为面部。皮下脂肪恢复的顺序则与此相反。

常用的实验室检查指标有血清总蛋白、血红蛋白浓度和血清白蛋白（ALB）。

4. 治疗

治疗原则为消除病因、调整饮食（提供充足的蛋白质和能量，全面改善营养）、改进喂养方法、纠正并发症。

补充蛋白质和能量的数量：蛋白质-热量营养不良患者摄入的蛋白质和能量应比正常人高。水肿型多补充蛋白质，消瘦型多补充能量。每天要摄入 2～2.5g/kg 优质蛋白质，能量为 502～628kJ/kg（120～150kcal/kg）。

补充蛋白质和能量的原则是逐步增加，蛋白质和能量同时补充。

5. 预防

合理膳食，减少感染，定期测量婴幼儿体重，早期诊断和治疗。

二、维生素 A 缺乏病

1. 缺乏原因

维生素 A 缺乏病是当前世界上营养缺乏病中最为广泛的一种。

（1）食物摄入量不足　因富含维生素 A 的动物性食物摄取量较少，如儿童挑食、少女减肥等情况。也可由于季节变化、食物来源减少引起。

（2）需要量增多　消耗性病症如急慢性传染病后的恢复期、急性发热性疾病，大面积烧伤、败血症、外科大手术等，维生素 A 的需要量增加。生长发育快速的婴幼儿和儿童维生素 A 需要量也相对增加。此外，长期用眼者其维生素 A 的需要量也应适当增加。

（3）吸收不良　胃肠道疾病和胃肠切除是维生素 A 缺乏病发生的重要原因，如幽门梗阻、胃肠功能紊乱、胃肠吸收不良综合征等。

2. 临床表现

（1）眼部症状　眼部症状出现最早。

① 眼干燥症（干眼病）：眼部不适、发干，烧灼感，畏光、流泪。球结膜失去正常光泽和弹性，透亮度减低，呈浑浊的颜色，当眼球向左右转动时可出现球结膜的皱褶。毕脱斑对维生素 A 缺乏的诊断有参考意义，毕脱斑表现为眼结膜靠近角膜缘处，有灰白色微小泡沫状小点散在于表面，随后集成圆形或卵圆形，呈尖端向眼角的三角形，表面微隆起、干燥，不易擦去。

② 暗适应时间延长是维生素 A 缺乏的早期表现。人从亮处进入暗处，眼睛在黑暗中需要适应一段时间才能看到物体，这种生理现象称为暗适应。夜盲症是维生素 A 缺乏病的典

型表现，夜盲症指在黑暗中看不见事物。

③ 维生素 A 缺乏严重时可以出现角膜软化，初期会引起角膜干燥、角化，失去光泽，后期可出现软化、溃疡、穿孔，导致失明。

（2）皮肤症状　早期仅皮肤干燥，以后由于毛囊上皮角化，出现角化过度的毛囊性丘疹，上臂后侧与大腿前外侧最早出现。以后出现丘疹。皮肤干燥并有皱纹，因其外表与蟾蜍的皮肤相似，严重时皱纹明显如鱼鳞。

（3）骨骼系统症状　维生素 A 缺乏儿童可表现为骨组织停止生长，发育迟缓，出现齿龈增生角化，牙齿生长延缓，容易发生龋齿。

（4）生殖功能症状　维生素 A 缺乏，可影响女性受孕和怀胎，或导致胎儿畸形和死亡。

（5）免疫功能症状　维生素 A 缺乏患儿易发生反复呼吸道感染及腹泻等。

3. 诊断

根据临床表现、摄入情况、病史，特别是眼部和皮肤的改变，诊断一般较容易。

（1）血清视黄醇含量　儿童正常血浆视黄醇浓度大于 $1.05\mu mol/L$，正常成人血清视黄醇浓度为 $1.05\sim3.15\mu mol/L$。

（2）暗适应能力测定　暗适应降低可作为早期诊断维生素 A 缺乏的依据。

4. 治疗

（1）补充维生素 A　给予适当剂量维生素 A；同时补充维生素 E 和锌，可提高疗效。

单纯因摄取量不足而致维生素 A 缺乏者，临床可按缺乏程度轻重给予富含维生素 A 的食物，如动物肝脏、蛋黄、胡萝卜、菠菜、韭菜、芹菜、莴苣叶、金针菜或果类、杏干等。

（2）对症治疗　眼干燥症时双眼可滴消毒的鱼肝油。

5. 预防

摄入含维生素 A 丰富的食物，如动物性食品（肝脏、鱼类、蛋类、肉类、禽类、奶类及其制品等）、深绿色蔬菜、胡萝卜、番茄、红薯等食物，养成不偏食、不挑食的习惯。

三、维生素 B_1 缺乏病

1. 缺乏原因

（1）摄入不足　维生素 B_1 在体内贮存量少，容易排出。谷类食物是膳食维生素 B_1 的主要来源。米麦类食物加工过精，米过度淘洗，习惯吃捞饭弃去米汤，蔬菜切碎后浸泡过久，不食菜汤，在食物中加碱等，均可使维生素 B_1 大量损失，导致其缺乏。

（2）吸收利用障碍　胃肠道及肝胆疾病如胃酸分泌减少、吸收不良综合征、慢性腹泻、肠梗阻、慢性肝炎和肝硬化等均可使维生素 B_1 吸收和（或）利用障碍，从而导致缺乏。

（3）需要量增加或消耗过多　长期发热、消耗性疾病、高温作业、重体力劳动、妊娠、哺乳等均可使维生素 B_1 需要量增多，可致维生素 B_1 缺乏。

（4）抗硫胺素因子　抗硫胺素因子（ATF）可使维生素 B_1 变构而降低其生物活性，影响维生素 B_1 的吸收、利用。咀嚼槟榔，喝浓茶、咖啡等可以影响维生素 B_1 的吸收和利用，导致其缺乏。

（5）慢性乙醇中毒　酗酒是引起维生素 B_1 缺乏病的原因之一。乙醇使维生素 B_1 摄入减少，妨碍小肠的吸收；乙醇还损害维生素 B_1 的正常代谢，使维生素 B_1 转化为活性代谢物减少；乙醇对神经系统有直接的毒性作用，可使其对维生素 B_1 的利用降低。

2. 临床表现

（1）亚临床型　患者感觉疲乏无力、烦躁不安、易激动、头痛，恶心、呕吐、食欲减退，有时腹痛、腹泻或便秘、腹胀，下肢倦怠、酸痛。症状和体征不典型，容易被忽视。

（2）干性脚气病（神经型）　肢体远端、下肢感觉异常发病较上肢早，呈上升性、对称性。有针刺或烧灼样感觉或过敏表现，肌肉酸痛，腓肠肌最为明显，有时可有腓肠肌抽搐、痉挛，甚至不能行走，腓肠肌常有按痛，患者蹲下时可因腓肠肌痛而不能起立。随着病情发展，患者常诉肢体麻痹，感觉障碍呈手套样或袜套样，触觉和痛觉减弱以致消失。

（3）湿性脚气病（心血管型）　水肿为湿型脚气病患者较常见的症状，足踝部水肿，皮肤略红，发展至小腿、膝、整个下肢甚至全身。感觉心悸、气促、心前区胀闷，舒张压降低，脉压增大。严重者可出现胸腔、心包腔、腹腔等处积液，并可迅速发展至循环衰竭以致死亡。

（4）婴儿脚气病　多发生于出生数月的婴儿。食欲缺乏、呕吐、兴奋、腹痛、便秘、水肿、心跳快、呼吸急促及困难。晚期可发生发绀、心力衰竭、肺充血及肝淤血。严重者可出现脑充血、颅压升高、强直痉挛、昏迷、死亡。病情进展迅速，从发病到死亡可在 1～2 天内。治疗及时者可迅速好转。

3. 诊断

（1）尿中维生素 B_1 排出量测定　成人 24h 尿维生素 B_1 排出量少于 $90\mu g$，或每小时夜尿排出量少于 $1\mu g$，或空腹 2h 尿少于 $2\mu g$，可认为机体缺乏维生素 B_1。

（2）4h 负荷试验　成人 1 次口服 5mg 或肌内注射 1mg 维生素 B_1，留 4h 尿，测排出维生素 B_1 的量，$<10\mu g$ 为缺乏，$100\sim200\mu g$ 为不足，$\geqslant200\mu g$ 为正常。

（3）任意一次尿维生素 B_1 与肌酐排出量的比值　$\geqslant66\mu g$ 维生素 B_1/g 肌酐为正常，$27\sim65\mu g$ 维生素 B_1/g 肌酐为不足，$\leqslant27\mu g$ 维生素 B_1/g 肌酐为缺乏。

（4）红细胞转酮醇酶活性系数（ETK-AC）　$\geqslant16\%$ 为不足，$<25\%$ 为缺乏。

4. 治疗

口服维生素 B_1 每次 10mg（3 次/天），同时可加用干酵母及其他 B 族维生素。对急重患者应尽快注射维生素 B_1 50～100mg/d，7～14 天后可减少剂量，改为口服，直至患者完全康复。

5. 预防

① 改良谷类加工方法，调整饮食结构。

② 防止谷物加工过精细导致维生素 B_1 的损失。纠正不合理的烹调方法，淘米次数不宜过多，煮饭不要丢弃米汤，烹调食物不要加碱等。

③ 重点人群的监测和干预：对婴幼儿、儿童、孕妇、乳母等易感人群开展监测，及时发现亚临床缺乏者，给予纠正。

④ 开展健康教育活动：普及预防维生素 B_1 缺乏知识，使人民群众自觉注意食物的选择与调配。

四、维生素 B_2 缺乏病

1. 缺乏原因

单纯的维生素 B_2 缺乏很少见，通常是多种营养素联合缺乏。

（1）摄入不足　摄入不足仍是目前维生素 B_2 缺乏的主要原因，包括食物摄取不足，烹调不合理（如淘米过度、蔬菜切碎后浸泡等），食物在加热、暴露于阳光的过程中维生素 B_2 被破坏，食用脱水蔬菜或婴儿所食牛奶多次煮沸等均可导致维生素 B_2 摄入不足。

（2）吸收障碍　长期腹泻、消化道梗阻、胃酸分泌减少、小肠切除等因素均可影响维生素 B_2 的吸收。嗜酒者也可导致维生素 B_2 不足。

（3）需要量增加或消耗过多　妊娠、哺乳、寒冷、体力劳动、精神紧张等情况下，机体维生素 B_2 需要量增加。疾病过程中，如高热肺炎时，常因代谢加速、消耗增加而使得维生素 B_2 需要量增多。

2. 临床表现

维生素 B_2 缺乏的临床症状不像其他一些维生素缺乏的症状那样特异。早期症状可包括虚弱、疲倦、口痛和触痛、眼部烧灼感、眼痒。进一步发展可出现唇炎、口角炎、舌炎、鼻及脸部的脂溢性皮炎，男性有阴囊炎，女性偶见阴唇炎，称为"口腔生殖综合征"。

（1）舌炎　舌色紫红、舌裂、舌乳头肥大，舌头感觉疼痛与烧灼感。典型者舌头呈现紫红色或红紫相间，出现中央红斑，边缘界线清楚如地图样变化，称为"地图舌"。

（2）唇炎　唇黏膜水肿、有裂隙、溃疡及色素沉着，严重时可有唇黏膜萎缩。

（3）口角炎　表现为口角湿白、裂隙、疼痛、溃疡，常有小脓疱和结痂。

（4）脂溢性皮炎　好发于鼻唇沟、下颌、眉间、面颊等处，皮脂增多，皮肤有轻度红斑，有脂状黄色鳞片、丝状赘疣或裂纹。

（5）眼部症状　有视物模糊、畏光、流泪、视疲劳、角膜充血等症状。维生素 B_2 缺乏也使暗适应能力下降。

（6）阴囊炎或阴唇炎　男性阴囊皮肤除有渗液、糜烂、脱屑、结痂、皲裂及合并感染外，还有浸润、增厚及皱褶深厚等变化。损伤范围可大可小，一般人于阴囊面积的 1/3。女性有会阴瘙痒、阴唇炎和白带过多等。

3. 诊断

因为维生素 B_2 缺乏病常合并其他维生素的缺乏，而唇炎、舌炎、口角炎和皮肤病变均无特异性，所以临床诊断比较困难。角膜血管增生虽是一项较好的诊断指标，但若与沙眼共存，往往不易诊断。详细了解膳食史有助于诊断，试验性治疗亦可用于诊断。实验室检查较为可靠，主要指标如下。

（1）尿维生素 B_2 测定　24h 尿维生素 B_2 排出量 $\geqslant 0.32\mu mol/L$（$>120\mu g$）为正常。按每克肌酐量计算，$\geqslant 80\mu g/g$ 肌酐为正常，$<27\mu g/g$ 肌酐为缺乏。

（2）维生素 B_2 负荷实验　排出晨尿，口服 5mg 维生素 B_2 后，收集 4h 尿液测定维生素 B_2 的排出量，$\geqslant 3.45\mu mol$（$\geqslant 1294\mu g$）为正常，$1.33\sim 3.45\mu mol$（$499\sim 1294\mu g$）为不足，$\leqslant 1.33\mu mol$（$\leqslant 499\mu g$）为缺乏。

4. 治疗

补充维生素 B_2，每日 10mg，分 2 次口服，直至症状消失。同时应服用干酵母或复合维生素 B 片。

5. 预防

多食用富含维生素 B_2 的食物。含维生素 B_2 丰富的食物有动物肝、肾、心、蛋黄、乳类等。绿叶蔬菜中维生素 B_2 含量比根茎类和瓜茄类高，天然谷类食品的维生素 B_2 含量比较低。豆类的维生素 B_2 含量也很丰富。

五、烟酸缺乏病

烟酸缺乏病称为癞皮病，也叫糙皮病。色氨酸可以转化为烟酸，因此认为烟酸和色氨酸都缺乏会导致癞皮病，因为皮肤粗糙而得名。

1. 缺乏原因

烟酸广泛存在于自然界，瘦肉、豆类、鱼类、花生中的含量较丰富。玉米等谷物中含有的烟酸是"结合型"烟酸，不能被消化酶水解利用，容易发生烟酸缺乏。

色氨酸是一种必需氨基酸，色氨酸在生物体内可转化为烟酸。动物蛋白食品多富含色氨酸，如果每天能从食物中获得 60g 优质蛋白质，一般可得到 10mg 烟酸。

2. 临床表现

常在春季、夏初急性发作。

本病主要累及皮肤（皮炎）、胃肠道（腹泻）、中枢神经系统（痴呆）。前驱症状为疲倦、食欲不佳、体重下降、乏力、腹泻或便秘、口腔有烧灼感以及精神和情绪的改变。

（1）皮肤损害　体表暴露部位，如面部、颈部、胸上部、腕部、手背及外伤淤血部位，表现为鲜红色或紫红色，酷似晒斑，与周围皮肤界限清楚。自觉灼热、肿胀、轻度瘙痒。重症者，红斑上可发生浆液性大疱、糜烂、结痂，从而继发感染。病情好转后，大块脱皮，留有棕黑色色素沉着。可反复发作，因而皮肤增厚、粗糙，称为"癞皮病"。

（2）消化道症状　首先出现舌炎和口腔炎，舌头肿胀、疼痛，呈"牛肉红色"，对热、咸或酸性的食物特别敏感。味蕾上皮细胞脱落，舌头外观如杨梅样，并有刺痛。发病早期可出现胃炎、腹痛、食欲缺乏、恶心、呕吐、心前区烧灼感等症状。非感染性炎症引起胃肠黏膜萎缩，有腹泻，量多而有恶臭，也可有出血。

（3）精神神经症状　早期有头晕、头痛、失眠、紧张、惶恐不安，以后出现下肢无力、四肢麻木、舌及四肢震颤，腱反射最初增强、最后低下或消失。周围神经炎症状：呈现手套或袜套样感觉减退，腓肠肌压痛，甚至可有小腿肌肉萎缩。重症可导致智力发育障碍，甚至痴呆。

（4）其他　严重烟酸缺乏者伴有巨幼细胞贫血。

3. 诊断

测定尿中烟酸及其衍生物的排出量，也对诊断烟酸缺乏病极有帮助。

（1）尿 N'-甲基烟酰胺（N-MN）　N-MN 是烟酸在人体的主要代谢产物之一，测定尿 N-MN 可反映机体烟酸的营养状况。1.5～2.49μg/g 肌酐为不足；<1.5μg/g 肌酐为缺乏。

（2）尿负荷试验　口服 50mg 烟酸后，收集 4h 尿，测定 N-MN 排出量。3.0～3.9mg 为正常，2.0～2.9mg 为不足，<2.0mg 为缺乏。

4. 治疗

烟酸或烟酰胺是治疗癞皮病的特效药，及时补充烟酰胺，直到急性症状消失，恢复正常饮食为止。同时补充适量复合维生素 B 片及干酵母等。

5. 预防

预防癞皮病首先应合理调配膳食，改善营养状况。含烟酸较多的食物有肉类、肝脏、豆类、小麦、大米、花生等，且绝大部分为游离型烟酸，可直接为人体利用。在玉米中加入10％的黄豆，可改善食物中氨基酸的比例，有预防效果；玉米加碱处理后，从集合型烟酸中释放出游离烟酸；改良玉米品种，提高玉米中游离烟酸的含量，能预防以玉米为主食地区的癞皮病发生。

六、维生素 C 缺乏病

维生素 C 缺乏引起的营养缺乏病称坏血病，以牙龈肿胀、出血，皮肤瘀点、瘀斑，全身广泛出血为特征。

1. 缺乏原因

（1）摄入不足　食物中缺乏新鲜蔬菜、水果；食物加工过程中使维生素 C 破坏，导致维生素 C 供应不足。

（2）需要量增加　新陈代谢率增高时，维生素 C 的需要量增加。婴儿和早产儿生长发育快，需要量增加；感染等慢性消耗性疾病、严重创伤等时维生素 C 需要量增加。

（3）其他　酗酒、偏食者也容易发生维生素 C 缺乏。

2. 临床表现

维生素 C 在体内有一定数量的贮存，缺乏 3～4 个月后出现症状。早期出现面色苍白、倦怠无力、食欲减退以及抑郁等表现。

（1）出血症状　皮肤瘀点为典型表现，患者皮肤在受轻微挤压时可出现散在出血点，皮肤受碰撞后容易出现紫斑和瘀斑。随着病情进展，出现毛囊周围角化和出血。齿龈常肿胀出血，引起继发感染，牙齿松动、脱落。鼻出血、眼眶骨膜下出血，甚至消化道出血、血尿、关节腔内出血、颅内出血。

（2）贫血　由于长期出血，维生素 C 影响铁的吸收，晚期常有贫血、面色苍白。贫血常为中度。

（3）骨骼症状　骨膜下出血或骨干骺脱位引起疼痛，出现假性瘫痪。婴儿早期症状是四肢疼痛，四肢的任何移动都会使其疼痛以致哭闹，四肢只能处于屈曲状态而不能伸直。少数患儿出现串珠肋，称"坏血病串珠"。

3. 诊断

（1）毛细血管脆性试验（CFT，又称束臂试验）　对静脉血流施加一定压力后，出血点数目可反映毛细血管受损的程度，可了解维生素 C 是否缺乏。

（2）维生素 C 负荷实验　口服维生素 C 500mg，收集随后 4h 尿，测定总维生素 C，量大于 10mg 为正常；如排出量小于 3mg 表示缺乏。

（3）血浆维生素 C 含量测定　血浆维生素 C≤11.4μmol/L（≤2.0mg/L）为缺乏。

4. 治疗

轻症患者每天口服维生素 C，几天后症状逐渐消失，食欲恢复。对重症患者及有呕吐、腹泻或内脏出血症状者，应改为静脉注射。

5. 预防

预防维生素 C 缺乏病，应注意摄入富含维生素 C 的新鲜水果和蔬菜，如辣椒、韭菜、油菜、柑橘、橙、猕猴桃等。食物中的维生素 C 在加热、遇碱或金属时易被破坏而失去活性；蔬菜切碎、浸泡，也致维生素 C 损失。

七、维生素 D 缺乏病

维生素 D 缺乏病在不同年龄有不同的表现。婴幼儿时期维生素 D 缺乏可导致佝偻病的发生；成人阶段的维生素 D 缺乏则形成骨软化症。

1. 缺乏原因

维生素 D 及钙、磷的原发性缺乏和代谢异常可导致维生素 D 缺乏。引起维生素 D 缺乏的常见原因主要有以下几点。

(1) 阳光照射不足　日光紫外线照射使人体皮肤中的脱氢胆固醇转变为维生素 D。

(2) 维生素 D 摄入不足　动物性食品是维生素 D 主要的来源。海水鱼类、鱼肝油是维生素 D_3 的良好来源。

(3) 钙、磷摄入不足　食物中的钙、磷含量及比例也与维生素 D 缺乏病有关。

(4) 维生素 D 肠道吸收、利用障碍　维生素 D 是脂溶性维生素，随着脂肪的吸收而吸收。维生素 D 代谢需经肝、肾活化。胃肠道、肝、肾疾病都能引起维生素 D 缺乏。

2. 临床表现

(1) 佝偻病

① 神经精神症状：多汗、夜惊、易激惹等，特别是入睡后头部多汗，与气候无关，由于汗液刺激，患儿经常摇头擦枕，形成枕秃或环形脱发。

② 骨骼表现：骨骼的变化与年龄、生长速率及维生素 D 缺乏的程度等因素有关。

a. 头部：颅骨软化为佝偻病的早期表现，闭合延迟，可迟至 2～3 岁才闭合。重者以手指按压枕、顶骨中央，有弹性，称"乒乓球样软化"。头颅呈现"鞍状头"或"十字头"。出牙晚，1 岁出牙，3 岁才出齐，牙齿排列不齐。

b. 胸部

ⓐ 肋骨串珠：在肋骨与肋软骨交界区呈钝圆形隆起，外观似串珠，称为"串珠肋"。

ⓑ 胸廓畸形：1 岁以内的患儿肋骨软化，沿胸骨下缘水平的凹沟，称为"赫氏沟"。2 岁以上患儿可见有鸡胸等胸廓畸形；剑突区内陷，形成"漏斗胸"。

ⓒ 四肢及脊柱：出现"O"型腿或"X"型腿。脊柱发生侧向或前后向弯曲。

(2) 骨软化症　多见于妊娠多产的妇女及体弱多病的老年人。常见症状是骨痛、肌无力和骨压痛。发病初期，骨痛往往是模糊的，常在腰背部或下肢，疼痛部位不固定，没有明显的体征。肌无力是维生素 D 缺乏的一个重要表现。

3. 诊断

(1) 碱性磷酸酶　碱性磷酸酶活性升高在佝偻病病程中出现较早，而恢复最晚，临床诊断及治疗观察中价值较大。

(2) 25-(OH) D_3 测定，血清中 25-(OH) D_3 水平，正常值为 10～80mmol/L，典型佝偻病患者几乎为零。

(3) X 线检查　以骨骼发育较快的长骨的 X 线改变为明显，尤以尺、桡骨远端及胫腓骨近端更为明显。骨骺端轻度模糊，以尺、桡骨端为明显；重症者出现骨骺端钙化、预备线消失，呈毛刷状，常有杯口状凹陷。

佝偻病诊断检查项目见表 4-3。

表 4-3　佝偻病诊断检查项目

项　目	主要条件	次要条件
临床症状	多汗、夜惊	烦躁不安
体征	乒乓头、方颅、串珠肋、鸡胸、手足镯、"O"型腿、典型肋软沟	枕秃、方颅、肋软沟
血液钙磷乘积	<30	30～40
碱性磷酸酶活性（金氏法）	>28U	20～28U
腕骨 X 线片（干骺端）	毛刷状/杯口状	钙化、预备线模糊

4. 治疗

　　佝偻病的治疗关键在早，重点在小，防止畸形和复发。初期或活动期可口服或肌内注射维生素 D 制剂，但要注意预防维生素 D 过量引起中毒。疾病在恢复期"夏季晒太阳，冬季服 AD"。

5. 预防

　　孕妇于妊娠后期（7～9 个月）开始服用维生素 D，鼓励孕妇晒太阳，食用富含维生素 D 和钙、磷及蛋白质的食品。新生儿应尽早开始晒太阳。早产儿、双胎及人工喂养儿或者冬季出生小儿，可于生后 1～2 周开始给予维生素 D 制剂。

八、巨幼细胞贫血

　　巨幼细胞贫血是指由叶酸、维生素 B_{12} 缺乏或其他原因引起的 DNA 合成障碍所致的一类贫血。发病缓慢，以 6～18 个月婴幼儿多见，多为早产儿。也可见于孕妇和乳母，其他人群较少见。在我国，因叶酸缺乏所致的巨幼细胞贫血多见，而维生素 B_{12} 所致者较少见。

1. 缺乏原因

　　（1）叶酸缺乏的病因

　　① 摄入不足。

　　② 需要增加：妊娠期妇女每天叶酸的需要量为 400～600μg，生长发育的儿童及青少年以及慢性反复溶血、白血病、肿瘤、甲状腺功能亢进症及长期慢性肾功能衰竭用血液透析治疗的患者，叶酸的需要都会增加，如补充不足就可发生叶酸缺乏。

　　③ 胃肠道功能紊乱：如长期腹泻、呕吐、肠炎，小肠部分切除后，叶酸的吸收降低。

　　④ 药物的影响：如甲氨蝶呤、氨苯蝶啶、乙胺嘧啶能抑制二氢叶酸还原酶的作用，影响四氢叶酸的生成。

　　（2）维生素 B_{12} 缺乏的病因

　　① 摄入减少：人体内维生素 B_{12} 的储存量为 2～5mg，每天的需要量仅为 0.5～1μg。正常时，每天有 5～10μg 的维生素 B_{12} 随胆汁进入肠腔，胃壁分泌的内因子可足够地帮助重吸收胆汁中的维生素 B_{12}。故一般由于膳食中维生素 B_{12} 摄入不足而致巨幼细胞贫血者较为少见。

　　② 内因子缺乏：这类患者由于缺乏内因子，食物中维生素 B_{12} 的吸收和胆汁中维生素 B_{12} 的重吸收均有障碍。主要见于萎缩性胃炎、全胃切除术后和恶性贫血患者。

　　③ 其他：小肠内存在异常高浓度的细菌、先天性转钴蛋白Ⅱ（TCⅡ）缺乏和寄生虫或严重的胰腺外分泌不足的患者也可影响维生素 B_{12} 的吸收。

2. 临床表现

　　（1）贫血　贫血起病隐匿，特别是维生素 B_{12} 缺乏者常需数月。而叶酸由于体内储存量少，可较快出现缺乏。某些接触氧化亚氮者、ICU 病房或血液透析的患者，以及妊娠妇女可在短期内出现缺乏，临床上一般表现为中度至重度贫血，除贫血的症状如乏力、头晕、活动后气短心悸外，严重贫血者可有轻度黄疸，可同时有白细胞和血小板减少，患者偶有感染及出血倾向。

　　（2）胃肠道症状　胃肠道症状表现为反复发作的舌炎、舌面光滑、乳突及味觉消失、食欲缺乏腹胀，腹泻及便秘偶见。

　　（3）神经系统症状　维生素 B_{12} 缺乏特别是恶性贫血的患者常有神经系统症状，主要是由于脊髓后、侧索和周围神经受损所致。表现为乏力手足对称性麻木感觉障碍、下肢步态不稳、行走困难。小儿及老年人常表现脑神经受损的精神异常、无欲、抑郁、嗜睡或精神错乱。部分巨幼细胞贫血患者的神经系统症状可发生于贫血之前。

上述三组症状在巨幼细胞贫血患者中可同时存在，也可单独发生。同时存在时其严重程度也可不一致。

3. 诊断

（1）有叶酸、维生素 B_{12} 缺乏的病因及临床表现。

（2）外周血呈大细胞性贫血（MCV＞100fL），大多红细胞呈大卵圆形，中性粒细胞核分叶过多，5 叶者＞5％或有 6 叶者出现。

（3）骨髓呈现典型的巨型改变，巨幼红细胞＞10％，粒细胞系统及巨核细胞系统亦有巨型改变。无其他病态造血表现。

（4）血清叶酸水平降低，＜6.81nmol/L。红细胞叶酸水平，＜227nmol/L。维生素 B_{12} 水平降低，＜75pmol/L。

4. 治疗

（1）一般治疗 治疗基础疾病，去除病因。加强营养知识教育，纠正偏食及不良的烹调习惯。

（2）供给富含叶酸、维生素 B_{12} 及维生素 C 的食物

① 患者每日从膳食中摄入至少 $50\sim100\mu g$ 叶酸，富含叶酸的食物有动物肝脏、鸡肉、猪肉、番茄、菠菜、油菜、莴苣、小白菜、芦笋、豆类及发酵制品（如腐乳、豆豉等）、麦麸、全麦及新鲜水果等。

② 供给富含维生素 B_{12} 的食物，如动物肝脏、肾脏、肉类、乳类、干酪、大豆，臭豆腐和豆腐乳等食物含维生素 B_{12} 亦很丰富。

③ 供给富含维生素 C 的新鲜蔬菜。维生素 C 参与叶酸还原，合成DNA，维生素 C 缺乏会影响叶酸的利用，降低叶酸的吸收率。因此，患者应多食富含维生素 C 的新鲜蔬菜和水果，如广柑、橘子、酸枣、猕猴桃等水果。橘子汁富含维生素 C 和叶酸，一杯橘子汁约含叶酸 $50\mu g$。

（3）补充叶酸或维生素 B_{12}

① 口服叶酸，胃肠道不能吸收者可肌内注射四氢叶酸钙，直至血红蛋白恢复正常。一般不需维持治疗。

② 肌内注射维生素 B_{12}，直至血红蛋白恢复正常。恶性贫血或胃全部切除者需终生采用维持治疗，每月注射 1 次。维生素 B_{12} 缺乏伴有神经症状者对治疗的反应不一，有时需大剂量、长时间（半年以上）的治疗。对于单纯维生素 B_{12} 缺乏的患者，不宜单用叶酸治疗，否则会加重维生素 B_{12} 的缺乏，特别是要警惕会有神经系统症状的发生或加重。

③ 严重的巨幼细胞贫血患者在补充治疗后要警惕低钾血症的发生。因为在贫血恢复的过程中，大量血钾进入新生成的细胞内，会突然出现低钾血症，对老年患者和有心血管疾病、纳差者应特别注意及时补充钾盐。

5. 预防

预防本病应从改善人群膳食结构及改变生活习惯着手。对易发病个体应提高药物预防意识。对蔬菜摄入量，加工方法应进行宣传指导，对素食者的膳食应有维生素含量的规定，对发病较高的农村应进行改变其生活习惯的宣传教育。

九、铁缺乏与缺铁性贫血

缺铁性贫血是常见的营养缺乏病，被认为是世界性营养缺乏病之一，亦是我国主要公共营养问题。在我国，儿童和孕妇是铁缺乏的高发人群，特别是中晚期妊娠的孕妇，铁缺乏的患病率可高达50%左右。

1. 缺乏原因

(1) 需铁量增加而铁摄入不足　多见于婴幼儿、青少年、妊娠和哺乳期妇女。婴幼儿需铁量较加，若不补充蛋类、肉类等含铁量较高的辅食，易造成缺铁。青少年偏食易缺铁。女性月经增多、妊娠或哺乳，需铁量增加，若不补充高铁食物，易造成缺铁性贫血。

(2) 铁吸收障碍　常见于胃大部切除术后，胃酸分泌不足且食物快速进入空肠，绕过铁的主要吸收部位（十二指肠），使铁吸收减少。此外，多种原因造成的胃肠道功能紊乱，如长期不明原因腹泻、慢性肠炎、克罗恩病等均可因铁吸收障碍而发生缺铁性贫血。

(3) 铁丢失过多　慢性长期铁丢失而得不到纠正则造成缺铁性贫血。如：慢性胃肠道失血（包括痔疮、胃十二指肠溃疡、食管裂孔疝、消化道息肉、胃肠道肿瘤、寄生虫感染、食管-胃底静脉曲张破裂等）、月经量过多（宫内放置节育环、子宫肌瘤及月经失调等妇科疾病）、咯血和肺泡出血（肺含铁血黄素沉着症、肺出血-肾炎综合征、肺结核、支气管扩张症、肺癌等）、血红蛋白尿（阵发性睡眠性血红蛋白尿、冷抗体型自身免疫性溶血、心脏人工瓣膜、行军性血红蛋白尿等）及其他（遗传性出血性毛细血管扩张症、慢性肾功能衰竭行血液透析、多次献血等）。

2. 临床表现

(1) 常见症状　乏力、易倦、头晕、头痛、眼花、耳鸣、心悸、气短、纳差、苍白、心率增快。

(2) 精神行为异常　如烦躁、易怒、注意力不集中、异食癖；体力、耐力下降。

(3) 免疫功能下降　特别多见于小儿，易感染。

(4) 影响生长发育　注意力不集中，记忆能力降低，严重者可引起智力低下；另外，儿童生长发育迟缓。

(5) 消化道症状　口腔炎、舌炎、舌乳头萎缩、口角皲裂、吞咽困难。

(6) 皮肤毛发变化　毛发干枯、脱落；皮肤干燥、皱缩。

(7) 指（趾）甲变化　指（趾）甲缺乏光泽、脆薄易裂，重者指（趾）甲变平，甚至凹下呈勺状（反甲）。

3. 诊断

(1) 贮存铁缺乏期

① 血清铁蛋白 $<12\mu g/L$。

② 骨髓铁染色显示骨髓小粒可染铁消失，铁粒幼细胞少于15%。

③ 血红蛋白及血清铁等指标尚正常。

(2) 红细胞生成缺铁期

① 贮存铁缺乏期的①+②。

② 转铁蛋白饱和度 <0.15。

③ FEP（红细胞游离原卟啉）/Hb $>4.5\mu g/gHb$。

④ 血红蛋白尚正常。

（3）缺铁性贫血

① 红细胞生成缺铁期的①＋②＋③。

② 小细胞低色素性贫血：男性＜120g/L，女性＜110g/L，孕妇 Hb＜100g/L；MCV（红细胞平均体积）＜80fL，MCH（平均红细胞血红蛋白量）＜27pg，MCHC（平均血红蛋白浓度）＜0.32。

（4）应强调病因诊断　只有明确病因，缺铁性贫血才可能根治；有时缺铁病因比贫血本身更为严重。例如胃肠道恶性肿瘤伴慢性失血或胃癌术后残癌所致缺铁性贫血，应多次检查粪潜血，必要时做胃肠道 X 线或内镜检查；对月经期妇女，应检查有无妇科疾病。

4. 治疗

治疗缺铁性贫血的原则是：根除病因；补足贮铁。

（1）病因治疗　婴幼儿、青少年和妊娠妇女营养不足引起的缺铁性贫血，应改善饮食。月经多引起的缺铁性贫血应看妇科调理月经。寄生虫感染应驱虫治疗。恶性肿瘤应手术或放化疗。上消化道溃疡应抑酸治疗等。

（2）营养治疗

① 保证铁的足量摄入：膳食中铁的来源有两种，即动物性食物中血红蛋白铁和蔬菜中的非红蛋白铁。动物全血、鱼肉、畜肉、禽肉的铁 40％能被人体吸收，谷类、坚果类和蔬菜中的铁有 10％能被人体吸收，而鸡蛋中的铁吸收率只达到 3％。所以，缺铁性患者补铁应选择富含血红蛋白铁的动物全血、鱼肉、畜肉、禽肉、动物肝脏等动物性食物。

② 增加蛋白质的摄入量：患者高蛋白饮食可以促进铁的吸收，还可以为机体提供合成血红蛋白所需要的原料。患者每天蛋白质的摄入应达到 1.5～2.0g/kg，而且食物中优质蛋白质所占的比例应在 40％以上。

③ 碳水化合物的摄入充足：只有摄入足量的碳水化合物，才能保证体内蛋白质的充分利用和贮存。建议患者每天碳水化合物的摄入量以 400～500g 为宜。

④ 增加维生素 C 摄入：维生素 C 可促进非血红蛋白铁的吸收。如果患者补充富含维生素 C 的果汁，如橘子汁、柠檬汁等，可使机体对谷类、坚果类和蔬菜中非血红蛋白铁的吸收率增加 2～3 倍。

⑤ 避免干扰铁吸收的食物因素：茶叶中的鞣酸、咖啡和茶叶中的咖啡因，均会降低食物中非血红蛋白铁的吸收率，患者应避免将上述食物与含铁丰富的食物同时食用。

⑥ 其他：由于体内对铁、锌、钙等离子吸收存在相互竞争机制，所以患者应避免将锌制剂、钙制剂、抗酸制剂和铁制剂同时服用。患者如服用铁剂补铁，应避免与四环素同时服用。

（3）补铁治疗　治疗性铁剂有无机铁和有机铁两类。无机铁以硫酸亚铁为代表，有机铁则包括右旋糖酐铁、葡萄糖酸亚铁、山梨醇铁、富马酸亚铁和多糖铁复合物等。无机铁剂的副作用较有机铁剂明显。

首选口服铁剂，如硫酸亚铁或右旋糖酐铁。餐后服用胃肠道反应小且易耐受。进食谷类、乳类和茶抑制铁剂吸收，鱼、肉类、维生素 C 可加强铁剂吸收。口服铁剂有效的表现先是外周血网织红细胞增多，高峰在开始服药后 5～10 天，2 周后血红蛋白浓度上升，一般 2 个月左右恢复正常。铁剂治疗应在血红蛋白恢复正常后至少持续 4～6 个月，待贮铁指标正常后停药。

若口服铁剂不能耐受或胃肠道正常解剖部位发生改变而影响铁的吸收，可用铁剂肌内注射。

5. 预防

重点放在婴幼儿、青少年和妇女的营养保健。对婴幼儿,应及早添加富含铁的食品,如蛋类、肝、菠菜等;对青少年,应纠正偏食,定期查、治寄生虫感染;对孕妇、哺乳期妇女可补充铁剂;对月经期妇女应防治月经过多。做好肿瘤性疾病和慢性出血性疾病的人群防治。

十、钙缺乏病

国民经济发展,人民生活水平提高,膳食结构发生了明显变化。但是,我国居民钙的摄入量仍然偏低,缺钙问题显得更为突出。

1. 缺乏原因

(1) 婴儿缺乏原因　主要是因为母亲在妊娠期间钙摄入不足,或者是母乳中的钙含量过少。

(2) 幼儿、学龄儿童、青少年缺乏原因　主要是因为饮食搭配不合理,含钙食物摄入过少;维生素 D 合成障碍导致肠道钙吸收障碍;受疾病的影响,如腹泻、肝炎、胃炎、频繁呕吐等,致使钙吸收不良或钙大量流失;另外,处于生长发育高峰期的儿童、青少年由于骨骼生长迅速,体内钙的需求量增加。

(3) 孕妇缺乏原因　妊娠期孕妇体内大量钙通过胎盘转运至胎儿,导致母体自身钙的缺乏。

(4) 中老年缺乏原因　中老年人性激素分泌异常是导致钙缺乏、引起骨质疏松症的重要原因之一。随着年龄增长,钙调节激素的分泌失调也致使骨代谢紊乱。老年人由于牙齿脱落及消化功能降低,食欲缺乏,进食少,致使多种营养素缺乏。

2. 临床表现

(1) 婴幼儿、学龄儿童　不易入睡,不易进入深睡状态,入睡后易啼哭、易惊醒,入睡后多汗;阵发性腹痛、腹泻,抽筋,胸骨疼痛,"X"型腿、"O"型腿,鸡胸,指甲灰白或有白痕;厌食、偏食;白天烦躁、坐立不安;智力发育迟、说话晚;学步晚,13 个月后才开始学步;出牙晚,10 个月后才出牙,牙齿排列稀疏、不整齐、不紧密,牙齿呈黑尖形或锯齿形;头发稀疏;健康状况不好,容易感冒等。

(2) 青少年　青少年缺钙会感到明显的生长痛,腿软、抽筋,体育课成绩不佳;乏力、烦躁、精力不集中,容易疲倦;偏食、厌食;蛀牙、牙齿发育不良;易过敏、易感冒等。

(3) 青壮年　当经常出现倦怠、乏力、抽筋、腰酸背痛、易过敏、易感冒等症状时,就应怀疑是否缺钙。

(4) 孕妇　处于非常时期的妇女,缺钙现象较为普遍。四肢无力,经常抽筋、麻木;腰酸背痛、关节痛、风湿痛;头晕,并罹患贫血、产前高血压综合征、水肿及乳汁分泌不足。

(5) 老年人　成年以后,人体就慢慢进入了负钙平衡期,即钙质的吸收减少、排泄加大。老年人大多是因为钙的流失而造成缺钙现象。症状有老年性皮肤病痒;脚后跟痛,腰椎、颈椎疼痛;牙齿松动、脱落;明显的驼背、身高降低;食欲减退、消化道溃疡、便秘;多梦、失眠、烦躁、易怒等。严重者可造成骨质疏松症。

3. 诊断

婴幼儿突发无热惊厥,且反复发作,无神经系统体征者,首先考虑缺钙引起的手足抽搐症。结合血钙检测可确诊。

中老年人依据临床表现、骨量测定、X线片及骨转换生物化学指标等检测，进行综合判断，确诊一般不存在困难。

4. 治疗

补钙的方式有两种，钙剂和饮食补钙。

病情严重时，可根据不同病情合理使用含钙制剂和维生素D制剂。

最常用、最传统的补钙食物莫过于奶类及奶制品，这类食物不仅含钙丰富，而且容易吸收。奶和奶制品还含有丰富的矿物质和维生素，其中的维生素D可以促进钙的吸收和利用。酸奶也是一类非常好的补钙食品，它不仅可以补钙，其中的有益菌还可以调节肠道功能，适合于各类人群。对于那些不喜欢牛奶或者对牛奶不耐受的人来说，可以多食用一些替代食物，如牡蛎、紫菜、大白菜、花椰菜、大头菜、青萝卜、甘蓝、小白菜等。

不过，补钙也应适量补之，过量则有害，所以补钙一定要在监测骨钙的基础上补才安全，且应以食补为主。

5. 预防

合理安排膳食，增加摄入富含钙和维生素D的食物；进行适当户外活动，接受日晒。

十一、锌缺乏病

婴儿、儿童、孕妇和育龄妇女是锌缺乏的高发病人群，应该特别予以关注。

1. 缺乏原因

（1）原发性因素　锌的膳食摄入量低，干扰锌吸收的因素多；大部分食物中锌的生物利用率较低。妊娠、哺乳、快速生长发育和高强度运动或者高负荷劳动等，锌的生理需要量增加。

（2）继发性因素　肠吸收障碍，可导致严重的锌缺乏；肾脏疾病时，因出现大量蛋白尿而丢失锌；烧伤、手术、发热、严重感染等增加锌的消耗和尿中锌的排泄量。

人体内锌的储备量很少，容易出现锌的耗竭，出现锌缺乏。

2. 临床表现

（1）生长发育障碍　生长发育过程中的胎儿、儿童和青少年的最主要、最明显的临床表现是生长发育障碍。锌缺乏影响生长发育，包括骨骼、内脏器官和脑的生长发育。锌能促进外科伤口的愈合，缺锌影响伤口愈合。

（2）味觉及嗅觉障碍　锌缺乏病的患者可出现味觉、嗅觉迟钝或异常，异食癖和食欲缺乏。

（3）免疫功能减退　锌缺乏病患者很容易被感染，而且会反复出现感染。

（4）皮肤表现　锌缺乏病患者面色苍白，有明显贫血面容。出现"匙状甲"，口角溃烂、口角炎，萎缩性舌炎，舌面光滑、发红，出现反复发作的口腔溃疡。眼、口、肛门等周围，肘、膝等处有对称性糜烂、过度角化的瘢痕。毛发变色，脱发。

（5）性发育障碍与性功能低下　性发育障碍是青少年锌缺乏的另一个主要表现，第二性征出现晚或没有。成人会出现阳痿、性欲减退、精子发育异常等表现。

（6）神经精神障碍　表现为精神萎靡、嗜睡，出现躯干和肢体的共济失调。

（7）胎儿生长障碍与畸形　胎儿无脑畸形可能与孕母缺锌有关。锌营养状况较差，妊娠结果较差，表现为早产儿、低出生体重儿和畸形儿的出生率高。

肠病性肢端性皮炎是常染色体隐性遗传性疾病。临床主要表现为皮炎、腹泻和脱发。好发于婴幼儿,特别是在断奶后。皮损好发于口周、外阴、肛周和四肢末端。头发稀疏、细软、无光泽,甲沟炎。常有口腔念珠菌感染。可有抑郁、淡漠等精神症状。

3. 诊断

锌缺乏缺少特异性的临床表现,缺少特异性强、敏感的生化评价指标,诊断应该结合对患者的临床检查、膳食营养状况和一些实验室生化检验以及诊断性治疗实验等综合进行。

4. 治疗

对锌缺乏病通常采用口服硫酸锌、醋酸锌、枸橼酸锌和葡萄糖酸锌等进行治疗。采用较小剂量,可达到相当的血锌水平,同时又可减少恶心、呕吐等胃肠道反应。口服剂量一般为锌元素 15～20mg。

5. 预防

原发性锌缺乏的预防,要调整膳食,选择适宜的食物,增加动物性食物的摄入量,特别是红肉、动物内脏类食物以及贝类食物等。继发于其他疾病的锌缺乏病时,应结合原发性疾病的治疗,及时补充锌的丢失,或者在原发性疾病的治疗过程中,注意锌的补充。

十二、碘缺乏病

缺碘引起的疾病称为碘缺乏病 (IDD)。人体的碘来源于食物和饮水,自然环境缺乏碘引起本病,称为地方病,本病以甲状腺肿大为特征,也称为地方性甲状腺肿。

1. 缺乏原因

人类生活的外环境碘缺乏是造成本病大规模流行的最基本原因。高原、山区、丘陵地区土壤中的碘迁移、流失,使土壤、饮水的碘不足,生长的植物、动物也摄碘不足。长期生活在该地区的居民以当地的水、植物、动物为主要食物,导致碘摄入减少,易患地方性甲状腺肿。

长期生活在缺碘地区的居民,其子女胚胎时期和出生后早期碘缺乏,以及因为碘缺乏导致甲状腺功能低下,影响下一代中枢神经系统发育分化障碍,称为地方性克汀病。

长期摄入含有抗甲状腺素因子 (β-硫代葡萄糖苷) 的食物(萝卜、甘蓝、花椰菜等十字花科植物),抗甲状腺素因子干扰甲状腺对碘的吸收、利用,也导致碘的缺乏,出现碘缺乏病。

2. 临床表现

(1) 地方性甲状腺肿 甲状腺可有不同程度的肿大,甲状腺两侧呈对称的弥漫性肿大,腺体表面平滑,质地柔软,能随吞咽上下移动。甲状腺肿大分为三度,以患者本人的拳头为标准,拳头的 1/3 为Ⅰ度,拳头的 2/3 为Ⅱ度,整个拳头为Ⅲ度。甲状腺肿一般增长很慢。较大的单纯性甲状腺肿可压迫邻近器官而产生症状。常见气管受压。结节性甲状腺肿,可继发甲状腺功能亢进,也可发生恶变。

(2) 地方性克汀病

① 精神发育迟滞:智力落后是克汀病的主要特点,思维缓慢迟滞。

② 聋哑:听力和言语障碍十分突出。

③ 斜视:是脑神经受损所致。

④ 运动功能障碍:下肢肌张力增强,腱反射亢进,出现病理反射,严重者呈痉挛性瘫痪。四肢屈肌为主的肌肉强直,表现为轻度屈曲前倾姿态,做被动运动时显示强直,类似帕

金森病的表现。

⑤ 甲状腺肿：轻度甲状腺肿大。

⑥ 生长发育落后：表现为体格矮小，性发育落后，克汀病面容（典型的面容有头大、额短、面方；眼裂呈水平状，眼距宽；塌鼻梁、鼻翼肥厚、鼻孔朝前；唇厚舌方，常呈张口伸舌状，流涎；表情呆滞，或呈傻相或傻笑）。

⑦ 甲状腺功能减退：主要表现为黏液性水肿；肌肉发育差、松弛、无力；皮肤粗糙、干燥；严重者体温低、怕冷；精神萎靡，表现迟钝或淡漠。

（3）碘缺乏病的疾病谱带　见表4-4。

表4-4　碘缺乏病的疾病谱带

发育时期	碘缺乏病的表现
胎儿期	① 流产、死胎、先天畸形、围生期死亡率增高、婴幼儿期死亡率增高 ② 地方性克汀病 神经型：智力落后、聋哑、斜视、痉挛性瘫痪、不同程度的步态和姿态异常 黏肿型：黏液性水肿、侏儒、智力落后 ③ 神经运动功能发育落后 ④ 胎儿甲状腺功能减退
新生儿期	新生儿甲状腺功能减退、新生儿甲状腺肿
儿童期和青春期	甲状腺肿、青春期甲状腺功能减退、亚临床克汀病、智力发育障碍、体格发育障碍、单纯聋哑
成人期	甲状腺肿及其并发症、甲状腺功能减退、智力障碍、碘致性甲状腺功能亢进

3. 诊断

（1）地方性甲状腺肿诊断标准

① 患者居住在碘缺乏病区。

② 甲状腺肿大超过受检者拇指末节，或小于拇指末节而有结节者。

③ 排除甲状腺功能亢进症、甲状腺炎、甲状腺癌等其他甲状腺疾病。

病区8～10岁儿童的甲状腺肿大率大于5%，尿碘低于$100\mu g/L$，可以判定为地方性甲状腺肿流行。

（2）地方性克汀病诊断标准

① 出生、居住于低碘地方性甲状腺肿病区。

② 有精神发育不全，主要表现为不同程度的智力障碍。

③ 神经系统症状：不同程度的听力障碍、语言障碍和运动神经障碍。

④ 甲状腺功能减退症状：不同程度的身体发育障碍；不同程度的克汀病形象；不同程度的甲状腺功能减退症表现如黏液性水肿，皮肤、毛发干燥，X线骨龄落后和骨骺愈后延迟，血清T_4下降、促甲状腺激素（TSH）升高。

4. 治疗

① 应多食含碘丰富的海带、紫菜等。

② 症状严重或疑有恶变者应及时行手术治疗，施行甲状腺大部切除术。

5. 预防

推广碘盐，碘缺乏病发病率已大大降低。地方性克汀病以预防为主。推行碘盐消灭地方性甲状腺肿，地方性克汀病亦随之消灭。

十三、硒缺乏与克山病

1. 病因
硒缺乏是克山病发病的重要原因，是一种地方性心肌病。

2. 临床表现
表现为头昏、恶心、呕吐等症状。血压下降，心音弱，尤以第一心音减弱为主，并常有心律失常。因为心肌病变广泛、严重，心肌收缩力明显减弱，心排血量在短时间内大幅度减少，重者出现心源性休克。

出现明显的心力衰竭，特别是急性左心衰竭，有咳嗽、呼吸困难、满肺水泡音等征象。严重者发生全心衰竭，出现颈静脉怒张、肝大及全身水肿等。

心脏代偿肥大，心腔扩张明显，表现为慢性心功能不全。

3. 诊断
目前没有特异的诊断方法，需结合流行病学特点和临床表现，排除其他疾病进行确诊。

4. 治疗
早发现、早诊断、早治疗。积极治疗急性心功能不全，防止转为慢性型。心源性休克患者应首选大剂量维生素 C 静脉注射法（10%～12.5%维生素 C 注射液 5～10g，单独或加 25%～50%葡萄糖液 20mL 直接静脉注射。2～4h 后，视病情变化可重复应用相同剂量 1～2 次）。

5. 预防
硒预防克山病的方法已证实有效。主张硒预防克山病的理由为：低硒是克山病流行的必要因素。因此，补充硒后，即使病区仍有其他致病因素存在，也不致引起克山病的流行。补充硒的方式如下。

① 口服亚硒酸钠片或其他硒制剂，补硒量为 50～100mg/d。

② 食物预防：硒盐（含亚硒酸钠 10～15mg/kg）及选择富硒食物（动物食品如猪肾、蛋类、禽肉，水产品如小虾、鳝鱼、鳅鱼等，以及海产动物食品含硒量较高）。

第四节　营养素过量与中毒

近年来，随着社会经济的发展及人们生活水平的提高，人们的膳食模式发生了巨大变化。能量及一些营养素摄入逐渐增多，而且除了防治营养缺乏病以外，更多人选择额外的各种营养素补充剂或摄食一些个别营养素含量极其丰富的食物。但是，长期过量摄入，一旦超过机体的负荷就容易引起过量或中毒而损害人体健康，尤其是地方性氟、硒、碘等过量的危害在我国至今仍较为突出。

本节主要讨论主要包括维生素 A、维生素 D，微量元素氟、硒、碘、铁中毒等。

一、维生素 A 中毒症

人体摄入过量的维生素 A 所引起中毒综合征，称维生素 A 中毒症。最早报道于 16 世纪 90 年代，北极探险者食用了含有大量维生素 A 的北极熊肝后数小时发生头痛、呕吐、嗜睡等症状。近年来，国内由于滥用维生素 A 浓缩剂，产生中毒症状者也时有报道，值得重视。

1. 病因

普通膳食一般不会引起维生素 A 中毒，维生素 A 中毒几乎皆因误食入过多引起。

① 成人多为食用含维生素 A 极高的食物，如鳕鱼、北极熊的肝脏等。

② 儿童则多因意外服用大剂量维生素 A 补充剂而引起。急性维生素 A 中毒多在食用后 3～6h 发病，多发生于一次或多次连续摄入成人膳食推荐摄入量（RNI）的 100 倍，或儿童大于其 RNI 的 20 倍。有人报告给 90mgRE（30 万 IU）的维生素 A 可使成年人在 1.5～36h 内发生中毒症状。

③ 此外，有人提出维生素 A 中毒与体质特异性有关。

2. 临床表现

维生素 A 中毒症可分为以下两类。

（1）急性中毒　由于患者对维生素 A 的敏感性有个体差异，以及肝脏维生素 A 储存量不同，中毒剂量可有较大的差异。一般维生素 A 注射 90mgRE，可于数天内产生中毒症状。表现为食欲减退、烦躁或嗜睡、呕吐、前囟膨隆、头围增大等。颅内压增高在急性中毒时常见。

（2）慢性中毒　维生素 A 用量达每日数毫克至数十毫克，婴幼儿每日摄入维生素 A 每千克体重 450μg，可于数日后产生中毒症状。早期出现烦躁、食欲减退、低热、多汗、脱发，以后有典型的骨痛症状，呈转移性疼痛，可伴有软组织肿胀，有压痛点而无红、热的征象，以长骨及四肢骨多见。由于长骨受累，骨骺包埋，可导致身材矮小。部分病例有颞部、枕后部肿痛，可误诊为颅骨软化症。颅内压增高症状如头痛、呕吐、前囟宽而隆起、颅骨缝分离、两眼内斜视、眼球震颤、复视等为此病的另一特征，但较急性型少见。此外，尚有皮肤瘙痒、脱屑、皮疹、口唇皲裂、毛发干枯、肝脾大、腹痛、肌痛、出血、肾脏病变，及再生障碍性贫血伴白细胞减少等。血碱性磷酸酶多有增高。孕妇维生素 A 中毒可导致胎儿畸形。

3. 诊断

除上述病史、症状及体征外，X 线检查对本病确诊有特殊价值。X 线检查表现为管状骨造型失常，骨质吸收，骨折；骺板改变及软组织肿胀；骨干处骨膜下新骨形成；颅缝增宽前囟饱满扩大。脑脊液压力增加。检查血清维生素 A，常达 1000～6000g/L 或以上。

4. 治疗

维生素 A 中毒症一旦确诊，应立即停服维生素 A，自觉症状常在 1～2 周内迅速消失；但血清维生素 A 可于数月内维持较高水平。头颅 X 线征象可在 6 周～2 个月内恢复正常，但长骨 X 线征象恢复较慢，常需半年左右，故应在数月内不再服维生素 A 以免症状复发。

5. 预防

儿童在需要补充维生素 A 制剂时，一定要遵守医嘱，不可摄入过量或过长时间摄入维生素 A 浓缩制剂，以避免维生素 A 在体内蓄积中毒。应积极宣传营养卫生常识，纠正家长认为维生素是保健品，剂量大些、服用时间长些没有害处的错误看法，改变滥用维生素 A 制剂的现象及不良的饮食习惯。医务人员应正确掌握使用维生素 A 的剂量和持续使用时间，防止医源性维生素 A 中毒症的发生。儿童防治维生素 D 缺乏性佝偻病应采用单纯维生素 D 制剂，避免使用维生素 A、维生素 D 合剂；孕妇要防止维生素 A 摄入过量。正常人群每日从膳食中摄入的维生素 A 不应超过我国制定的维生素 A 可耐受最高摄入量（UL）3000μgRE。

二、维生素 D 中毒症

人体摄入过量的维生素 D 所引起中毒综合征，称维生素 D 中毒症。维生素 D 中毒剂量的个体差异较大，一般小儿每日服用 2 万～5 万 U，连续数周或数月即可发生中毒；敏感小儿每日服用 4000U，连续 1～3 个月即可中毒。

1. 病因

① 造成维生素 D 过量中毒的原因主要有短期内多次给予大剂量的维生素 D 治疗维生素 D 缺乏病。

② 维生素 D 预防剂量过大，每日摄入量过多。

③ 在数月内反复肌注大剂量的维生素 D；误将其他代谢性骨骼疾病或内分泌疾病诊断为维生素 D 缺乏病而长期给予大剂量维生素 D 治疗。

2. 临床表现

患儿服用过量维生素 D 制剂后，最早出现的症状是食欲减退甚至厌食、烦躁、哭闹、精神不振，多有低热。可有恶心、呕吐、腹泻或便秘，逐渐出现烦渴、尿频、夜尿多，偶有脱水或酸中毒。长期慢性中毒可致骨骼、肾、血管、皮肤出现相应的钙化，影响体格和智力发育，严重者可致死。

3. 诊断

除上述症状及体征外，血钙升高大于 3.0mmol/L，血磷及碱性磷酸酶正常或稍低。血胆固醇正常或升高。X 线特点为长骨干骺端临时钙化带致密增厚，骨皮质增厚，骨小梁密度增多而模糊。

4. 治疗

① 首先应立即停服维生素 D 制剂及钙剂。

② 避免晒太阳，采用低钙饮食。为防止牛奶中钙的吸收，可在牛奶中加入硫酸钠。

③ 重症患者需输液，服用利尿药，以加速排出。

④ 口服肾上腺皮质激素（如氢化可的松），有利于减弱维生素 D 的作用，服至血钙正常为止。凡维生素 D 中毒症，全部治疗必须在医师严格指导下进行。

5. 预防

全面分析患儿佝偻病的轻重程度，不要仅因出汗多，或有出牙晚、走路迟、烦躁、枕秃、体弱中的一两项就误认为佝偻病而给予大剂量突击治疗。家长在给孩子服维生素 D 制剂时应按医生的嘱咐，严格掌握预防或治疗用量，服用维生素 D 期间应随时观察孩子服药后的表现，一般每 3 个月测定血钙 1 次，如出现中毒表现，立即去医院就诊。儿童保健工作者应宣传切勿滥用维生素 D 制剂，对佝偻病的防治应强调经常户外活动和接受日光照射。

三、地方性氟中毒

氟是人体必需的微量元素之一，但氟过量也可导致中毒。摄入过量的氟可引起急性或慢性中毒，氟的急性中毒多见于特殊的工业环境中，属于职业病学或工业毒理学的范畴。氟的慢性中毒主要发生于高氟地区，称为地方性氟中毒，主要造成骨和牙的损害，即所谓氟骨症和氟斑牙。氟斑牙多见于儿童，随年龄增长而病情加重；氟骨症多侵犯成年人，并随年龄、性别差异不显著。

1. 病因

地方性氟中毒的主要病因是摄入过量的氟，氟以化合物或络合物的形式广泛存在于各种岩石和多种矿石中，许多氟化物在水中有很大的溶解度和迁移性，因此高氟地区土壤和水中均含有大量氟，在该地区生长的植物（蔬菜、水果、种子等）和动物体内均含有较高的氟，人摄入该地区的植物或动物容易导致氟摄入过量而引起中毒。地方性氟中毒的主要发病因素可有以下几种。

① 饮水型氟中毒是病区分布最广、患病人数最多的一型。我国饮水型中毒病区主要分布在淮河—秦岭—昆仑山以北的广大地区。其中饮水含氟量在 $1.1\sim2.0mg/L$ 的占 63%，$2.1\sim4.0mg/L$ 的占 27.5%，$4.1mg/L$ 及以上的占 9.5%。世界各大洲报道的病区主要也是饮用高氟水引起。

② 劣质煤含氟量高，其中石煤最高。我国西南几个省区农村，常年明火烧这类煤，冬季用之取暖，收获季节燃煤烘干玉米、辣椒等食物，很容易发生氟中毒。

③ 长期食用高氟食品亦可造成氟中毒。例如 20 世纪 80 年代以来，我国发现一些病区饮水氟含量不高，而因食物如食盐、粮食、茶叶等高氟而致病。用高氟卤水制食盐、高氟热泉水炮制菜干等，均可摄入高氟。茶叶中含氟量可高达 $37.5\sim1757mg/kg$，西藏、新疆和内蒙古所饮用砖茶的含氟达 $2mg/L$ 以上，而饮用水和食物中含氟量都不高，但是儿童氟斑牙发病率高于 40%，成人氟骨症高于 20%。

④ 工业三废污染如电解铝、磷肥、玻璃、水泥、砖瓦、制冷剂、消毒剂、电子工业、石油化工、黑色冶金等制作或生产过程中，其废水、废气、废渣中含大量氟化物，如处理不恰当，会污染空气、河流及其附近土地和植物。

2. 临床表现

在一个固定地区，饮水中含氟量超过国家规定标准（$0.5\sim1.0mg/L$）或因食物中含氟过高，造成人群发病时，即可定为地方性氟中毒。地方性氟中毒可出现中枢神经、肌肉、胃肠道等一系列症状，以及骨骼、牙齿的变化，但主要表现是牙齿和骨骼的损害，此外还是心血管疾病、癌症的诱因之一。

（1）氟斑牙　居住于高氟区（水氟高于 $1.0mg/L$，或食物中含氟高）排除其他原因，牙齿发生斑釉改变，即可定为氟斑釉齿。它是慢性氟中毒最早出现的症状之一，因牙齿生长期成釉细胞发生障碍所致。受损害时间是恒齿生长期，到恒齿钙化后，即不再受损害。临床上把氟斑釉齿分为以下三型。

① 白垩型：牙齿表面失去光泽，粗糙似粉笔，触之有细沙感，可呈点状或线状，或为不规则小片；重者可波及牙的整个表面，非白垩区呈淡白浅黄色。

② 着色型：表面出现微黄色，逐年加重变为黄褐色或黑褐色。

③ 缺损型：牙釉质损害脱落，呈点状或片状凹陷，或出现广泛的黑褐色斑块，有浅窝或斑样缺损。但分型并不反映病情轻重，各型多为混合存在，单独存在者少见

（2）氟骨症早期　表现为四肢脊柱关节持续疼痛，无游走性，且不发热，抗风湿治疗亦无效，与天气无关。进而关节活动障碍，肌肉萎缩、肢体麻木、僵直变形甚至瘫痪。

（3）神经系统表现　氟中毒神经系统损害占 10%，是由于椎管硬化变窄和椎间孔缩小使脊髓和神经根受压或神经本身损害所致。常表现为四肢麻木，双下肢无力，肌张力增强，腱反射亢进，压迫性截瘫和大小便失禁等。神经根主要症状是刺痛，感觉异常，肌萎缩等。少数患者可出现耳聋、耳鸣、视力减退、头痛、恶心等症状。

3. 诊断和鉴别诊断

（1）长期生活在高氟区，饮用高氟水、食用被氟污染的粮食或处于氟污染的大气环境。

（2）临床表现　为氟骨症所具有的骨关节痛、肢体运动障碍畸形，伴有氟斑牙。12岁以后迁入病区者可没有氟斑牙。

（3）骨X线改变　X线基本特征如下。

① 骨质呈硬化、疏松、软化改变。

② 骨周肌腱、韧带、骨间膜骨化，软骨以及其他软组织骨化。

③ 关节软骨、关节面或关节囊骨化，增生肥大，关节内出现游离体。

④ 骨和关节继发性畸形改变，脊柱、骨盆、四肢等变形。

（4）早期氟骨症可能没有症状和X线异常的特征，此时期的血清碱性磷酸酶高，血、尿钙低，尿羟脯氨酸排出量高于正常，提示氟已兴奋成骨细胞活性，损伤骨胶原蛋白。

（5）鉴别诊断

① 类风湿关节炎：两者的主要症状和X线有许多相似之处。但类风湿关节炎多数开始于髋关节，后渐向上发展，很少波及四肢关节。临床上疼痛不严重，骨质主要是疏松萎缩性改变。化验检查血沉可加快，类风湿因子测定阳性。尿氟不升高。

② 骨软化症：骨软化症以骨软化和骨畸形为特征。患者多为女性，主要原因是维生素D缺乏和钙吸收障碍，并阻止钙在骨内沉着。骨质改变为普遍性疏松，呈不规则之网眼状脱钙。长骨小梁粗糙，皮质变薄而分层，骨盆有典型的畸形。而地方性氟中毒以硬化改变为主，肌肉韧带附着位有明显的钙化。

4. 治疗

地方性氟中毒并无特效疗法，当前治疗的原则是补充钙，减少氟的吸收并增加氟的排出。供给合理平衡的膳食，适当补充钙、B族维生素和维生素C，对防治氟中毒有比较明显的效果。

出现脊髓受压或截瘫时应尽早施行骨科手术，解除神经根或脊髓压迫，术后效果良好。

5. 预防

地方性氟中毒应以预防为主：采用低氟水源、药物除氟、减少食物中含氟量以及限制含氟"三废"的排放。

（1）控制每日氟摄入量　根据饮水含氟量及常见食物的含氟量，全面计算人体每日氟摄入总量，从而把人体每日氟的总摄入量控制在允许范围以内。

（2）饮水除氟　在水氟含量高的地区，饮水除氟是消除地方性氟中毒最有效的预防措施。寻找低氟水源，加强水质勘测工作，健全用水管理，执行定期水质监测制度，使饮水保持在氟含量不高于0.05mmol/L。在没有条件改水的地区，鼓励收集雨水或雪水供饮用或烹饪使用。有条件的地区亦可采用药物除氟法。

（3）消除燃煤产生的氟污染　改变南方收获季节烘干粮食的方法，或改变耕种季节避开梅雨季节收获的措施，改造开放或燃煤灶，使燃煤产生的氟不污染居室空气，不污染粮食、果菜。

（4）控制饮茶中的氟　茶叶本身可蓄积氟，某些地区生产的茶叶氟含量可高达500mg/kg以上，应采取措施防止茶叶氟进入人体。

四、硒中毒

人因食用含硒量高的食物和水，或从事某些常常接触到硒的工作，可出现不同程度的硒中毒。

1. 病因

① 硒中毒地区主要受非地带性的地质因素岩石的影响，所以，其分布无地带性规律，而是呈散灶状分布。我国的湖北恩施、陕西紫阳为硒中毒的灶状病区，主要与高硒含煤地层有关。在调查恩施高硒环境及形成原因时发现，当地石煤硒含量高、储量丰富、出露面大且呈灶状分布；温湿多雨加速了硒的淋溶和迁移；而当地村民有用石煤火熏土作底肥的习惯，从而造成土壤严重硒污染。这样，粮食蔬菜等作物硒含量也随之加，而饲料硒含量的增加又使禽畜肉硒量增多，循此食物链而最终使人体摄入过量硒而中毒。

② 在工业生产中，工人在焙烧阳极泥时，吸入有硒尘释放出的烟雾可引起急性中毒。

③ 从事冶炼、加工、提取硒的工人，长期接触小剂量硒化物的蒸气和粉尘，也可引起慢性硒中毒。

2. 临床表现

地方性硒中毒一般表现为慢性病程，根据临床症状的不同，地方性硒中毒可分为两种类型。

(1) 盲目蹒跚症　由于人和动物摄食了含有中等量硒的食物和饲料而引起，硒主要以有机态进入人和动物体内。患者有神经系统的症状，如皮肤痛觉迟钝、四肢麻木、头昏眼花、食欲缺乏等。

(2) 职业性硒中毒　职业性硒中毒的主要症状是：面色苍白，精神疲惫，胃肠功能紊乱，消化不良，呼吸有大蒜气味。严重者可导致中枢神经系统中毒或"碱性病"。患者表现为头发脱落，甚至眉毛、胡须、阴毛等都会脱落；指甲变形、凹陷，最后脱落；还有皮疹、皮痒等症状。

3. 诊断依据

① 长期生活在高硒地区，食用含硒量高的粮食或禽畜肉。

② 临床表现。

③ 血硒高。

4. 治疗

硒中毒的治疗主要是降低以至消除硒的毒性。

① 因食入高硒食物而引起的急性和慢性中毒者，服用 5mg 的砷酸钠水溶液，可促使过量的硒经胆汁排泄到胃肠道，最后从肾脏排出体外，以达到缓解毒性或完全解毒的目的。

② 甜菜碱和胆碱也对抵抗硒酸盐的毒性起一定作用。

③ 硫酸盐可以减轻硒酸盐的毒性，但不能减轻亚硒酸盐或有机硒的毒性。

④ 蛋氨酸分子可以与机体内过量的硒结合，从而起到解毒作用。

5. 预防

预防硒中毒最有效的办法就是使人和动物避免摄入富硒的食物和饲料。

① 陕西高硒地区近年来采用换粮的办法，对预防人体硒中毒收到了良好的效果。

② 维生素 E 是一种良好的抗氧化剂，可预防硒中毒；蛋氨酸也可以防止硒中毒。

③ 土壤中含硫多会抑制植物对硒的吸收，因此，有些国家采取在草场施用石膏或含硫肥料等措施，来降低植物含硒量。

④ 职业性预防则应强调安全生产和防护。

五、碘过多病

碘过多病，包括高碘性甲状腺肿，含散发性高碘性甲状腺肿和地方性高碘性甲状腺肿；碘致甲状腺功能亢进症；碘致甲状腺功能减退症；桥本甲状腺炎；甲状腺癌；碘过敏和碘中毒。其中以高碘性甲状腺肿最为常见。

1. 病因

长期碘摄入量过高或一次性摄入相当高剂量的碘，会危害人体健康且致病。人体内，甲状腺是碘重要的贮藏场所，人们摄入过量的碘，除由肾脏排出相当多的碘外，甲状腺也从血循环中吸入较多的碘，这些碘以胶质形态（包括 I、T_2、T_3、T_4）存贮于甲状腺滤泡腔中。当甲状腺持续吸入较多的碘，滤泡腔内的胶质逐渐增多，以致滤泡腔被充塞扩大，甲状腺的重量和体积都超出正常范围时就形成了高碘性甲状腺肿。高碘性甲状腺肿是机体本身的一种保护机制。因为碘是合成甲状腺激素的必需原料缺少碘可对人类造成严重危害，所以在高碘条件下，人体便自发地存贮碘，一旦碘缺乏时就动员出来供人体需要以防止碘缺乏病的发生。

2. 临床表现

① 甲状腺肿大，多呈弥漫型。

② 新生儿高碘性甲状腺肿可压迫气管，甚至窒息。在水源性高碘性甲状腺肿病区有报道说，在未采取任何干预措施的情况下，儿童期的高碘性甲状腺肿进入成年期后多自行消退，显示人们对高碘的摄入有较强的耐受性。

③ 高碘病区的绝大多数人群，包括高碘性甲状腺肿患者在内，其甲状腺功能多数正常。但高碘性甲状腺肿患者 24h 甲状腺吸碘率下降，一般低于 10%。

④ 长期高碘摄入可有自身免疫过程增强的改变，如出现自身免疫抗体，自身免疫性疾病或甲状腺功能亢进症的发病率增高，甲状腺癌的发病增多（主要是乳头状癌）。

3. 诊断与鉴别诊断

(1) 高碘病区的判定　凡一地区 8～10 岁儿童甲状腺肿大率大于 5%；儿童尿碘水平（群体）大于 800μg/L；人群有明确的高碘摄入（如果是水源性，则水碘大于 300μg/L），该地区即可确定为高碘病区。

(2) 高碘性甲状腺肿的诊断

① 患者生活或居住在高碘地区，甲状腺肿大且质地硬（必要时可做甲状腺活检碘大于800pg/L）。

② 吸碘率低（一般 24h 低于 10%）。

③ 有明确的高碘摄入史。

④ 排除其他原因引起的甲状腺肿；则可诊断为高碘性甲状腺肿。

(3) 高碘性甲状腺肿与低碘性甲状腺肿触诊与 B 超检查的鉴别　见表 4-5。

表 4-5　高碘性甲状腺肿与低碘性甲状腺肿触诊与 B 超检查的鉴别

鉴别点	高碘性甲状腺肿	低碘性甲状腺肿
质地	较硬、很容易摸得着	较软、仔细触诊可摸得着
边界	光滑、界限很清楚	界限较清楚
望诊	容易看得见、I 度肿大可以看见其轮廓	不易看见、II 度才容易看得见
B 超	回声均匀、边界模糊	回声粗糙、边界清晰

4. 预治

高碘性甲状腺肿的防治原则为限制高碘的摄入量，并根据病因来源采取相应的措施。对食物性高碘性甲状腺肿的患者，应严格限制高碘食物的摄入量，采用适当的饮用水源。目前对高碘性甲状腺肿患者的药物治疗主要应用甲状腺激素。

六、铁中毒

铁中毒又称血色病，分为原发性血色病和继发性血色病。

1. 病因

(1) 原发性血色病　病因未明，系常染色体显性遗传，可能为肠黏膜吸收铁的调节失常导致吸收过量的铁。在正常情况下，即使膳食铁含量很丰富，亦不致达到引起慢性中毒的水平。

(2) 继发性血色病

① 长期过量服用铁剂。

② 长期大量摄入含铁量异常高的特殊食品，如浸泡在铁容器中的酸性食物。

③ 慢性酒精中毒致肝硬化，也有的可使铁的吸收异常增加。

④ 肠外输入过多的铁，通常由多次大量输血引起。主要是因珠蛋白生成障碍性贫血（地中海贫血），而反复输血。

2. 临床表现

(1) 急性中毒　常见于过量误服铁剂，尤其常见于儿童。对婴幼儿而言，40mg～1.5g硫酸亚铁可引起严重中毒，甚至死亡。

急性铁中毒的临床表现分为以下四期

① 第一期：始于摄入后即刻，表现呕吐、腹泻、腹痛、血压降低、苍白、昏睡、代谢性酸中毒、白细胞数升高、血糖升高。

② 第二期：摄入后 6～24h 开始，并持续 12～24h，体征包括低血容量、昏睡、血压降低、代谢性酸中毒、血铁水平可能不到高峰。

③ 第三期：摄入后 12～24h 开始，表现多器官功能衰竭（胃肠道、中枢神经系统、心血管系统、肝、肾）、代谢性凝血病及低血糖，暴发性肝功能衰竭常直接致死。

④ 第四期：第 4～6 周开始，胃瘢痕形成，幽门梗阻。

(2) 慢性铁中毒　或称铁负荷过多，可有各脏器受损的表现。

① 皮肤色素沉着，呈古铜或青铜色。

② 肝大，肝硬化蜘蛛痣，糖尿病。

③ 垂体功能低下，甲状旁腺及肾上腺功能减退。

④ 心脏疾病，心律失常，心力衰竭。

⑤ 骨骼关节改变，颅脑畸形，肝大，肾上腺皮质功能低下，合称 Zellweger 综合征。

3. 治疗

① 对误服大量铁剂的患者给予大量生蛋清、牛奶等，促使形成铁蛋白复合物，并用吐根糖浆等催吐，继以 2‰～5‰ 碳酸氢钠溶液洗胃。

② 若误服时间超过 30min，则不宜催吐，防止被铁剂腐蚀的胃黏膜发生穿孔。胃有出血时，应停止洗胃或每次用少量液体反复灌洗。

③ 洗胃后仍有大量铁剂存在胃内，则应考虑做胃切开术以移去铁剂。

④ 严重中毒时，采用血液透析或腹膜透析。

⑤ 静脉补液可纠正脱水、酸中毒，促进毒物排泄，维持血压，必要时可输血或血浆等。

⑥ 在铁中毒过程中，需注意积极防治休克。

4. 预防

(1) 急性铁中毒的预防　应防止儿童过量误服铁补充剂，家长更不应认为铁剂是"补药"而超过规定剂量服用；铁补充剂药瓶标签上应有明确标示，医生也要加强医药常识宣传，说明乱服铁剂的危险性。

(2) 慢性铁中毒的预防

① 防止长期过量服用铁剂。

② 防止慢性酒精中毒。

③ 肝硬化引起的慢性铁中毒，或因疾病而必须反复大量输血而引起的慢性铁中毒，应着眼于原发疾病的防治。

七、锌中毒

锌普遍微量存在于各种食物中，大量摄入时则易引起中毒。

1. 病因

① 运用含锌的器皿制备或贮存酸性饮料时，酸性溶液可溶解出较多的锌而使食物中锌含量增高。

② 其他原因为误服药用的氧化锌（常为收敛剂）或硫酸锌（常用于治疗结膜炎）或氧化锌（常为轻度收敛，用于大面积创面吸收）等。

2. 临床表现

当进入人体内的锌过多时，可引起急性或慢性中毒，出现一系列病变。

(1) 急性锌中毒

① 急性锌中毒锌的中毒量为 0.2～0.4g，一次摄入 80～100mg 或以上的锌盐即可引起急性中毒。

② 急性锌中毒呈急性发病，潜伏期由几分钟至 1h，恶心、持续性呕吐、腹绞痛、腹泻、口腔烧灼感，伴随眩晕及全身不适。严重者可因剧烈的呕吐和腹泻而导致虚脱。

(2) 慢性锌中毒　多见于长期小量服锌治疗疾病。儿童长时间玩耍或口含有锌的金属玩具，或把含锌金属玩具放在浴水中，小儿把头浸在水中吞咽一些浴水，均可引起慢性锌中毒。

3. 治疗

① 对误服大量锌盐者可用 1% 鞣酸液、5% 活性炭悬液或 1：2000 高锰酸钾液洗胃，但如呕吐物带血液，应避免用胃管及催吐药。根据情况酌服硫酸钠导泻，内服牛奶以沉淀锌盐。

② 必要时输液以纠正水和电解质紊乱，并给去锌疗法（应用巯基解毒药）。慢性中毒时，还应尽快停止服用锌剂，不再与锌污染的空气、水源及食品接触。

4. 预防

应加强环境及食品卫生监督，防止空气、水源、食品被大量锌污染。用锌治疗疾病时应掌握安全剂量，防止误服锌剂。加强对儿童合金玩具制品的监督，制定含锌产品的含锌标准。

八、铜中毒

铜盐的毒性以硫酸铜、醋酸铜较大，特别是硫酸铜，经口服即使微量往往也会引起急性中毒。

1. 病因

① 引起本病的原因是多种多样的，常因为结晶硫酸铜烧伤或意外误服引起。

② 冶炼铜时造成环境污染，进而造成水和食物的污染。

③ 长期接触铜尘、铜烟的工人以及肝豆状核变性的患者会出现慢性铜中毒。

长期吃大量牡蛎等贝类、动物肝脏、蘑菇、硬果和巧克力等含铜量高的食品者，铜摄入量可较正常的每天摄入量（2～5mg）高10倍以上，但从未发现慢性铜中毒的证据。

2. 临床表现

（1）急性铜中毒　早期产生胃肠道黏膜刺激症状，如恶心、呕吐、腹泻。进而表现为溶血作用，出现黄疸，尿中出现血红蛋白，严重时可出现肾功能衰竭、尿毒症及休克。

（2）慢性铜中毒

① 最常见的症状为咳嗽、咳痰、胸痛、胸闷，有的咯血、鼻咽黏膜充血、鼻中隔溃疡，甚至可引起肺尘埃沉着病（尘肺）和金属烟雾热。

② 眼睛接触铜盐可发生结膜炎和眼睑水肿，严重时角膜可以发生浑浊和溃疡。从事枪弹钢壳生产的工人易发生铜性白内障。

3. 治疗

（1）急救　误服铜盐中毒者，应立即用清水洗胃或用1‰亚铁氰化钾（黄血盐）600mL洗胃，使毒物变成低毒的不溶的亚铁氰化铜而沉淀，并可用牛乳、豆浆及蛋清保护胃黏膜。无腹泻者给予导泻。

（2）解毒剂　可用依地酸钙钠或二巯丙醇，也可给予青霉胺。可试用螺内酯，因其可增加铜自胆汁的排泄。

（3）对症治疗　有腹痛、腹泻时给予解痉药、止痛药，并及时补液以维持水及电解质平衡。

4. 预防

应注意不要用生铜绿的器皿存放食物。用含铜药物治疗时要严格掌握用量。

第五节　循环系统疾病与营养

一、冠状动脉粥样硬化性心脏病

冠状动脉粥样硬化性心脏病（简称冠心病）是指由于冠状动脉硬化使管腔狭窄或阻塞导致心肌缺血、缺氧而引起的心脏病。

冠心病是一个全球性的健康问题，是欧美国家最常见的一种心脏病。发病年龄有相对年轻化趋势。在发达国家，心血管疾病是引起死亡的"第一号杀手"，冠心病是猝死的主要原因。发展中国家，包括中国在内，虽不如欧美国家多见，但随着生活水平的提高、膳食结构的不合理、吸烟等不良因素的影响，冠心病的发病率在逐年上升，十余年来增加了2～3倍，成为致死的主要原因之一。冠心病多见于40岁以上的人群，男性高于女性，且以脑力劳动者多见。我国冠心病的发病率和死亡率，城市高于农村，北方高于南方，近20年来均呈上升趋势。

冠心病的预防必须从儿童时期开始，必须养成良好的生活习惯，合理膳食，避免摄入过多的脂肪和大量的甜食，加强体育锻炼，预防肥胖、高脂血症、高血压病和糖尿病的发生。超重和肥胖者更应注意减少热量摄入，并增加运动量，将体重降低到理想范围。高脂血症、高血压病和糖尿病患者，要积极控制好血压、血糖和血脂，消除冠心病的危险因素。做好控烟工作，特别要防止青少年成为新一代烟民。

1. 临床特点

根据冠状动脉病变的位置、程度和范围不同，可以将冠心病分为五种类型。

(1) 隐匿型　患者无明显临床症状，仅在体检时发现心电图呈缺血性改变或出现放射性核素心肌显像改变。此型也称为无症状性冠心病。

(2) 心绞痛型　是由于冠状动脉供血不足，心肌急剧、暂时性缺血与缺氧所引起的临床综合征。主要表现为阵发性的胸骨后压榨样疼痛，可放射至心前区与左上肢，常常由于劳动或情绪激动引发病情，持续数分钟，休息或用硝酸甘油制剂后可缓解症状。

(3) 心肌梗死型　此型为冠心病较为严重的类型，由于冠状动脉阻塞、心肌急性缺血性坏死所引起。患者有剧烈而较持久的胸骨后疼痛、发热、白细胞增多和进行性心电图变化，可导致心律失常、休克或心力衰竭出现。

(4) 心肌硬化型　长期心肌缺血可导致心肌逐渐纤维化，表现为心脏增大、心力衰竭和心律失常。

(5) 猝死　多为心脏局部发生电生理紊乱或起搏、传导功能发生障碍，引起严重心律失常，导致心脏骤停而死亡，患者可在发病6h死亡。

2. 治疗原则

患者可根据病情的轻重选择不同的临床治疗方法，同时积极配合饮食治疗，达到缓解症状、恢复心脏功能、延长患者生命、提高患者生活质量的目的。治疗冠心病的临床方法有药物治疗、介入性治疗和外科手术治疗三种。

3. 营养治疗

(1) 控制总热量　40岁以上人群应注意预防肥胖，尤其对有肥胖家族史者，其体重超过标准体重者，每日应减少膳食总热量摄入，以降低体重，力求达到标准体重。患者每天比正常供给量减少600～800kcal膳食热量摄入，每月可降低体重3kg左右。患者切忌暴饮暴食，要少量多餐，避免吃得过饱，每日最好4～5餐。

(2) 限制脂肪　每天脂肪的摄入量应控制在总热量的20%，不应超过25%。动物脂肪量应低于10%，不饱和脂肪酸和饱和脂肪酸的比值应保持在1.5为宜，适当地吃些瘦肉、家禽、鱼类。海鱼的脂肪中含有多不饱和脂肪酸，它能够影响人体脂质代谢，降低血清胆固醇、血清甘油三酯、低密度脂蛋白和极低密度脂蛋白，从而保护心血管，预防冠心病。由此可见，多吃海鱼有益于冠心病的防治。

每天胆固醇摄入量应控制在300mg以下，应避免食用过多的动物性脂肪和富含胆固醇的食物。因为一个鸡蛋中的胆固醇接近于300mg，以往均建议冠心病患者应控制鸡蛋的摄入，每日摄入半个鸡蛋或每两日一个鸡蛋。但现在的研究结果表明，鸡蛋蛋黄中富含卵磷脂，卵磷脂可以促使体内脂肪和胆固醇排出，使血中高密度脂蛋白增高，对心血管有保护作用，人们食入鸡蛋后对自身血胆固醇的浓度没有明显影响。美国医学家的临床实验报告指出，蛋黄中的卵磷脂具有从体内排出血清胆固醇的作用，是高血压、动脉粥样硬化和老年痴呆的"克星"。

（3）适量碳水化合物和蛋白质　碳水化合物摄入应占总热量的65％左右，宜选用含多碳水化合物食物，少用蔗糖和果糖，肥胖者主食应限制，可吃些粗粮、蔬菜、水果等纤维素高的食物。也可用土豆、山药、藕、芋艿、荸荠等根（块）茎类食物代替部分主食，这样可避免主食过于单调。

患者应摄入适量的蛋白质，以满足身体的需要，每日按照1.2～2.0g/kg供给，约占总热量的15％。鱼类肉质嫩，易于消化吸收，含有丰富的多不饱和脂肪酸，可每周吃2～3次，每次200g左右，烹饪方法以清炖和清蒸为主。黄豆及其制品含植物固醇较多，有利于胆酸的排出，可减少体内胆固醇的合成，可多吃豆腐、豆干、绿豆汤等食物。患者不必禁忌牛奶，因为250mL牛奶中仅含脂肪9g、胆固醇30mg，而且牛奶含有抑制体内胆固醇合成因子，因此，患者每天可饮250mL牛奶，并可吃1个鸡蛋。

（4）控制钠的摄入　冠心病患者往往合并高血压，每日钠盐摄入一般应控制在5g以下，中度以上心功能不全患者每天应控制在3g以下。

（5）补充维生素和矿物质　患者在平时应注意补充富含B族维生素、维生素C、维生素E的食物，多食用新鲜绿叶蔬菜，深色蔬菜富含维生素C和胡萝卜素，并含有丰富的膳食纤维，可减少体内胆固醇吸收。

（6）禁饮烈性酒，提倡喝淡茶　患者应禁饮56度以上的白酒，如喜欢饮酒，可少量饮用酒精浓度较低的啤酒、黄酒、葡萄酒。

茶叶中含有茶碱、维生素C和鞣酸。茶碱能吸附脂肪，减少肠道对脂肪的吸收，有助于消化并有收敛作用。茶油含有不饱和脂肪酸，有降胆固醇的功能。一般方法泡制的淡茶，每日4～6杯，能助消化及利尿。不要喝浓茶，因咖啡因量过多，影响睡眠，对冠心病不利。

（7）食物选择

① 适宜食物：谷类、牛奶、酸牛奶、脱脂牛奶、鸡蛋、鱼、虾、去皮鸡肉、瘦猪肉、蔬菜、水果、鲜菇、黑木耳、豆类及豆类制品、核桃仁、芝麻等。

② 限制食物：去脂肪的牛羊肉、火腿、贝类等。

③ 禁用食物：含动物脂肪高的食物，如肥羊、肥猪肉、肥鹅、剁碎猪五花肉的肉馅；高胆固醇食物，如动物的内脏、鱼子、蟹黄、猪皮、带皮猪蹄、全脂奶油、腊肠等；刺激性食物，如芥末、辣椒、白酒、浓咖啡、胡椒、咖喱等。

二、高血压

高血压是指动脉收缩压或舒张压增高，常伴有以心、脑、肾和视网膜等器官功能性或器质性改变为特性的全身性疾病。

当收缩压≥140mmHg和（或）舒张压≥90mmHg，可诊断为高血压。

高血压可分为原发性高血压和继发性高血压，病因不明的高血压称为原发性高血压，占所有高血压患者的90％以上。血压升高是由某些疾病引起的，病因明确，称为继发性高血压。

高血压是常见的全身性慢性疾病，在各种心血管病中患病率最高。高血压对心、脑、肾、眼等器官造成损害，引起严重的并发症，是脑卒中和冠心病的重要危险因素。

近年来，随着社会经济的发展、生活方式的改变以及人口老龄化的加速，我国高血压病患病率在持续上升，且上升速度逐年加快。现在，我国15岁及以上人群高血压患病率

24%，全国高血压患者人数2.66亿，每5个成人中至少有1人患高血压病。

由于高血压通常不表现症状，大部分人并不知道自己患有高血压，在不知不觉中成了高血压的牺牲品。因此，人们把高血压称为"无声的杀手"。针对我国高血压呈持续上升趋势，卫生部决定把每年10月8日定为"全国高血压日"，以使高血压病发病率得到控制。

1. 临床特点

高血压患者起病隐匿，病情发展缓慢，患者在早期多无不适症状，常在体检时才发现。患者早期血压不稳定，容易受情绪、生活变化的影响而波动。随着血压持续增高，患者会出现头痛、头晕、头颈疼痛。长期高血压可引起肾、心和眼睛的病变；出现精神情绪变化、失眠、耳鸣、日常生活能力下降、生活懒散、易疲劳、厌倦外出和体育活动、易怒和神经质等症状。

2. 治疗原则

高血压与食盐的过量摄入、大量的酒精摄取、肥胖、能量过剩、睡眠不足、失眠等因素有关。轻型高血压无器官损害的患者，可先行饮食治疗，治疗3~6个月如效果不好再同时用药物治疗。

中度和重度高血压患者，有靶器官损害者，或合并糖尿病、冠心病者均采用药物降压治疗。选用一种抗高血压药，如效果不理想，可选用另一种药物，必要时可同时选用三类药物治疗。高血压患者因目前无高血压特殊治疗药物，只能通过长期服用抗高血压药来稳定血压，因此，应选用副作用小的抗高血压药物。

3. 营养治疗

高血压营养治疗的目的是通过营养素的平衡摄入，限制食盐和减少酒精的摄入，使心排血量恢复正常，总外周阻力下降，降低血压，减少药物用量，最终达到血压恢复正常和减少高血压的并发症。

（1）限制食盐，适当补钾　食盐含大量钠离子，人群普查和动物实验都证明，吃盐越多，高血压病患病率越高，每天吃10g盐，发病率为10%，而每天20g则为20%，限盐后血压降低。

低钠饮食时，全天钠的摄入应保持500mg，以维持机体代谢，防止低钠血症，供给食盐以2~5g/d为宜。美国对高血压患者提出每日摄入钠盐的量为小于2g。在日常膳食中，天然含钠盐为2~3g，因此，烹调时，仅能加入1g盐，这对吃惯口味重的膳食的患者来说是很不习惯的，一定要慢慢适应，坚持清淡饮食。

钾离子能阻止过高食盐饮食引起的血压升高，对轻型高血压还具有降压作用。增加钾离子摄入量有利于钠离子和水的排出，有利于高血压病的治疗。患者多吃新鲜的绿叶菜、豆类、水果、香蕉、杏、梅等食物。

（2）限制热量　肥胖是导致高血压病的原因之一，体重每增加12.5kg，收缩压可上升1.3kPa（10mmHg），舒张压升高0.9kPa（7mmHg），说明体重增加对高血压治疗大为不利。肥胖者应节食减肥，不能减肥过快，体重减轻每周以0.5~1kg为宜，尽可能达到理想体重。中度以上肥胖者宜限制每天摄入热量5021kJ（1200kcal）以下，或每千克体重63~84kJ（15~20kcal）。

（3）补钙、补镁　钙离子与血管的收缩和舒张有关，钙有利尿作用，有降压效果。摄入含钙丰富的食物，能减少患高血压的可能性，补钙食物有牛奶、海带、豆类及新鲜蔬菜等。

但补钙对慢性肾功能不全的患者是不妥的。

镁离子缺乏时，血管紧张肽和血管收缩因子增加，可能引起血管收缩，导致外周阻力增加。补充镁离子的食物有香菇、菠菜、豆制品、桂圆等。

（4）戒烟、限酒、喝茶　传统医药认为少量酒可扩张血管，活血通脉，助药力，增食欲，消疲劳。但长期饮酒危害大，可诱发酒精性肝硬化，并加速动脉硬化，高血压病发病率增多。

香烟中的尼古丁刺激心脏，使心跳加快，血管收缩，血压升高，促使钙盐、胆固醇等在血管壁上沉积，加速动脉硬化的形成。

茶叶含有多种对防治高血压病有效的成分，以绿茶为好，但不宜喝浓茶。

（5）合理选择食物　高血压患者应多吃保护血管和降血压的食物，如芹菜、胡萝卜、番茄、荸荠、黄瓜、木耳、海带、香蕉等。

患者也应多吃降脂食物，如山楂、大蒜、洋葱、海带、绿豆、香菇等。此外，草菇、香菇、平菇、蘑菇、黑木耳、银耳等覃类食物营养丰富，味道鲜美，对防治高血压病、脑出血、脑血栓等均有较好效果。

有些食物高血压病患者应该禁忌，如所有过咸食物及腌制品、蛤贝类、皮蛋，烟、酒、浓茶、咖啡，以及辛辣刺激性食物。

（6）建立良好的饮食习惯　高血压患者应定时定量进餐，宜少量多餐，每天 4～5 餐，避免过饱。

（7）注意营养素与药物的相互作用　患者在治疗高血压病时，常用单胺氧化酶抑制剂如帕吉林（优降宁）等治疗，用药期间患者不宜食用含高酪胺的食物，如扁豆、蘑菇、腌肉、腌鱼、干酪、酸奶、香蕉、葡萄干、啤酒、红葡萄酒等食物。因为酪胺可促使去甲肾上腺素大量释放，使血压升高而发生高血压危象。患者还不宜服用天然甘草或含甘草的药物，如甘草片，因为甘草酸可引起低钾血症和钠在体内滞留。茶叶容易和药物结合沉淀，降低药物效果，故服抗高血压药时忌用茶水送服。

4. 高血压食疗验方

① 鲜芹菜 500g，用冷开水洗净，捣烂取汁，再加蜂蜜 50mL 调匀，每日 1 剂，分 3 次饮服。也可将芹菜洗净，捣烂、绞汁服。15 天为 1 个疗程。

② 黑木耳 6g，洗净，清水浸泡一夜。放锅内蒸 1h，再加冰糖适量，睡前服。连续服用，可治疗高血压眼底出血。

③ 香蕉，1 天 3 次，每次 1～2 个，连吃一段时间。也可用香蕉皮 30～60g，水煎服。

④ 绿豆、海带各 100g，先放水煮开，再放大米 150～250g，煮成粥，长期当晚饭吃。

⑤ 苹果汁，每日 3 次，每次 100mg。轻度高血压者，可以吃苹果，1 天 3 次，每次 250g。

⑥ 鲜山楂 10 个，捣碎，加冰糖适量，水煎服。

⑦ 花生米浸醋，5 天后食用。每日早上吃 10～15 粒。

三、高脂（蛋白）血症

高脂（蛋白）血症是指血浆中胆固醇（TC）浓度超过 220mg/dL 或甘油三酯（TG）浓度超过 110mg/dL 时，称为高脂（蛋白）血症。

由于血浆中的胆固醇和甘油三酯是疏水分子，不能直接在血液中被转运，必须与血液中的蛋白质和其他类脂（如磷脂）一起组合成亲水性的球状巨分子复合物——脂蛋白。所以，高脂（蛋白）血症是血浆中某一类或某几类脂蛋白血症。

高脂（蛋白）血症是现代文明富贵病之一。随着人们生活质量的提高，食入高蛋白、高脂肪饮食机会增多，加上运动量减少，血中的脂肪由于没法燃烧消耗而积聚，从而导致高脂（蛋白）血症。在中国，患有高脂（蛋白）血症的人群随着经济的发展而增加，而且越来越年轻化，令人担心。

45岁以上中年人、肥胖者、有高脂血症家族遗传史者、经常参加吃喝应酬者、从事高度精神紧张工作者，都属于高危对象，应定期每年至少一次检查血脂。

1. 临床特点

高脂（蛋白）血症对身体的损害是隐匿、逐渐、进行性和全身性的。早期的高脂（蛋白）血症患者多数没有临床症状，这也是很多人不重视早期诊断和早期治疗的重要原因。大量研究资料表明，高脂（蛋白）血症是脑卒中、冠心病、心肌梗死、心脏猝死独立而重要的危险因素。此外，高脂（蛋白）血症也是促进高血压病、糖耐量异常、糖尿病的一个重要危险因素。

高脂（蛋白）血症主要是由于体内脂质代谢异常引起的，是临床常见血液循环疾病之一。用超速离心法可将血浆脂蛋白分为四大类：乳糜微粒（CM）、极低密度脂蛋白（VLDL）、低密度脂蛋白（LDL）、高密度脂蛋白（HDL）。用电泳方法可将脂蛋白分为α-脂蛋白、前β-脂蛋白、β-脂蛋白和乳糜微粒四种。

（1）乳糜微粒（CM）　由小肠黏膜细胞合成，是食物脂类吸收以后的运输工具，主要是运输外源性脂类，特别是外源性甘油三酯进入血循环。甘油三酯约占乳糜微粒重量的80％以上。

（2）极低密度脂蛋白（VLDL）　相当于电泳法中的前β-脂蛋白。极低密度脂蛋白由肝细胞合成，肝脏细胞能将体内过剩的葡萄糖（CHO）转变成甘油三酯（TG），与脂蛋白中动员出来的脂酸合成极低密度脂蛋白，分泌进入血液，极低密度脂蛋白的主要功能是运输内源性脂类，尤其是内源性甘油三酯。

（3）低密度脂蛋白（LDL）　是运输胆固醇的主要形式，正常情况下，低密度脂蛋白是极低密度脂蛋白的降解产物，它所携带的胆固醇是肝内合成的，为内源性胆固醇，低密度脂蛋白可通过细胞膜上的受体使胆固醇进入外周细胞而被利用。当血液中的低密度脂蛋白过多，超过生理需要时，它可通过内皮系统的吞噬细胞清除，即"清道夫"途径。

（4）高密度脂蛋白（HDL）　高密度脂蛋白是由肝脏合成，小肠壁也可合成少量，乳糜微粒的残体也可形成高密度脂蛋白。高密度脂蛋白能将周围组织中包括动脉壁内的胆固醇转运到肝脏进行代谢，还具有抗低密度脂蛋白氧化的作用，并能促进损伤内皮细胞修复。

临床上根据脂蛋白电泳的结果将高脂（蛋白）血症分为以下5型。

① Ⅰ型：为高乳糜微粒血症，由于脂蛋白酯酶（一种负责把乳糜微粒从血中清除出去的酶）缺陷或缺乏，导致乳糜微粒水平升高。

② Ⅱa型：为β-脂蛋白和胆固醇增高，甘油三酯正常。患者可出现皮肤、肌腱、角膜上出现黄色脂肪沉积，动脉硬化加快，可引起肝功能不全、肾病及甲状腺功能亢进症等并发症。

③ Ⅱb型和Ⅲ型：为高β-脂蛋白和高前β-脂蛋白血症。患者皮肤上可出现黄色或橙色瘤体，动脉硬化加快。

④ Ⅳ型：为前β-脂蛋白增高。临床上多见于30岁以上肥胖患者，发病多与遗传因素和饮食不当密切相关。患者可出现血尿酸增高，葡萄糖耐量异常。

⑤ Ⅴ型：为乳糜微粒和前β-脂蛋白都升高，是Ⅰ型和Ⅱ型的混合型。患者可出现皮肤黄斑、肝脾大，血尿酸增高，葡萄糖耐量异常。

2. 治疗原则

饮食治疗是高脂血症治疗的基础，无论是否采取任何药物治疗之前，患者首先必须进行饮食治疗。饮食治疗无效果或患者不能接受饮食治疗时，才可采用药物治疗。患者在服用降脂药物期间也应注意饮食控制，以增强药物的疗效。

3. 营养治疗

(1) 注意热量平衡　很多高脂（蛋白）血症患者都是肥胖患者，可通过限制膳食热量摄入，同时增加运动，以促进体内脂肪分解，达到理想体重。一般每天供给热量2007～2868kcal为宜。

高脂（蛋白）血症患者应在确保必要营养的前提下，逐步减少热量的摄入，不可勉强。有些人为了控制饭量，一天吃两顿饭或是一顿饭。这样做会导致机体热量摄入不足，引起机体对营养素吸收能力增加，相反更容易变胖。为了防止肥胖，应该一日三餐，有规律地吃饭，避免暴饮、暴食，不吃过多甜食。

(2) 限制富含高胆固醇膳食　胆固醇是人体不可缺少的物质，但摄入过多会对身体产生危害。高脂（蛋白）血症患者每天膳食胆固醇供给量一般在300mg以下，如摄入量超过700～800mg，血胆固醇增高可能性很大。富含胆固醇食物有蛋黄、奶油、动物脑、鱼子、动物内脏，特别是肝脏及脂肪丰富的肉类，患者要少吃。患者禁食肥肉、动物内脏、奶油蛋糕等。

植物固醇存在于稻谷、小麦、玉米、菜籽等植物中，植物固醇在植物油中呈现游离状态，具有降低胆固醇的作用，而大豆中的豆固醇有明显的降血脂作用，因此提倡患者多吃豆制品。

(3) 限制高脂肪膳食　食物中的脂肪都是甘油三酯，摄入后90%由肠道吸收，每天脂肪摄入量应控制在总热量的30%以内。患者每日摄入20～30g脂肪为宜。

饱和脂肪酸摄入过多，脂肪容易沉积在血管壁上，增加血液的黏稠度。饱和脂肪酸长期摄入过多，可使甘油三酯升高，并有加速血液凝固作用，促进血栓形成。而多不饱和脂肪酸能够使血液中的脂肪酸向着健康的方向发展，能够减少血小板凝聚，并增加抗血凝作用，能够降低血液的黏稠度。因此提倡多吃海鱼，以保护心血管系统，降低血脂。烹调时应采用植物油，少吃动物油。

(4) 供给充足的蛋白质　蛋白质的来源非常重要，宜选择富含优质蛋白质的食物，且植物蛋白质的摄入量要在50%以上。

(5) 多吃蔬菜、水果和薯类　患者应多吃富含维生素、矿物质和膳食纤维的食物，应多吃各种水果和蔬菜，这些食物含有丰富的维生素C、矿物质和膳食纤维，能够降低甘油三酯、促进胆固醇的排泄，特别是要多吃深色和绿色蔬菜。膳食纤维大量存在于糙米、麦片等未经深加工的谷类，以及深色蔬菜、海藻、蘑菇、豆类等食物中。

(6) 加强体力活动和体育锻炼　体力活动不仅能增加热量的消耗，而且可以增强机体代谢，提高体内某些酶，尤其是脂蛋白酶的活性，有利于体内甘油三酯的运输和分解，从而降低血中的脂蛋白水平。

(7) 戒酒　酗酒或长期饮酒，可以刺激肝脏合成更多的内源性甘油三酯，使血液中低密度脂蛋白的浓度增高引起高脂血症。因此，中年人还是以不饮酒为好，如要饮酒，以少量饮用红酒为好。

（8）避免过度紧张　情绪紧张、过度兴奋，可以引起血中胆固醇及甘油三酯水平升高。患者如果出现这种情况，可注射小剂量的镇静药。

（9）吃清淡少盐的食物，多喝清水，成人每日 6～8 杯水。

四、心肌梗死

心肌梗死的主要原因是由于冠状动脉粥样硬化导致冠状动脉闭塞，心肌严重而持续缺血，引起局部坏死，造成临床上一系列严重的心血管及胃肠道症状。

急性心肌梗死的发病率随年龄增长而逐渐增高。男性发病高峰为 51～60 岁，女性为 61～70 岁。在 35～55 岁，男性患心肌梗死的危险性比女性高 6 倍。60 岁以上的老年人群中，女性与男性心肌梗死的发病率没有显著性差异。有高血压病、高胆固醇血症、吸烟、糖尿病的患者，在青年时即可发生心肌梗死。急性心肌梗死的死亡率和致残率相当高，而且病情变化快。目前，全球每年有 1700 万人死于心血管疾病，其中有一半以上死于急性心肌梗死。近 10 年来，我国急性心肌梗死的发病率明显上升，已接近国际平均水平。

1. 临床特点

临床上主要表现为突发持续严重的心绞痛，硝酸甘油治疗不缓解，并可伴血压下降，大汗淋漓，甚至有濒死感觉。

2. 治疗原则

心肌梗死成功治疗的关键是进行积极抢救，最佳方法是急诊介入治疗。其目的是挽救濒死的心肌，缩小心肌缺血面积，防治并发症，减少复发率等。饮食治疗也是心肌梗死治疗的重要组成部分，合理的饮食安排对患者康复和预防并发症的发生有着非常重要的作用。急性心肌梗死营养治疗原则为低脂肪、低胆固醇和高多不饱和脂肪酸。

3. 营养治疗

① 急性期发作期，患者在发生急性心肌梗死时，应卧床休息，在发病的 1～2 天内应禁止进食。在发病后 3 天，根据患者症状的恢复状况，给予患者一些流食，可选米汤、菜泥、藕粉、去油肉汤等。患者每日进食总量 1000～1500mL，可分 5～6 次给予，以避免一次食入量过大而加重心脏负担，预防心律失常。此阶段禁用牛奶、豆浆、浓茶、咖啡、浓肉汤等有刺激性或胀气食物。

② 进入稳定期后，患者可选用半流食，食物应清淡而易消化，如面条、面片、嫩碎蔬菜、肉末、馄饨、粥、鱼类、鸡蛋羹及水果等。随着病情好转，再过渡到软饭。患者不宜过热过冷，保持大便通畅，排便时不能用力过猛，预防再次发作。

③ 患者在病情稳定后，可慢慢恢复活动，可逐渐增加进食量。每天脂肪的摄入量在 40g以内，胆固醇低于 300mg，肥胖患者应设法将体重调整到理想范围之内。

④ 患者应注意保持体内钾、钠平衡，适当增加镁的摄入。因为镁离子有助于保护缺血心肌。成人每天镁需要量为 300～400mg，主要存在于香菇、菠菜、豆制品、桂圆、面粉、深色蔬菜、小米、海产品等食物中。

⑤ 进入恢复期后，营养治疗方法与禁忌食物应与冠心病的要求相同，特别应注意防止复发。

第六节 消化道疾病与营养

一、消化系统与营养代谢

消化系统的主要功能是对食物进行消化和吸收，食物在消化道经过一系列复杂的过程，转变成人体需要的营养物质，保证人体生命活动的需要。消化道由口腔、食管、胃、十二指肠、空肠、回肠、结肠、直肠、肛门组成。

食物的消化是由口腔、咽、食管、胃、小肠共同完成的，是对食物进行再加工的机械过程。食物经过磨碎、与消化液充分混合成食糜，增加与消化酶、肠黏膜的接触，以利分解和吸收。食物的吸收是由胃、小肠、肝、胆、胰分泌的消化液、各种酶，将食物中的蛋白质、脂肪、碳水化合物分解为最小分子的营养物质，经肠黏膜细胞吸收进入血液和淋巴循环中，输送到全身的组织和细胞，吸收的全过程是一个极其复杂的化学过程。消化和吸收是一个连续的以消化系统为主、多个系统参与调节和控制的综合性生物过程。

（一）咀嚼

人体对食物进行再加工的第一道工序是咀嚼和吞咽。食物在口腔中经过牙齿咀嚼磨碎、舌头的充分搅拌，与唾液混合成滑润的食团，经食管送入胃内。唾液是口腔分泌的一种无色的液体，全天分泌 $0.8 \sim 1.5L$，主要成分有 99% 的水，其他成分是 K^+、HCO_3^-、Na^+、Cl^-，其中 K^+ 浓度是血浆浓度的 7 倍，呕吐、大量流涎等可丢失大量水和 K^+，也影响食物的消化。

充分咀嚼对食物的消化十分重要，该过程将食物切磨成小颗粒，为下一步食物消化做好准备。食物小颗粒与肠黏膜接触面积可大大增加，营养物质可以充分被吸收。小颗粒还可使食物与消化液充分混合，且对肠黏膜有保护作用。咀嚼动作和食物的香味可反射性刺激胃肠的运动和消化液的分泌，为营养物质的吸收做好准备。咀嚼时淀粉被唾液淀粉酶初步分解为麦芽糖，这就是馒头在口腔中反复咀嚼时甜味的来源。老年人、牙齿脱落不全、口腔疾病、吞咽困难等均可以降低咀嚼效果而影响食物的消化。

（二）吞咽

食物经食管送入胃的过程称作吞咽。咽部、食管的组织结构完整、弹性良好和蠕动功能正常是完成吞咽的必备条件。食管内呈弱碱性，食物的输送靠食管节律的蠕动，阻止食物反流是靠食管下段距胃入口 $2 \sim 5cm$ 处的食管下段括约肌的张力，该处的基础压力是 $2.0 \sim 3.3kPa$（$15 \sim 25mmHg$），压力比胃内压力高 $0.6 \sim 1.3kPa$（$5 \sim 10mmHg$）可有效防止胃内强酸性的食物对食管黏膜的伤害。

（三）胃的功能

胃承担着消化、贮存和分泌消化液的作用。胃的容量为 $1 \sim 2L$，胃液的主要成分有 90% 的水、盐酸、胃蛋白酶原、黏液、内因子。

1. 胃酸

胃酸是消化食物的主要物质，pH 值 $0.9 \sim 1.5$，是强酸性，对黏膜可以有较强的腐蚀作用。全天胃分泌量可达 $1\sim1.5L$，空腹时盐酸的分泌量是 05mmol/h，进食后最大分泌量 $20\sim25mmol/h$，胃酸分泌的刺激因素主要有食物，其次是药物、精神因素等。食物的刺激作用包括食物对胃的扩张作用和食物的成分，以脂肪蛋白质的刺激作用最强。胃酸的生理作用有激活胃蛋白酶原转变为胃蛋白酶；提供蛋白质分解的酸性环境，蛋白质分解为氨基酸和肽等；杀灭食物中的细菌。体内的促胃酸分泌激素有乙酰胆碱、组胺、促胃液素等，抑制胃酸分泌的激素有生长抑素、胰泌素、前列腺素。

2. 内因子

内因子是由胃黏膜壁细胞分泌的糖蛋白，可与维生素 B_{12} 结合，是维生素 B_{12} 肠道吸收的必需因子，故为造血因子之一。

3. 黏液

黏液为胃黏膜细胞分泌的一种糖蛋白，呈凝胶状，保护胃黏膜免受胃酸、粗糙食物和细菌的伤害。胃液中的各成分由不同的胃组织细胞分泌，如壁细胞分泌盐酸和内因子，主细胞主要分泌胃蛋白酶原，黏液细胞分泌黏液，G 细胞分泌促胃液素，D 细胞分泌生长抑素等。

（四）小肠的功能

小肠包括十二指肠、空肠、回肠，全长 $5\sim7m$，是食物消化、吸收最重要的场所。食物与小肠分泌的小肠液充分混合，并接受来自胰腺、胆囊的消化酶、胆汁，完成食物的全部消化和吸收。小肠每天分泌小肠液为 $1\sim3L$，呈弱碱性，其成分大部分是水，无机盐成分主要有 K^+、Na^+、Ca^{2+}、Cl^- 等，有少量黏蛋白、免疫球蛋白。小肠液可中和或降低胃内容物的酸度，保护肠黏膜；为多种消化酶提供适宜的弱碱性环境，利于食物的分解和营养物质的吸收。大量的小肠液还可以稀释高浓度的胃内容物，使其成为等渗混合物。

（五）结肠的功能

结肠接受小肠的含水量较多的食物残渣，每天有 $0.5\sim1.5L$。结肠内的 pH 值为 $8.3\sim8.4$，主要成分除水外，还有黏液和碳酸氢盐。结肠无消化功能，主要功能是吸收水分和电解质，调节体内水、电解质平衡；吸收肠道有益菌合成的维生素 B_{12} 和维生素 K；将食物残渣转变成粪便排出体外。

长期摄入对黏膜有强烈刺激的食物，如烈酒、浓茶、咖啡、辣椒；不合理的饮食习惯如进食无规律，咀嚼不充分，食用过咸、过酸、过于粗糙的食物以及暴饮、暴食等均可引起消化道疾病。常见的消化道疾病有反流性食管炎、急慢性胃炎、消化性溃疡、肠结核、肠伤寒、溃疡性结肠炎、痢疾、便秘、肿瘤等。

二、食管炎

食管是一个具有黏膜的肌性管道，只分泌黏液，不产生消化酶，也不具备吸收作用，因此食管的功能有具将食物往胃转运的作用。食管功能紊乱可以影响正常的吞咽和食物的通过。常见的食管疾病有胃食管反流、急慢性食管炎等。

1. 临床特点

食管炎通常发生在下食管部分，分急性与慢性两种，主要症状有心灼热感、食物反流、胸痛、吞咽困难。急性食管炎可由上呼吸道感染、食管烧伤、长期使用胃管、过度呕吐等原因引起。慢性食管炎病因是胃酸分泌过度造成胃食管反流，侵蚀食管黏膜造成发炎的结果。

2. 治疗原则

预防发炎的黏膜再受刺激，防止食物逆流，减少胃容量及胃酸的刺激。

3. 营养治疗

急性期应提供液体食物，因可减少对食物摩擦的刺激，且患者对液体的接受性较好。采用少量多餐，可预防胃胀及胃酸分泌过多。食用低油食物。避免引起心灼热感的食物。避免含有咖啡因及碳酸的饮料、刺激性食物及含酸性较高的食物，如巧克力、咖啡、茶、可乐、胡椒、辣椒、橙汁、柠檬汁、番茄汁、甜点等。

三、消化性溃疡

消化性溃疡是指胃肠与胃液接触部位的慢性溃疡，是消化系统常见的慢性病之一。其形成和发展与幽门螺杆菌、胃酸、胃蛋白酶等的影响有关。因溃疡部位主要在胃和十二指肠，所以又被称为胃和十二指肠溃疡。发病率高，可见于任何年龄，但以 20～50 岁为多见，男性多于女性。

1. 临床特点

消化性溃疡有上腹部疼痛，疼痛具规律性、周期性、季节性和长期性。胃溃疡是"进食—进食后疼痛—饥饿时缓解"；十二指肠溃疡是"饥饿时疼痛—进食—疼痛缓解"。

2. 治疗原则

减轻机械和化学性刺激，缓解和减轻疼痛，改善营养状况，促进溃疡面愈合，避免并发症，减少复发诱因。

3. 营养治疗

（1）定时定量，每天 5～7 餐，每餐量不宜多。

（2）避免机械性和化学性刺激的食物　不宜食用含粗纤维多的食品。不宜食用产气多的食物。忌用强刺激胃酸分泌的食品和调味品。烹调方法宜选用蒸、煮、氽、烩、焖等方法，不宜采用爆炒、滑熘、干炸、生拌、烟熏、腌腊等方法。食物要细嚼慢咽，以减少对消化道过强的机械性刺激，并注意进餐情绪。

（3）供给充足的营养物质　消化性溃疡的膳食视病情轻重不一，通常饮食治疗可按病情轻重不同分四个时期进行调配。

① 消化性溃疡Ⅰ期膳食：即流质饮食，适用于消化性溃疡急性发作时，或出血刚停止后的患者。食物宜选用易消化且无刺激性的食品，并注意甜咸相间。以蛋白质和碳水化合物为主。可选用牛奶、豆浆、米汤、水蒸蛋、蛋花汤、藕粉、杏仁茶、豆腐脑等。通常牛奶及豆浆加 5％的蔗糖，以防胃酸分泌增加及腹胀。

② 消化性溃疡Ⅱ期膳食：即少渣半流质饮食，适用于无消化道出血、疼痛较轻、自觉症状缓解、食欲尚可者。食物选择仍应为极细软、易消化的食物，如鸡蛋粥、肉泥、烂面片等，每天 6～7 餐。加餐可用牛奶、蛋花汤等。注意适当增加营养，以促进溃疡愈合。

③ 消化性溃疡Ⅲ期膳食：即半流质饮食，适用于病情稳定、自觉症状明显减轻或基本消失者。可食粥、面条、面片、小馄饨、小笼包、清蒸鱼、软烧鱼、氽肉丸等。避免过饱，防止腹胀，禁食含粗纤维多的蔬菜，避免过咸等。

④ 消化性溃疡Ⅳ期膳食：即胃病 5 次饭（表 4-6），适用于消化性溃疡病情稳定、进入恢复期的患者。主食可不加限制。禁食冷的、粗纤维多的、油炸的和不易消化的食物。每日 5 餐，除了主餐外，加餐 2 次。

表 4-6　胃病 5 次饭餐次

餐次	食物名称	食物配料及重量
早餐	稀饭	粳米 50g
	馒头	面粉 70g
	鸡蛋	鸡蛋 50g
早点	牛奶	牛奶 250mL
	饼干	面粉 20g
午餐	米饭	粳米 60g
	清蒸鲈鱼	鲈鱼 80g
	红烧茄子	茄子 100g
	番茄炒蛋	番茄 50g，鸡蛋 50g
午点	百合粥	粳米 20g，百合 15g
	豆沙包	面粉 30g，红豆 15g，白糖 15g
晚餐	米饭	粳米 60g
	五香豆腐干	豆干 60g
	胡萝卜烧肉	胡萝卜 50g，瘦肉 50g
	清炒花椰菜	花椰菜 100g

4. 并发症营养治疗

（1）大出血　若患者不伴有恶心、呕吐和休克，均可给少量冷流质，可中和胃酸，减少胃酸对溃疡的刺激。每日进餐 6～7 次，每次 100～150mL，出血停止后改为消化性溃疡Ⅰ期饮食。以后根据病情分期治疗。

（2）幽门梗阻　初期，胃潴留量少于 250mL 时只可进食清流质，如少量米汤、藕粉等。每次限 30～60mL，逐渐增加至 150mL。待梗阻缓解后，按急性期膳食调配。对脂肪加以限制。梗阻严重者应予禁食。

（3）穿孔急性和慢性穿孔的患者　均需禁食。

四、胃炎

胃炎可分为急性胃炎和慢性胃炎。胃炎时，胃黏膜呈局限性或弥漫性充血、水肿，表层上皮细胞坏死脱落可产生浅表糜烂，引起出血或血浆外渗，但糜烂一般不超过黏膜肌层。

1. 临床特点

引起急性胃炎的原因主要是各种急性刺激，如饮食过量、过度饮酒或吸烟、过量服用非甾体抗炎药物，以及变态反应，如对水生贝壳类食物过敏等。外伤、外科手术、发热、黄疸、烧伤及放射治疗后的应激反应在某些情况下也可引起急性胃炎。

慢性胃炎是指不同病因引起的慢性胃黏膜炎症。慢性胃炎分为浅表性胃炎、萎缩性胃炎和肥厚性胃炎三种。浅表性胃炎可和萎缩性胃炎同时存在，部分萎缩性胃炎可由浅表性胃炎迁延而成。浅表性胃炎可以完全治愈，但也可能转变为萎缩性胃炎。

2. 治疗原则

急性胃炎的营养治疗是去除致病因素、饮水补液。慢性胃炎的营养治疗是去除病因，少量多餐，进食少渣软食。

3. 营养治疗

（1）急性胃炎的营养治疗

① 去除致病因素：通过致呕吐反应使胃排空，必要时还可采用冲洗结肠或服用轻泻药。为了保证胃休息及恢复，通常要禁食 24～48h。

② 饮水补液：因呕吐、腹泻失水量较多，宜少量多次饮水，每次 100～150mL，宜饮糖盐水，补充水和钠，有利于毒素排泄；若发生失水、酸中毒应由静脉注射葡萄糖盐水及碳酸氢钠溶液。

③ 流质饮食：禁食期过后，按患者的具体情况补充流质。急性发作期最好用清流质，症状缓解后逐渐增加牛奶、蒸蛋羹等。然后再用少渣清淡半流质饮食，继之用少渣软饭。若伴有肠炎、腹泻、腹胀，应尽量少用产气及含脂肪多的食物，如牛奶、豆奶、蔗糖等。

（2）慢性胃炎的营养治疗　胃酸多者禁成酸性食品，宜进食适量的牛奶、肉泥、菜泥、面条、馄饨、面包等食物。胃酸少者给成酸性食品，胃酸分泌不足如萎缩性胃炎者，可给浓肉汤、浓鱼汤及适量的糖醋食物，以刺激胃酸的分泌，帮助消化，增进食欲。

五、慢性结肠炎

1. 临床特点

慢性结肠炎临床表现有慢性腹泻，粪便排出脓血、黏液，轻者每天 2～3 次，重者每天多达 20～30 次，也有粪便呈血水样。腹痛常为阵发性、痉挛性绞痛，疼痛后即有便意，排便后疼痛缓解。患者常有不同程度的厌食，体重下降明显。

2. 治疗原则

对症治疗，加强饮食控制。饮食应以柔软、易消化为宜，供给充足的营养素，通过改善患者营养状况减少慢性结肠炎的急性发作。

3. 营养治疗

（1）少渣软食　避免多纤维蔬菜，采用合理的烹调方法，如高压烹制等，使食物更容易消化吸收。在急性期应给予流质或无渣半流质饮食。

（2）充足的优质蛋白质　多选用鸡蛋、瘦肉等富含优质蛋白质的食物，可促进肠壁的自我修复，改善病情。但是，忌用牛奶及其他奶制品，因为奶类食品可加重腹泻。

（3）限制刺激性食物　戒烟禁酒，忌肥肉、坚硬及含食物纤维多的蔬菜、生冷瓜果、油脂点心等。

六、肠结核

肠结核常继发于肺结核，是由结核杆菌经消化道、血液循环等途径感染的肠道炎症性疾病，好发部位是回盲部，肠道其他部位也可发生，肠黏膜呈干酪样坏死，脱落后成深浅不一的溃疡，溃疡病灶沿肠管横轴分布，愈合后易发生肠狭窄和肠梗阻。

营养代谢特点肠结核同肺结核，一样是慢性消耗性疾病，常合并食欲差、进食少，极易发生营养不良。

1. 临床特点

起病缓慢，不易早期发现。腹痛、腹泻或与便秘交替，无脓血便，低热、盗汗、疲倦、进行性消瘦、贫血，严重时出血、穿孔、肠梗阻。

2. 治疗原则

以治疗原发病为主，进行抗结核治疗。减轻肠道负担，帮助肠黏膜修复，纠正营养不良，预防并发症。

3. 营养治疗

① 每日少量多餐，4~5 餐。循序渐进，逐渐增加量，防过量摄入食物而发生肠出血或穿孔。必要时应用肠内营养制剂。

② 饮食以高能量、高蛋白、高维生素、低膳食纤维的软食为主。忌选择粗纤维丰富的蔬菜和主食。

③ 多选择富含 B 族维生素、维生素 C、铁、锌丰富的食物。

④ 食物要清淡忌油腻、干稀搭配、忌刺激性调味品。

⑤ 烹调方法多用清炖、蒸、余、滑熘、爆炒；不适宜煎炸、熏烤等烹调方法。

⑥ 忌食用胀气食物，如牛奶、过甜食物和整粒大豆。

七、腹泻

腹泻是消化系统较为常见的病症之一。其主要症状为进食的食物未经完全消化吸收即被排出体外，排便次数增加，每天均在 2 次以上，粪便稀薄或含有脓血、黏液。分为急性腹泻和慢性腹泻。

1. 临床特点

急性腹泻病因常为急性肠胃病、急性中毒和全身性疾病所致。一般是由传染性病毒如轮状病毒、腺病毒、化学毒物、饮食不当、气候突变或结肠过敏等原因所引起。急性腹泻起病急，病程在 2 个月以内。

慢性腹泻病因常为胃源性、肠源性、器质性和功能性疾病以及全身性疾病等所致。腹泻达 2~3 个月或以上，如肠结核、慢性胰腺炎等均可引起慢性腹泻，急性腹泻久治不愈也可以转变为慢性腹泻。

大多数腹泻是由各种病因引起消化不良而产生的。根据消化不良的营养成分不同可以将消化不良分为发酵性消化不良、腐败性消化不良、脂肪性消化不良、混合性消化不良。其中以混合性消化不良最为常见。

发酵性消化不良多因各种原因导致肠道内嗜酸性细菌增多。当摄食过多的碳水化合物食物或发酵食物时，便可引起腹泻。

腐败性消化不良多因患者缺乏胃酸，肠内腐败作用增强导致蛋白质食物消化障碍而引起，也有的人虽然消化道功能正常，但也可由于对蛋白质丰富的食物咀嚼不充分和进食过快而导致腐败性消化不良。

脂肪性消化不良是由于消化道的脂肪消化功能发生障碍而引起的。

混合性消化不良是指消化道对碳水化合物、蛋白质、脂肪等多种营养物质的消化功能均发生障碍而引起的。

2. 治疗原则

预防并纠正水及电解质平衡失调；供给充足营养，改善营养状况。避免机械性及化学性刺激，使肠胃得到适当休息，有利于病情早日恢复。

3. 营养治疗

（1）急性腹泻营养治疗

① 腹泻严重时需禁食，必要时由静脉输液。

② 发病初宜给清淡流质，如蛋花汤、果汁、米汤、薄面汤等，以咸为主。早期禁牛奶、蔗糖等易产气的流质。

③ 症状缓解后改为低脂流质或低脂少渣、细软易消化的半流质。

④ 腹泻基本停止后，可供给低脂少渣半流质和软饭，少量多餐，以利于消化。如面条、粥、馒头、软米饭、瘦肉泥等。仍应适当限制含食物纤维多的蔬菜、水果等，以后逐渐过渡到普食。

⑤ 补充维生素。注意补充 B 族维生素和维生素 C，如鲜橘汁、果汁、番茄汁、菜汤等。

⑥ 限制刺激性食物，禁酒，忌肥肉、坚硬及含食物纤维多的蔬菜、生冷瓜果、油脂点心等。

（2）慢性腹泻营养治疗

① 低脂少渣：每天脂肪 40g 左右，烹调方法以蒸、煮、汆、烩等为主，禁用油煎炸等。注意少渣。当腹泻次数多时，最好暂时不吃或少吃蔬菜和水果，可给予鲜果汁等补充维生素。

② 高蛋白、高热量：慢性腹泻病程长，易造成体内贮存的热量消耗，为改善营养状况，应给予高蛋白、高热量饮食，并用逐渐加量的方法，以免加重胃肠负担。可供给蛋白质 100g/d 左右，热量 10.46～12.55MJ（2500～3000kcal）。

③ 禁忌食物：如含膳食纤维多的蔬菜；不易消化的食物；刺激性食物；高脂肪食物等。

八、便秘

便秘是消化系统常见病症之一，多因粪便在肠内停留时间过长，所含水分被吸收，粪便干硬，不能顺利排出，正常排便频率消失。通常食物通过胃肠经消化、吸收，所剩余残渣在 24～48h 后排出，若排便间隔超过 48h，可疑为便秘。如果本身的排便频率为每 48h 一次，则不为便秘。便秘可分为无张力性便秘、痉挛性便秘和梗阻性便秘，以无张力性便秘最为常见。

1. 临床特点

（1）无张力性便秘　亦称无紧张性便秘，因大肠肌肉失去原有敏感性或紧张力，致使推动粪便的肠蠕动减慢，使粪便蓄积。此型多见于老年体弱、多次妊娠、营养不良、肥胖以及运动过少者，此外，还见于无定时排便习惯、食物质地过细、纤维素过少及饮食中缺乏碳水化合物、脂肪、水分、B 族维生素和经常使用泻药或灌肠药等情况。

（2）痉挛性便秘　因肠道神经末梢刺激过度，使肠壁肌肉过度紧张或痉挛收缩。常见的原因有患胃肠道疾病或某种神经失调，使用泻药过量、过久，食用过于粗糙的食物，食用化学刺激物过多等。

（3）梗阻性便秘　因机械性或麻痹性肠梗阻或因肿瘤压迫肠道而引起肠道不全或完全梗阻。如粪便过度壅塞于直肠、乙状结肠，可出现左下腹胀和压痛，并有欲便不畅感。由于粪便坚硬，可引起痔。便秘时间过长，可出现纳差、口苦、恶心、乏力、精神不振、贫血和营养不良等。

2. 治疗原则

饮食营养治疗应根据不同的类型给予适当的饮食，养成定时排便的习惯，避免经常服用泻药和灌肠药，适当增加体力活动。

3. 营养治疗

（1）无张力性便秘营养治疗

① 高纤维饮食：多供给含粗纤维食物，刺激肠道，促进胃肠蠕动，增加排便能力。食物可选择粗粮、带皮水果等。

② 多饮水：多饮水及清淡饮料，使肠道保持足够的水分，有利于粪便排出。

③ 供给 B 族维生素：尤其是维生素 B_1。维生素 B_1 不足可影响神经传导而减慢肠蠕动。食物可选择粗粮、酵母、豆类及其制品等。

④ 多食产气食物：多食易产气食物，促进肠蠕动，有利于排便，如洋葱、萝卜、蒜苗等。

⑤ 高脂肪：适当增加高脂肪饮食能直接润肠，且分解的产物脂肪酸有刺激肠蠕动作用，如花生、芝麻、核桃等，每天脂肪总量可达 100g。供给润肠通便食物，如洋粉及其制品、蜂蜜、香蕉、银耳等。

⑥ 药膳：常用的食疗方剂有香蜜茶、葱蜜牛奶、炖参汤等。香蜜茶是在 65g 蜂蜜中加入 35g 香油，然后加水冲调而成。葱蜜牛奶是将少许葱汁、60g 蜂蜜兑入 250mL 鲜牛奶中，煮开后，再用小火温十余分钟即可。

⑦ 禁忌：禁烟酒及辛辣食物等。

（2）痉挛性便秘营养治疗

① 无粗纤维低渣饮食：先食低渣半流质饮食，禁食蔬菜及水果，后改为低渣软食。

② 适当增加脂肪：脂肪润肠，脂肪酸增加肠蠕动，有利于排便，但不宜过多，应以小于 100g/d 为宜。

③ 多饮水：饮水及清淡饮料，保持肠道粪便中水分，以利于通便，如早晨饮蜂蜜水等。

④ 进食洋粉食品：洋粉在肠道吸收水分，使粪便软滑，有利排泄。

⑤ 禁食刺激性食物。

（3）梗阻性便秘营养治疗　若为器质性病变引起的，应首先治疗疾病，去除病因，如直肠癌、结肠癌等。若为不完全性梗阻，可考虑给予清流质。饮食仅限于提供部分热量，并控制食物残渣在最低限度，以胃肠外营养作为供给能量的主要方式。

第七节　肝胆胰疾病与营养

一、肝胆胰与营养代谢

人体内重要的消化腺有肝脏、胆囊和胰腺。肝脏分泌胆汁，储存在胆囊中，促进食物中脂肪的消化。肝脏是人体最重要的器官之一，是体内各种物质代谢的中心，是各种营养素的主要代谢场所。胰腺是具有多种功能的腺体，分泌的主要消化酶有胰蛋白酶、胰脂肪酶、胰淀粉酶等。因此，肝脏、胆囊、胰腺发生疾病之后，必然影响体内各种营养素的代谢，发生新陈代谢紊乱。

1. 肝脏与营养代谢

肝脏是人体最大的腺体，是人体新陈代谢最旺盛的器官，经胃、小肠吸收的绝大部分营养物质在肝细胞内合成、分解、转化、贮存。肝脏位于人体的右下腹部，外形像一个锥形，粗端居右，细端居左。肝脏分为左叶和右叶，右叶最大。肝脏由韧带"悬挂"在腹腔内，而韧带又有一定的伸缩性，所以肝脏的位置可随腹腔压力和容积的改变而变化。

我国成人肝脏的重量，男性为 1230～1450g，女性为 1100～1300g，占体重的 1/50～1/30。肝的重量在 26～40 岁时最重，以后逐渐减轻。

肝脏的主要功能如下。

① 分泌胆汁：胆汁能乳化脂肪，增加酶对脂肪分解作用的面积，促进脂肪的消化吸收。

② 参与物质代谢：肝脏对糖代谢的主要作用是维持血糖浓度的恒定；由消化道吸收的氨基酸通过肝脏时，其中 80% 的氨基酸在肝内进行蛋白质合成、脱氨基和转氨基等作用；肝脏是脂肪运输的枢纽，还能利用糖和某些氨基酸合成脂肪、胆固醇和磷脂。肝脏可将胡萝卜素转变为维生素 A 并加以贮存。肝脏可将维生素 K 转变为凝血酶原，B 族维生素在肝内可形成各种辅酶，参与各种物质代谢。

③ 与红细胞的生成和破坏有关：肝脏内可合成为红细胞发育成熟所必需的维生素 B_{12}，肝参与促红细胞生成素的合成，在血红蛋白代谢中亦起重要作用；肝脏能把血液运来的间接胆红素转变为直接胆红素，由胆汁排入肠内。

④ 与血浆蛋白及多种凝血因子的合成有关：血浆蛋白中的全部白蛋白和 80% 的球蛋白在肝内合成；多种凝血因子（如纤维蛋白原、凝血酶原等）也在肝内合成。与凝血有关的维生素 K 及抗凝血的肝素也全部或部分地在肝内合成。

⑤ 与血液循环有关：肝脏血管经常贮存相当分量的血液，是体内贮血库之一，当肝静脉出口受阻时，肝内会淤积大量血液，严重时会影响回心血量，造成血液循环功能困难；肝脏还有潜在的造血功能。

⑥ 与激素代谢有关：肝脏是多种内分泌腺所分泌的激素失活的主要器官，如肾上腺皮质激素和性腺激素等都在肝内失活；许多激素在肝脏经过处理失去活性。

⑦ 解毒作用：肝脏是人体主要的解毒器官。肝脏还是一个强大的免疫器官，肝内有丰富的巨噬细胞，能吞噬和清除血液中的异物和肠道吸收来的毒物、细菌，还能进行残留药物的解毒等。

2. 胆道系统与营养代谢

(1) 胆道结构　胆道就是那些将肝脏分泌的胆汁输送到十二指肠的管道结构。胆道系统由肝内和肝外两部分构成。

① 肝内部分：输胆管道肝内自胆小管开始，起始于肝内毛细血管，逐渐汇成胆小管、小叶间胆管、肝左管和肝右管。

② 肝外部分：肝左管和肝右管自肝门出肝脏之后，汇成一条肝总管下行，与胆囊管汇合，共同形成胆总管。其末端与胰腺管汇合，开口于十二指肠乳头，其外有肝胰壶腹（Oddi）括约肌围绕。肝总管与胆囊管汇合成胆总管，胆总管长 7～9cm，胆总管直径 0.6～0.8cm，大于 1cm 为病理性。

③ 肝管：接受肝细胞分泌的胆汁，送入胆囊。胆总管与胰管汇合，开口于十二指肠乳头。

④ 胆囊：胆囊为梨形囊性器官，其功能为贮存、浓缩与输送胆汁。胆道系统如同一条河，由多个小溪逐渐形成大河，而胆囊则如同一个湖或一个水库。

(2) 胆汁的生成　成人每天由肝细胞、胆管分泌胆汁 800～1200mL。胆汁中 97% 是水分，其他成分是胆汁酸、胆盐、胆固醇、磷脂酰胆碱（卵磷脂）、胆色素、脂肪酸、氨基酸、酶类、矿物质、刺激因子等，胆汁呈中性或弱碱性。

（3）胆汁的生理功能

① 乳化脂肪：胆盐随胆汁进入肠道后与食物中的脂肪结合使之形成能溶于水的脂肪微粒而被肠黏膜吸收，并能刺激胰脂肪酶的分泌和激活，水解脂类，促使脂肪、胆固醇和维生素 A、维生素 D、维生素 E、维生素 K 的吸收。

② 胆盐有抑制肠内致病菌生长繁殖和内毒素形成的作用。

③ 刺激肠蠕动。

④ 中和胃酸。

（4）胆囊的生理功能

① 浓缩储存胆汁：胆囊容积仅为 40～60mL，但 24h 内能接纳约 500mL 的胆汁，胆囊黏膜有很强的选择性吸收水、钠、氯的功能，胆囊黏膜可吸收胆汁中的水、钠、氯，使胆汁浓缩 5～10 倍。进入胆囊的胆汁，90％的水分被胆囊黏膜吸收，可使胆汁浓缩后储存于胆囊内。

② 排出胆汁：胆汁的分泌是持续的，而胆汁的排放则随进食而断续进行，通过胆囊平滑肌收缩和肝胰壶腹（Oddi）括约肌松弛来实现。受神经系统和体液因素（胃肠道激素、代谢产物、药物等）的调节。每次排胆汁时间的长短与食物的种类和数量有关。每次胆汁排出完成后仍约有 15％的胆汁留在胆囊内。

③ 分泌功能：胆囊黏膜每小时分泌约 20mL 黏液性物质，主要是黏蛋白，可保护和润滑胆囊黏膜免受胆汁的溶解，并使胆汁容易通过胆囊管。胆囊管梗阻时，胆汁中胆红素被吸收，胆囊黏膜分泌黏液增加，胆囊内积存的液体呈无色透明，称"白胆汁"。积存"白胆汁"的胆囊称胆囊积水。当胆囊存在炎性和梗阻时，胆囊还可以分泌钙。

3. 胰腺与营养代谢

胰腺是人体的第二大消化腺，在胃的后方，横行于腹后壁，相当于第 1、第 2 腰椎间的水平。胰腺呈长条状、淡红色，分头、体、尾三部分，胰头膨大位于右侧，被十二指肠环抱，胰腺管的末端穿入十二指肠壁，会合胆总管，开口于十二指肠乳头。

胰液是所有消化液中消化食物最全面、消化力最强的一种。如果胰液分泌发生障碍，即使其他消化液分泌正常，也会影响脂肪和蛋白质的消化和吸收。由于大量的蛋白质和脂肪不能消化吸收而随粪便排出，产生胰性腹泻。脂肪吸收障碍又可影响脂溶性维生素的吸收，产生相应的维生素缺乏病。但糖的消化和吸收一般不受影响。胰腺的功能如下所述。

（1）胰腺的外分泌腺　由腺泡和腺管组成，腺泡分泌胰液，腺管是胰液排出的通道，腺泡分泌的胰液通过胰管与胆总管汇合，胰头就在胰管开口处。胰液中含有碳酸氢钠、胰蛋白酶、脂肪酶、淀粉酶等。胰液通过胰腺管排入十二指肠，有消化蛋白质、脂肪和糖的作用。

（2）胰腺的内分泌腺　由大小不同的细胞团——胰岛所组成，分泌胰岛素，调节糖代谢。胰岛素分泌不足可引起糖尿病。

二、急性病毒性肝炎

急性病毒性肝炎是由多种肝炎病毒引起的传染病，传染性强，传播途径复杂，流行面广，我国发病率高。主要病毒有甲型肝炎病毒、乙型肝炎病毒、丙型肝炎病毒、丁型肝炎病毒、戊型肝炎病毒和庚型肝炎病毒等。主要传播途径有患者排泄物、食物、水源、血液及其制品、乳汁等。甲型肝炎以儿童发病率高，乙型肝炎以青壮年发病率高。病理变化是肝炎病毒侵入人体后，首先侵犯肝细胞，在肝细胞内复制繁殖，从肝细胞中逸出，在血液内释放肝炎病毒的抗原物质攻击肝细胞，引起肝细胞充血、水肿、坏死，肝大，阻塞胆汁分泌和排泄，严重损害肝脏正常功能。

1. 临床特点

一般表现为低热、食欲减退、恶心、呕吐、腹胀、便秘或腹泻。体征有黄疸、水肿、肝大、肝区疼痛、肝功能异常等。急性肝炎常引起全身性病理性变化，如肾功能、消化器官功能、呼吸功能等下降和水及电解质紊乱。严重时，可因肝功能衰竭而死亡。

2. 治疗原则

积极进行抗病毒治疗，减轻肝脏负担，减少肝细胞损害，增强肝细胞再生，保护肝功能，提高机体免疫力。患者不可劳累，多卧床休息。

3. 营养治疗

（1）急性期

① 饮食医嘱是低脂高蛋白半流食或高蛋白软食。

② 能量 126～147kJ/(kg·d) [30～35kcal/(kg·d)]，蛋白质 1～1.5g/(kg·d)，脂肪占总能量的 25%。

③ 少量多餐，清淡，易消化，干稀搭配。

④ 适当增加绿叶蔬菜、水果摄入量。

⑤ 多饮水和果汁可促进黄疸消退。

⑥ 禁止食用刺激性食物和调味品，绝对禁烟酒。

（2）缓解期

① 饮食医嘱是高蛋白高维生素软食。

② 根据肝功能调整能量和蛋白质摄入量，应逐步增加，保护食欲和促进消化吸收。

③ 碳水化合物占 55%～60%，为预防脂肪肝食用单糖不超过能量的 5%。

④ 多饮水和果汁，增加绿叶蔬菜，保持大便通畅。

⑤ 减少或不食用油煎炸食物。

三、慢性肝炎

慢性肝炎是由多种原因引起的，以肝细胞炎症和肝细胞坏死为主的全身性疾病，且持续6个月以上。由肝炎病毒引起的慢性肝炎主要病理变化是慢性肝细胞变性坏死、肝组织部分硬化。营养不良也可直接引起肝细胞的损伤，同时，营养不良也使肝细胞更易遭到感染或其他有毒物质的侵害。另外，长期大量饮酒也可引起酒精性肝炎、酒精性脂肪肝，最后导致酒精性肝硬化。

1. 临床特点

（1）典型慢性肝炎　早期症状轻微且缺乏特异性，呈波动性、间歇性，甚至多年没有任何症状。最常见的就是容易疲劳和胃部不适，容易被忽略，也容易被误认为是胃病；临床上经常见到隐匿性肝硬化患者，在出现肝硬化之前，没有感觉到明显不适，也没有进行常规的体检，在不知不觉中逐步发展成为肝硬化；偶有患者出现恶心、腹胀、黄疸、尿色深，但依据症状不能判断出慢性肝炎的严重程度。

（2）重度及慢性重型肝炎　当患者尿色进行性加深、皮肤巩膜黄染进行性加深、乏力及食欲下降越来越明显时，提示病情恶化，尤其需要警惕慢性重型肝炎的发生，慢性重型肝炎是肝衰竭的表现，可表现为高度乏力、高度腹胀、高度黄疸以及高度食欲缺乏，可出现低蛋白血症、腹水、胸腔积液、腹腔感染、凝血功能下降、上消化道出血、肝性脑病等，临床上死亡率较高，需要积极救治。

2. 治疗原则

针对病因进行积极的治疗。长期大量饮酒引起的肝脏损伤，应戒酒。中毒引起的肝脏损伤，应尽早脱离与毒物的接触，并进行排毒治疗。肝炎病毒引起的慢性肝炎在进行抗病毒治疗的同时，患者应多休息，不应从事重体力活，饮食宜清淡，并定期检测肝功能、血浆蛋白、血氨、糖耐量、血脂等项目以了解疾病的控制情况。

3. 营养治疗

（1）能量供给 要防止能量过剩和能量不足，能量过剩不仅加重肝脏负担，也易发生脂肪肝。糖尿病和肥胖卧床患者按 84～105kJ/(kg·d) [20～25kcal/(kg·d)]，可以从事轻度体力劳动和正常活动者按 126～147kJ/(kg·d) [30～35kcal/(kg·d)]，酒精性肝病按 147～185kJ/(kg·d) [35～45kJ/(kg·d)]。

（2）蛋白质 应供给充足的优质蛋白质，可提高肝内酶活性，减轻肝内炎性细胞浸润，维持氮平衡，增加肝糖原合成和储备，利于肝组织修复，改善肝功能。蛋白质供给标准按 1.5～2.0g/(kg·d)，根据肝功能及时调整。

（3）糖类 对肝细胞有保护作用，充足的糖也利于蛋白质的利用和组织的修复。但是过多地摄入精制糖可引起脂肪肝。

（4）油脂 过多油脂可引起脂肪肝和高脂血症，且食物太油腻还会影响患者的食欲。所以，慢性肝炎患者的饮食宜清淡少油。

（5）适当增加含维生素和矿物质丰富的食物，如蔬菜、水果等。

（6）烹调方法宜拌、氽、蒸、炖、滑熘等；不宜煎炸、熏烤、腌制。

四、肝硬化

肝硬化是一种常见的慢性进行性肝脏疾病，是各种原因所致的肝脏慢性、进行性的弥漫性改变，由多种原因引起的肝纤维化发展而来，是各种肝损伤共同作用的最终结果，其特点是肝细胞变性和坏死。

85%的肝硬化发生在 21～50 岁，男性明显高于女性，比例为 (3.6∶1)～(8∶1)。导致肝硬化的原因有多种，西方国家以慢性酒精中毒引起的酒精肝硬化多见，我国以病毒性肝炎导致的肝硬化多见。

1. 临床特点

大部分患者可无症状或症状较轻，症状常无特异性。患者可出现食欲减退、乏力、恶心、呕吐、消化不良、右上腹隐痛和腹泻等症状，其中较为突出的症状是乏力和食欲缺乏。患者多因劳累或伴发病而出现上述症状，多呈间歇性，经休息后可缓解。患者一般无异常，体征不明显，肝脏大小正常或轻度肿大，部分患者伴有脾大，并可出现肝掌和蜘蛛痣。患者肝功能多在正常范围内或有轻度异常。随着病情发展，患者肝功能减退，出现胃底静脉曲张、轻度或中度黄疸和门脉高压。75%以上患者晚期可出现腹水，并有出血倾向和凝血障碍。根据肝硬化的原因可以把肝硬化分为五种类型。

（1）酒精中毒型肝硬化 由于长期酗酒影响肝脏无法正常代谢，使脂肪大量堆积在肝脏内而形成脂肪肝，久而久之形成肝硬化。乙醇能为机体提供大量热量，1g 乙醇能产生 29.7kJ（7.1kcal）热量。乙醇进入人体后不能在机体中储存而被机体迅速代谢，90%～

95％在肝脏中氧化。如果有大量乙醇摄入，就会影响肝脏对其他营养素的代谢作用，如使蛋白质和脂肪代谢发生障碍，大量脂肪堆积在肝脏中形成脂肪肝，引起肝脏发生纤维化，形成肝硬化。

（2）肝炎后肝硬化　慢性乙型肝炎患者体内长期携带乙肝病毒，病毒进入肝细胞后，使肝细胞破坏，产生纤维因子，使肝脏内纤维组织逐渐增多而发生纤维化，形成肝硬化。

（3）胆汁性肝硬化　任何原因引起的肝内外胆管疾病导致胆汁在肝脏中淤积而导致的肝硬化。

（4）化学毒素或药物性肝硬化　长期接触某种化学毒物（如磷、砷）或长期服用某种药物（如辛可芬）而导致的慢性中毒性肝炎，最终发展成为肝硬化。

（5）营养缺乏性肝硬化　患者长期营养缺乏，特别是蛋白质、维生素E、B族维生素和胆碱等营养素的缺乏，引起脂肪肝，肝细胞坏死、变性，最终演变为肝硬化。

2. 治疗原则

目前，治疗肝硬化尚无特效药物，肝硬化的治疗以综合治疗为主。肝硬化早期以保养为主，防止病情进一步加重；患者如处在失代偿时期，除了保肝、恢复肝功能外，还要积极防治并发症。肝硬化患者一般食欲较差，消化功能下降。因此，妥善安排肝硬化患者的饮食，保证患者的营养摄入，在肝硬化治疗过程中起到举足轻重的作用。肝硬化患者通过合理营养，有利于恢复肝细胞功能，稳定病情。由于肝功能受到损害的程度轻重不一，往往出现不同的并发症，因而对饮食的要求也不一样。但肝硬化患者饮食的一般原则是相同的。肝硬化患者采用高热量、高蛋白、高维生素和适量脂肪饮食，即"三高一适量"膳食。

3. 营养治疗

（1）要有足够的热量　充足的热量可减少体内对蛋白质的消耗，减轻肝脏负担，有利于组织蛋白的合成，以及有利于肝细胞的修复和再生。肝硬化患者每日食物热量以2500～2800kcal较为适宜，或每日每千克体重需热量35～40kcal。

（2）适量的蛋白质　较高的蛋白饮食对保护肝细胞、修复已损坏的肝细胞有重要意义。当血浆蛋白过低而引起腹水和水肿时，蛋白量可增加。患者一般情况下每日需要供给蛋白质100～120g。当患者血浆蛋白减少时，则需大量补充蛋白质，按照体重每日可供1.5～2g/kg，有腹水或使用糖皮质激素治疗患者每日蛋白质的摄入可增至2～3g/kg。但患者肝功能严重受损或出现肝性脑病先兆症状时，则不应给予高蛋白饮食，而要严格限制食物蛋白质摄入量，以减轻肝脏负担和减少血中氨的浓度。

（3）脂肪不宜过多　肝硬化患者的肝脏胆汁合成及分泌均减少，使脂肪的消化和吸收受到严重影响。进食过多脂肪后，过多的脂肪在肝脏内堆积，引起脂肪肝，而且会降低肝脏合成肝糖原的能力，使肝功能进一步减退。因此，在烹调菜肴时禁用动物油，只能使用少量植物油。一般来说，每日供给脂肪以40～50g为宜。如果是胆汁性肝硬化患者则应采用更低脂肪、低胆固醇饮食。

（4）碳水化合物供应要充足　每日碳水化合物供给以300～500g为宜。充足的碳水化合物摄入可保证肝脏合成并贮存肝糖原，防止毒素对肝细胞的损害，但是一定要适量。过多摄入碳水化合物，不仅影响食欲，而且容易造成体内脂肪的堆积，引起脂肪肝，患者体重也会日渐增加，进一步加重肝脏的负担，导致肝功能逐渐降低。可以多选用葡萄糖、白糖、蜂蜜、蜂乳、果汁或水果等容易消化吸收的单糖、双碳水化合物食物。蜂蜜具有健胃、助消化、提高肝糖原含量和血红蛋白水平、增加肝脏解毒能力等保肝和强健机体的功效，更适用于肝硬化患者经常食用。

（5）补充多种维生素　B族维生素对促进消化、保护肝脏和防止脂肪肝有重要生理作用。维生素C可促进肝脏新陈代谢、保护肝细胞、促进肝细胞再生并具有解毒功能，特别是伴有腹水的患者更需要大量补充维生素C。脂溶性维生素A、维生素D、维生素E对肝都有不同程度的保护作用。患者可在医生的指导下服用维生素制剂。

（6）摄入适量的矿物质　研究结果发现，肝硬化患者体内缺乏锌和镁，缺乏锌会使患者食欲不佳，患者在日常饮食中应适量摄取含锌和镁丰富的食物，如牡蛎、海产品、瘦猪肉、牛肉、羊肉、鱼类、核桃仁、绿叶蔬菜、豌豆和乳制品等。

（7）食盐和水摄入要适量　有轻度腹水或水肿患者应采用低盐饮食，每日食盐的摄入量以1.0～1.5g为宜，最多不超过2.0g。饮水量应限制在2000mL以内。对于严重的腹水患者或水肿患者应采用无盐饮食，每日食盐的摄入量应严格控制在500mg以下，水的摄入量在1000mL以内。

（8）食物应多样化　肝硬化患者的消化功能一般都有所下降，食欲不佳，所以应注意食物的搭配和多样化，选择一些患者喜爱的食物，讲究烹调方法，注意食物的色、香、味、形，以增加患者的食欲。

（9）建立良好的就餐习惯　患者应定时定量进餐，少量多餐，可采用一日五餐制。肝硬化患者的消化能力降低，而且由于静脉回流不畅，食管静脉常常曲张，容易破裂，所以平时宜进软食、流质、半流质饮食，而不宜食用干硬、粗糙等易划伤食管和难以消化的食物。

（10）禁忌食物　患者不宜食用酒及含乙醇饮料，因为乙醇在体内主要是通过肝脏进行代谢而排出体外，饮酒进一步加重肝脏负担，加重肝硬化的程度。辛辣有刺激性的食物和调味品以及油炸食品不适合患者食用。患者也不宜食用含有大量粗纤维的食物如芹菜、韭菜、笋等蔬菜，以及容易产气的食物，如豆类和薯类等。

五、脂肪肝

脂肪肝又称肝内脂肪变性，是指由各种原因引起的肝细胞内脂肪蓄积过多，脂肪含量超过肝重的10%，甚至最高可达40%～50%；或在组织学上超过肝实质30%时，称为脂肪肝。

肝脏是脂类合成代谢和分解代谢的中心，是脂肪和胆固醇暂时贮存的器官，但它并不能大量储存脂肪。当肝内脂肪的分解与合成失去平衡，或运出发生障碍时，甘油三酯和自由脂肪酸就会在肝实质细胞内过量积聚，发生脂肪肝。引起肝脏脂肪代谢紊乱的原因可以是单一的，也可以是多种因素共同作用的结果。例如长期酗酒者也可能因为不良的饮食习惯而长期营养失调。在我国，由高脂血症、肥胖、肝炎和糖尿病引起的脂肪肝比较多见。近年来，随着人民生活水平的提高，因酗酒而患脂肪肝的患者有增多的趋势。此外，营养失调、药物中毒、妊娠也可能引发脂肪肝。

1. 临床特点

根据脂肪肝发病原因，脂肪肝分为肥胖性脂肪肝、酒精性脂肪肝、营养失调性脂肪肝、药物性脂肪肝、妊娠急性脂肪肝、糖尿病性脂肪肝等。脂肪肝一般无特殊症状，有时可出现食欲减退、恶心、呕吐、腹胀及右上腹压迫感或胀满感。这些症状可能与肝脂肪浸润导致肝细胞损害及肝大有关。由于脂肪肝合并胆囊炎、胆石症多见，患者可出现较明显的右上腹疼痛不适以及返酸等症状。50%左右的患者（多为酒精性脂肪肝）可有各种维生素缺乏的表现，如末梢神经炎、口角炎、皮肤瘀斑、角化过度等。重度脂肪肝患者可有腹水和下肢水肿。

2. 治疗原则

脂肪肝的治疗首先是去除病因，治疗原发病。如严重的肥胖患者就应该先减肥，减轻体重有助于治疗脂肪肝。在治疗原发病的基础上，还应注意合理饮食，以促进脂肪酸的氧化，加速肝内脂肪的排出。病因明确的患者更应注意饮食治疗。

3. 营养治疗

(1) 控制总热量　为避免剩余的热量转化为脂肪，应适当控制热量摄入，以防止诱发脂肪肝。对正常体重者，从事轻体力工作时，热量可按每日 125.5kJ/kg（30kcal/kg）供给；体重超重者按 83.68～104.60kJ/kg（20～25kcal/kg）供给热量，通过体重的降低而有利于肝功能恢复。

(2) 适量摄入脂肪　磷脂的合成必须有必需脂肪酸的参与，磷脂可促使脂肪从肝脏中排出，有利于预防脂肪肝，但过多的脂肪摄入又不利于患者脂肪肝的治疗，因此患者应适量摄入脂肪，每日按 0.5～0.8g/kg 供给脂肪，即每日 30～50g，同时要限制高胆固醇类食品，如鱼子、脑髓、肥肉、动物内脏等。烹饪用富含不饱和脂肪酸的植物油。

(3) 供给高蛋白饮食　蛋白质能帮助肝内脂肪运转，色氨酸、苏氨酸和赖氨酸等必需氨基酸都有抗脂肪肝作用，适当提高摄入蛋白质的数量和质量，可以避免体内蛋白质损耗，有利于肝细胞的修复与再生，纠正低蛋白血症。因此，患者蛋白质的摄入量要高，每日按照 1.2～1.5g/kg 供给。患者可选用脱脂牛奶、少油豆制品（如豆腐、豆腐干）以及牛瘦肉、鸡肉、兔肉、淡水鱼、虾等。

(4) 降低碳水化合物的摄入　过量摄取碳水化合物，可刺激肝脏大量合成脂肪酸，是造成肥胖和脂肪肝的重要因素。因此，与降低脂肪相比，控制碳水化合物的摄入更有利于减轻体重和治疗脂肪肝。患者应该禁食纯糖食物、果酱、蜂蜜、果汁、糕点等甜食。

(5) 摄入足量的膳食纤维　食物中的纤维有助于减少肠道对脂肪，特别是对胆固醇的吸收，膳食纤维也可促进肠蠕动，促进体内废物排出，预防便秘和直肠癌。所以，患者饮食不宜过分精细，患者应注意主食粗细搭配，多用蔬菜、水果和菌藻类食物，以保证足够数量的膳食纤维摄入。

(6) 摄入充足的维生素　肝脏中储存多种维生素，肝功能不好时维生素的贮存能力降低，如不及时补充，就会导致体内维生素缺乏。为了保护肝细胞，应该多食富含维生素的食物。因此，患者要多食新鲜蔬菜，还可吃柑橘、苹果、香蕉、草莓等水果。

(7) 戒酒　酒精对肝细胞有毒性，能降低肝脏外运脂肪细胞的能力，导致脂肪在肝内堆积，引起或加重脂肪肝。因此，如果经常饮酒患者已经发生脂肪肝，戒酒是有效的治疗方法。患者同时要少吃刺激性食物。

六、肝性脑病

肝性脑病是由于肝功能严重衰竭或门体分流手术后出现的一系列代谢紊乱，以肝功能异常和昏迷为主的中枢神经系统功能失调综合征。

肝性脑病主要由慢性肝病引起，也可由重症急性病毒性肝炎、急性中毒性肝炎、急性药物性肝炎和急性毒蕈中毒等引发。肝性脑病是由于肝脏功能的损害，使肝脏在血氨转化清除过程中力量不足，致血氨含量增高，由于氨的含量增高，大脑功能发生紊乱，这就是肝性脑病的氨中毒说。

1. 临床特点

肝性脑病可分为前驱期、昏迷前期、昏睡期和昏迷期，临床表现与大脑损伤程度轻重有关。主要症状为精神改变、性格改变、行为失常、智力降低、语言障碍、双手扑翼样颤抖、语无伦次、昏睡、昏迷等，还可以有出血倾向、心肾肝综合征等。

2. 治疗原则

降低或防止血氨升高，促进氨等有毒物质的清除，纠正氨基酸代谢紊乱。保护大脑，预防或延缓肝性脑病的发生。通过饮食治疗控制总热量和蛋白质的摄入量，减少体内代谢氨的产生。

3. 营养治疗

（1）适当控制热量摄入　在控制膳食热量摄入的同时要保证大脑的能量需要，减少组织蛋白质分解，保护肝功能。

① 患者处在昏迷期，每日膳食热量控制在 5021～6694kJ/d（1200～1600kcal/d）。由于葡萄糖可减少组织分解、降低血氨，促进氨与谷氨酸合成谷氨酰胺，因此用葡萄糖供给患者所需的热量，禁止蛋白质摄入，补充多种维生素，可由鼻饲或静脉供给。

② 患者复苏后，每日热量的摄入可提高到 6276～8368kJ/d（1500～2000kcal/d）。

（2）严格限制蛋白质供给量　患者应采用低蛋白饮食，并根据病情每隔 2～3 天调整一次供给量。植物蛋白可提供支链氨基酸，还能增加排便量，减少氨的吸收。但长期无优质蛋白质摄入会影响肝组织的修复，在控制蛋白质摄入总量的前提下，植物蛋白质和动物蛋白质可交替食用。

① 患者处在昏迷期时应停止蛋白质摄入，这是治疗肝功能衰竭和肝性脑病的重要治疗方法。但不宜停止过久，因为长时间不供给蛋白质，内源性蛋白质分解增加，也可以引起血氨升高。

② 患者复苏后，每日蛋白质的摄入控制在 0.5g/kg 左右，即蛋白质供给量以 20～30g/d 为宜，如病情稳定 3 天后可试探性每隔 2～3 天增加蛋白质的摄入量，每次增加 10g，每日最多不能超过 50g，以植物蛋白质为主。

轻中度血氨升高的患者如无神经精神症状者，每日蛋白质的供给量为 0.5g/kg，病情好转后逐步增加，直到每日 50g/d 左右。患者应选择含支链氨基酸丰富、产氨少的食物。

（3）脂肪供热占总能量的 20%～25%，患者膳食脂肪量以每日 30～40g 为宜，并应食用植物油。

（4）膳食碳水化合物供热占总热量的 60%～70%。

（5）供给充足的维生素　患者应注意补充富含 B 族维生素、维生素 C、维生素 A、维生素 E、维生素 K、叶酸、泛酸、烟酸等的食物。

（6）注意补充矿物质和水　低蛋白饮食常常会引起患者缺乏钙、铁，患者肝衰竭时脑中铜、锌含量减少，可能是引起肝性脑病的原因之一，应注意补充这些矿物质；腹水者应减少食盐摄入量，应采用低盐饮食或低钠饮食，每日食盐摄入量应低于 4g，并需要限制液体摄入量。

（7）禁食粗糙、坚硬、含粗纤维丰富、刺激性的食物。

（8）为预防便秘，患者应食用蔬菜补充膳食纤维，蔬菜应加工成蔬菜泥给患者食用，防止食管-胃底静脉曲张破裂出血。

（9）患者应少食多餐，每日以 5～6 餐为宜。

（10）食物应清淡少油、易消化、软烂、少渣、易吞咽。

（11）患者昏迷不能进食时，可采用鼻饲或静脉营养。

七、肝豆状核变性

肝豆状核变性是以青少年为主的遗传性代谢缺陷病，是由于铜代谢发生障碍，引起铜在体内过度蓄积，损害肝、脑等器官而导致的疾病。

本病在各国都有散见的患者，发病率约为 1/16 万。患者大多在 10～25 岁出现症状，男性稍多于女性。儿童期发病症状多为急性，可在数月或数年内发生死亡，30 岁以上的患者症状多为慢性型。

1. 临床特点

早期主要以消化道症状为主，可出现消化不良、食欲缺乏、反复出现疲乏、呕吐、黄疸、水肿或腹水等症状。继而出现肝脏缩小、变硬，表面出现结节，最终发展成为坏死性肝硬化。患者精神状态可出现记忆力减退、性格异常、语言表达能力出现障碍。

2. 治疗原则

减少铜的摄入和增加铜的排出，以改善其症状。

3. 营养治疗

（1）低铜高蛋白饮食　患者在进行驱铜治疗时，应采用高蛋白饮食，严格限制铜的摄入量，每日食物中铜的摄入量应小于 1mg。患者应避免食用含铜量高的食物，如动物肝脏、动物全血、瘦肉、羊肉等，坚果类（如核桃、腰果、板栗等），干豆类（如黄豆、黑豆、绿豆等），以及芝麻、巧克力、可可、樱桃等。禁用含有龟甲、鳖甲、珍珠、牡蛎、地龙等含高铜的药物。

（2）补充充足的维生素和矿物质　为防止患者因缺钙和缺磷而出现的骨骼软化的现象，患者应多补充维生素 B_6 和维生素 D。如果患者同时伴有贫血的症状，应给予铁剂治疗。对出现神经症状的患者应根据病情给予对症治疗，如给予调节神经系统药物左旋多巴，同时给予合理的保肝药物，减轻肝脏的损伤。

八、胆囊炎和胆石症

肝脏分泌的胆汁通过胆管进入胆囊，胆囊是浓缩、贮存胆汁的器官。胆囊炎可分为急性和慢性两种，是由于胆道结石、胆道蛔虫等使胆管阻塞和细菌感染而引起胆囊的炎症性疾病。胆石病是指胆道系统，包括胆囊及胆管在内的任何部位发生结石的一种疾病。胆囊炎和胆石症是胆管最常见疾病，两种疾病常常同时存在，互为因果。

胆囊炎临床多见，尤以肥胖、多产、40 岁左右的女性发病率较高。胆石症无论在国外还是国内都是常见疾病。西方国家胆石症的发病率为 10％～20％，老年人胆石症发病率为 11.9％，女性约为 25％，男性约为 10％。在我国发生胆石症的人也很多，并且近几十年来发病率有上升趋势。从年龄上看各年龄的人都可患胆石症。儿童及青年人较少，40 岁以后胆石症的发生率即逐步提高。胆石症发病的高峰年龄为 50～60 岁。从性别看，患胆囊结石的女性患者明显比男性多，为（2～3）：1。城市人群中胆石症的发病率比农村人高，脑力劳动者的发病率比体力劳动者高，而轻体力劳动者又比重体力劳动者为高。

1. 临床特点

急性胆囊炎患者表现为右上腹持续性疼痛，阵发性加剧，可向右肩背放射，常伴发热、恶心、呕吐，但寒战少见，黄疸轻。患者往往在晚餐后半夜发病，因进食油腻多脂食物后能使胆囊加强收缩，而平卧又易于小胆石滑入并嵌顿于胆囊管。慢性胆囊炎患者多数表现为消化不良、厌油腻食物、上腹部闷胀、嗳气、胃部灼热等症状。

胆石症的临床表现在很大程度上取决于胆石的大小、部位、动态、是否并发感染及造成阻塞的程度。胆囊内结石一般不产生绞痛，常有右上腹胀饱闷感，伴嗳气、恶心、大便不调等消化不良症状，当进食油腻食物后更加明显。胆管中有结石可引起平滑肌痉挛或梗阻时，常有胆绞痛发生，多在饱餐或进高脂餐后数小时内发作。开始右上腹持续钝痛，以后阵发性加剧，难以忍受，疼痛常放射至右肩胛或右背部，伴恶心呕吐、面色苍白、大汗淋漓、弯腰打滚，发作后还可有发热、黄疸等症状出现。

2. 治疗原则

急性胆囊炎的治疗一般分药物疗法和手术疗法。急性胆囊炎的患者一般经非手术治疗，症状多可缓解，以后再择期手术。慢性胆囊炎的治疗要依据起病的因素及合并症等因人而异，针对具体病情，采用适当灵活的治疗原则。胆囊炎胆石症除用药物和外科手术治疗外，营养治疗有一定的辅助作用。通过控制脂肪的摄入量，减轻或解除患者的疼痛和预防结石的发生。急性发作期的重症患者应禁食，应进行静脉营养。慢性胆囊炎多伴有胆石症，应经常采用低脂肪、低胆固醇饮食。

3. 营养治疗

① 急性发作期的重症患者应禁食，可静脉补给各种营养素；当能进食时，应禁食脂肪和刺激性食物，短期可食用含高碳水化合物的流质饮食。病情逐渐缓解后，可给予患者低脂半流质或低脂少渣软饭，如米汤、藕粉、豆浆等食物，每日应少食多餐，应限制含脂肪多的食物摄入。

② 患者在缓解期应保证食物热量正常供给。如果患者体重过重，应给予低热量饮食，使患者体重减轻。低热量饮食中含脂肪量也要少，以适合对胆囊病患者限制脂肪的要求。一般每日供给热量 7531～8368kJ（1800～2000kcal）。对于消瘦者则应适量增加能量供应，以利于康复。

③ 为了保持身体健康、增进食欲、促进胆囊收缩而利于胆囊排空，慢性胆囊炎患者应尽可能提高饮食中蛋白质比例，每日蛋白质供给量以 1～1.2g/kg 为宜。患者应选择富含优质蛋白质的食物，如豆制品、瘦肉、鱼虾、鸡蛋等食物。

④ 含脂肪多的食物可促进胆囊收缩而引起剧烈疼痛，故在发作期应严格限制脂肪摄入量。患者每日脂肪供给量应低于 20g 或禁食，病情好转后可适量进食，但每日应控制在 40g 以下。要避免摄入过量的胆固醇。

⑤ 患者应控制含胆固醇高的食物摄入以减轻胆固醇代谢障碍，防止结石形成。患者每天胆固醇的摄入量应低于 300mg，重度高胆固醇血症患者应控制在 200mg 以内。患者应禁止食用富含胆固醇的食物，如肥肉、动物内脏、鱼子、蟹黄等食物。

⑥ 患者应食用含多糖为主的食物，适当限制纯糖食物，如蔗糖、葡萄糖。患者每天碳水化合物摄入 300～350g，以达到补充热量、增加肝糖原、保护肝细胞的作用。

⑦ 患者应补充多种维生素，特别要注意补充维生素 A、B 族维生素和维生素 C。因为维生素 A 可防止胆结石形成，有利于胆管疾病患者恢复。同时患者还应选择富含钙、铁、钾

等的食物。

⑧ 膳食纤维能增加胆盐排泄，抑制胆固醇吸收，降低血脂，减少形成胆石的机会。患者可选择富含膳食纤维的食物，如绿叶蔬菜、萝卜、豆类、水果、粗粮、香菇、木耳等食物。

⑨ 患者应多喝水和饮料，可以稀释胆汁，促使胆汁排出，有利于胆道疾病的恢复。患者每天饮水量以 1000～1500mL 为宜。

⑩ 少量进食可减少消化系统负担，多餐能刺激胆道分泌胆汁，保持胆道畅通，有利于胆道内炎性物质引流，促使病程减缓和病情好转。因此，患者应少量多餐，定时、定量进餐。

⑪ 患者应禁止食用刺激性食物和强烈调味品，如辣椒、咖喱、芥末、酒、咖啡等。患者还应禁止食用油炸和易产气食物，如牛奶、洋葱、蒜苗、萝卜、黄豆等食物。

4. 食疗方

① 冬瓜皮（60～90g，鲜品加倍）加水煮浓，一天 2～3 次，作为急性胆囊炎的辅助治疗。

② 鲫鱼一尾、赤小豆 120g、陈皮 6g 煮烂食用。适用于慢性胆囊炎。

③ 核桃仁、冰糖、香油混合捣泥服用，可供给不饱和必需脂肪酸，有利胆作用，适用于胆石症。

低脂半流质饮食见表 4-7。

表 4-7　低脂半流质饮食

餐次	食物名称	食物配料及重量
第一次	粥	大米 20g，白糖 20g
	馒头	面粉 25g
第二次	豆浆	豆浆 250g，白糖 20g
	面包	面包 50g
	苹果	苹果 50g
第三次	米饭	粳米 100g
	青菜肉末	青菜 100g，猪瘦肉 50g
第四次	藕粉	藕粉 30g，白糖 20g
第五次	米饭	粳米 100g
	油淋空心菜	空心菜 100g
	清蒸鲈鱼	鲈鱼 120g
第六次	绿豆汤	绿豆 20g，白糖 20g
	饼干	饼干 20g
	橘子	橘子 50g

九、胰腺炎

胰腺是具有多种功能的腺体，胰腺分为外分泌腺和内分泌腺两部分。外分泌腺分泌消化液，内分泌腺分泌胰岛素。

急性胰腺炎是胰腺消化酶被激活后，对自身及其周围脏器产生消化作用而引起的炎症性疾病。引起急性胰腺炎的最常见病因是胆道疾病、大量饮酒及暴饮暴食，两者占 80％～90％，我国则以胆道疾病为主。本病好发年龄为 20～50 岁，女性较男性为多见。

慢性胰腺炎可发生于任何年龄，以 30～50 岁为多见，男性多于女性。

1. 临床特点

胰腺炎的发生，多因胆石症、过量饮酒、暴饮暴食、肿瘤、外伤等原因引起。胰腺炎可分为急性胰腺炎和慢性胰腺炎。

急性胰腺炎主要症状为在饱餐、酗酒后突然发病，呈持续性刀割样，以上腹部为主，向背部放射，患者常卷曲身体来缓解疼痛。患者出现高热，可持续 2～3 天，如果持续不退，可能发展为胰腺脓肿。患者恶心、呕吐剧烈，呕吐后疼痛症状反而加重。患者可出现全身性黄疸。

急性胰腺炎反复发作可转变为慢性胰腺炎。慢性胰腺炎可出现间歇性发作，患者伴有腹部疼痛、消化不良、脂肪泻等症状，容易出现多种营养素缺乏症状。随着病情发展，患者可出现胰腺功能降低。

2. 治疗原则

减少胰液分泌，减轻胰腺负担，维持有效血容量及防止和治疗并发症。急性胰腺炎发病突然，病情严重，变化多，应及时住院，并通过调整饮食来进行治疗，营养治疗是临床治疗成功的保证。患者应从禁食、禁饮到流食，再到半流食。

3. 营养治疗

（1）急性胰腺炎

① 急性期：为了抑制胰液的分泌，避免胰腺损伤加重，患者应至少 3 天禁食。给予患者胃肠外营养时，每天热量的补充不超过 2000kcal，以避免引起消化液分泌增加，待患者病情基本稳定后行饮食过渡。

② 恢复期：患者病情缓解后，在不停止胃肠外营养的同时，给予少量无脂无蛋白的清流试餐，每次 100～150mL，如米汤、稀藕粉、果汁、菜水，试餐 2～3 天。待患者适应后，给予无脂无蛋白全流质食物，如稠米汤、稠藕粉、果汁、菜水，可食用 2～3 天。患者病情稳定后，饮食量可增加，可食用无脂低蛋白厚流质，如烂米粥、米糊、稠藕粉、菜泥粥、清汤面片、清汤龙须面、蒸鸡蛋清羹等。患者可停止胃肠外营养，逐步给予无脂低蛋白半流食、低脂低蛋白软食、低脂软食，促进患者恢复。

③ 禁忌食物：患者应禁食含脂肪多的和有刺激性的食物，如肉汤类、动物脂肪、畜肉、刺激性调味品和煎炸食物，应绝对禁酒。

④ 多餐少量：患者每天 5～6 餐（表 4-8），每餐给予 1～2 种食物。

表 4-8　低脂流质饮食食谱

餐次	食物名称	食物配料及重量
第一次	粥	大米 20g，白糖 20g
第二次	橙汁	橙子 250g
第三次	藕粉	藕粉 25g，白糖 20g
第四次	大枣汤	大枣 25g，白糖 20g
第五次	米汤	粳米 10g
第六次	糖渍番茄	番茄 150g，白糖 20g
第七次	脱脂奶	脱脂奶粉 25g，白糖 20g

⑤ 烹调方法：食物要清淡少油、易消化、无刺激，采用煮、烧、卤、烩等方法烹调，禁用油炸、烘烤、烙等方法。

（2）慢性胰腺炎

① 急性发作期的营养治疗与急性胰腺炎相同。

② 腹痛等症状基本消失后，可给予患者高碳水化合物、低脂肪、少渣、半流质饮食。

③ 蛋白质摄入不宜过多，以每天 50～70g 为宜，选用脂肪含量低的优质蛋白食物，如鱼肉、鸡肉、鸭肉等。

④ 脂肪摄入量需要限制，每日 30g 左右，最多不超过 50g。胆固醇的摄入量应小于 300mg。

⑤ 多食富含维生素 A、B 族维生素和维生素 C 的食物，每天维生素 C 的摄入量应大于 300mg。

⑥ 少量多餐。患者每日 5～6 餐，待病情稳定后，可逐渐增加摄入食物量。

⑦ 食物要易消化、清淡，禁食刺激性食物。

⑧ 病情稳定时，患者应禁酒，忌暴饮暴食和大量食用脂肪含量高的食物，防止复发。

第八节　呼吸系统疾病与营养

呼吸系统疾病占我国内科疾病的 1/4，并呈逐年上升趋势。机体的营养状况直接影响着呼吸系统的各个环节，如能量和营养物质供给、做功效率、组织修复、防御能力和抗疲劳能力。营养不良可导致呼吸肌（膈肌）萎缩和呼吸肌力减弱。人的呼吸肌群主要由膈肌、肋间肌和腹肌组成。呼吸系统疾病主要导致呼吸肌负荷增加和呼吸肌缺氧。过量或不合理的营养素供给都可能加重呼吸系统的负担。

一、肺炎

肺炎是常见病、多发病。发病的原因很多，多为细菌感染所致。发病以冬春季多见。

1. 临床特点

肺炎起病急，常有上呼吸道感染史。症状有寒战、发热、咳嗽、胸痛等。体温可在数小时内上升到 39～40℃，发病 2～3 天后，咳嗽频繁，痰多。

2. 治疗原则

根据病因进行对症治疗，饮食以提高机体抵抗力为主，防止呼吸道感染恶化。

3. 营养治疗

（1）高热量　肺炎患者因为长时间高热，体力消耗严重，所以每天供给的热量应保持在 2000～2400kcal。脂肪应适当控制，多选择优质蛋白质，如牛奶、鸡蛋、瘦肉和豆制品等。

（2）供给充足维生素和矿物质　水和电解质以及酸碱失调是肺炎常见的症状，应多供给新鲜的蔬菜和水果，以补充电解质，有助于纠正水、电解质失调。另外，充足的维生素的供给有利于机体抵抗力的恢复。

（3）忌刺激性食物　禁食葱、姜、蒜等刺激性食物，以免加重咳嗽、气喘等症状。可多吃一些具有清热止咳作用的食物，如梨、枇杷。

二、支气管炎

支气管炎是由炎症引起的呼吸道疾病，表现为急性和慢性两种。

1. 临床特点

急性支气管炎通常发生在感冒或流感之后，可有咽痛、鼻塞、低热、咳嗽及背部肌肉疼痛。

慢性支气管炎往往因长期吸烟所致，可有呼吸困难、喘鸣、阵发性咳嗽和黏痰。患者在起病前多数有急性支气管炎、流行性感冒或肺炎等呼吸道症状。慢性支气管炎反复发作，可发展为慢性肺炎。

2. 治疗原则

控制炎症，供给足够热量、蛋白质和维生素，以增加机体抵抗力，减少反复感染的机会。

3. 营养治疗

（1）急性支气管炎的营养治疗

① 饮食调整：应供给患者高热量、高蛋白饮食。采用少量多餐的进餐方式，每天提供5～6餐。蛋白质应以动物蛋白和大豆蛋白为主。高蛋白、高热量有利于支气管受损组织的修复。

② 补充维生素：足够的维生素，特别是维生素A和维生素C，有利于支气管上皮细胞的修复，改善气管通气状况。每天以供给维生素C 100mg、维生素A 1500μg为宜。

③ 补充水分：大量地饮水有利于痰液稀释，每天的饮水量应控制在2000mL以上。

④ 控制奶类食品：奶类食品易使痰液变稠，使感染加重。

⑤ 忌刺激性食物：过冷、过热、辛辣的食物等均可引发阵发性咳嗽，应尽量避免食用。

（2）慢性支气管炎的营养治疗

① 急性发作期的营养治疗同急性支气管炎的营养治疗。

② 临床缓解期的营养治疗如下。

a. 止咳化痰：蔬菜中的萝卜、冬瓜、丝瓜等，水果中的梨、枇杷、藕等均有止咳化痰的功效，日常生活中可多选用。

b. 提高免疫力：菌类（如香菇、木耳、灵芝等）能提高机体的抵抗力。长期食用可预防慢性支气管炎的急性发作。

c. 忌刺激性食物：过冷、过热、辛辣的食物等均可引发阵发性咳嗽，不利于病情的改善与控制，应尽量避免食用。

三、哮喘

哮喘常与食物过敏有关，特别是高蛋白食物。哮喘典型发作前，常有先兆症状，如打喷嚏、咳嗽、胸闷等。如不及时治疗，可以急性发作，表现为呼吸困难，多被迫采取坐位，两手前撑，两肩耸起，额部冷汗。

1. 临床特点

哮喘临床上可分为三种类型，分别是吸入型、感染型和混合型。吸入型又称外源性，多有明显的季节性，幼年发病，发病前多有鼻痒、咽痒等症状。感染型又称内源性，无明显季节性，诱因多为反复上呼吸道感染，常在成年发病，发病时有咳嗽、脓痰等症状。混合型兼有两型的特点,病史较长,起病常为吸入型,以后反复发作,逐步成为终年哮喘而无缓解季节。

2. 治疗原则

在使用解痉、止喘药物的同时,注意饮食控制。有部分哮喘的发作与食物过敏有关,找出致敏食物,加以排除。

3. 营养治疗

(1) 排除致敏食物 高蛋白食物易引起过敏反应,如牛奶、鱼、虾、蟹等,应尽量避免食用。

(2) 保证营养供给 除致敏食物外,应丰富食物的供给,加强营养。保证各种营养素的供给量,以提高机体的免疫功能。

(3) 忌刺激性食物 尽量避免刺激性食物,戒烟忌酒。

四、肺结核

结核病是由结核杆菌引起的疾病,可在全身各个部位发病,如肠结核、淋巴结核、肺结核、结核性脑膜炎等,其中以肺结核最为常见。

1. 临床特点

肺结核早期常有不规则的低热,午后、傍晚时低热、盗汗,并有疲倦乏力、食欲缺乏、体重减轻等症状。患者多有干咳,若有空洞形成,则痰多且为脓性,有时可见痰中带血,甚至咯血。

2. 治疗原则

由于肺结核的病程较长,且易出现反复,故除针对肺结核的药物治疗外,营养治疗对于肺结核来说也十分重要。营养治疗以增加机体营养、提高机体抵抗力为主。

3. 营养治疗

(1) 高热量饮食 热量每天按 40～50kcal/kg 给予,但应避免过分油腻,以免引起消化不良。

(2) 高蛋白质 蛋白质每天按 1.5～2g/kg 给予,以动物蛋白和大豆蛋白等优质蛋白质为主,如鸡蛋、瘦猪肉、牛肉、牛奶等。

(3) 高维生素、矿物质 多食用新鲜的蔬菜和水果,以增加维生素和矿物质的摄入量。充足的维生素和矿物质可促进机体恢复,防止病情加重。

(4) 忌刺激性食物 戒烟忌酒,以及辛辣等有刺激性的食物。

第九节 泌尿系统疾病与营养

泌尿系统主要由肾脏、输尿管、膀胱和尿道组成。肾脏是人体泌尿系统重要的器官。肾脏除有分泌尿液、排泄代谢废物、调节水和电解质的平衡以及调节酸碱平衡等功能外,还是人体重要的内分泌器官,肾脏分泌的激素有前列腺素族(PGs)、肾素-血管紧张素、血管舒缓素、激肽系统、活性维生素 D_3、促红细胞生成素等。

常见的泌尿系统疾病有急性肾小球肾炎、慢性肾小球肾炎、肾病综合征、急性肾功能衰竭、慢性肾功能衰竭以及泌尿系统结石等。

一、肾脏的主要功能

1. 排泄代谢产物

体内代谢产物来自蛋白质分解的氨基酸和氮质、多肽类激素的降解物、药物代谢产物，还有有机酸（草酸、尿酸、苯甲酸）、有机碱（肌酐）。为了维持体内环境的稳定，必须将产物不断排出体外，使血液中的有害物质达到最低限度。肾小球滤膜具有极强大的超滤能力，能将这些溶质滤入肾小管。肾小管分泌出不同物质和这些溶质结合，有的吸收利用，有的物质随尿排出体外。

2. 调节体液、电解质、酸碱平衡和稳定渗透压

每天流经肾脏的血液约1800L，排出的尿液仅2L，99％的水分被肾小管重吸收回体内再利用。尿液的比重维持在$1.003\sim1.030$。

肾小球滤液中的电解质主要有 Na^+、K^+、Cl^-、HCO_3^-、HPO_4^-、SO_4^{2-} 等，滤液沿近端肾小管流动时，肾小管利用管壁细胞的离子泵等将这些离子的 $70％\sim80％$ 重吸收。髓袢和远端小管重吸收余下的15％。尿液随水分的重吸收逐渐浓缩。

3. 内分泌功能

近毛细血管球复合体是一组具有特殊功能的细胞群，具有分泌功能。

（1）合成与释放肾素 肾素是一种酶，它使肝脏分泌的血管紧张素原分解、转化为血管紧张素Ⅰ。血管紧张素Ⅱ的作用是使全身血管平滑肌收缩，血管阻力加大，血压升高；刺激肾上腺产生醛固酮，促使 Na^+ 重吸收和 K^+ 排泄。对肾脏的作用是促使肾内血管收缩，肾血流量减少及肾小球滤过率下降；刺激肾小管 Na^+、HCO_3^- 重吸收增加。

（2）分泌促红细胞激素 有促使红细胞在骨髓成熟的作用。在缺氧环境、肺部感染和贫血时，该激素分泌增加。肾脏有激活维生素D，调节钙吸收的作用。

（3）分泌前列腺素和血管舒缓素 前列腺素有对抗血管紧张素Ⅱ，抑制 Na^+ 重吸收的作用。肾脏血管舒缓素有扩张肾脏血管，促使水、Na^+ 排泄的作用。

（4）肾素-血管紧张素-醛固酮激素系统在调节水、电解质和血压中有重要作用。

二、肾脏病患者的常见营养问题

肾脏疾病常引起糖、蛋白质、脂肪、电解质和维生素的代谢紊乱，营养不良较常见，其发生率为 $30％\sim60％$。营养不良直接影响着肾功能的恢复、并发症的发生和预后。准确评价患者的营养和代谢状况，是调整营养治疗方案的重要依据。肾脏病患者营养评价常用方法和指标也包括膳食调查、身体测量指标和实验室检查，应有重点地对各项指标进行综合性分析，应结合肾脏疾病的特点进行，才能较准确地反映肾脏疾病患者的营养状况。

三、肾脏病患者营养评价常用方法和指标

1. 尿常规

尿常规是肾脏疾病诊断的重要依据，应注意观察以下项目。

（1）昼夜排尿规律 正常排尿应是昼尿多，渗透压低，夜尿少，渗透压增加。当肾功能下降时，此规律紊乱，夜尿增多，渗透压低，昼尿少，渗透压增加。这是肾脏尿浓缩功能下降的表现，夜尿增多是肾功能衰竭较早出现的症状，也是治疗过程中观察治疗效果和肾衰恶化的敏感指标。有资料报道，当肾小球滤过率在 $30\sim40mL/min$ 时，就出现夜尿增多，当

肾小球滤过率<5～10mL/min 时，无夜尿，说明肾功能衰竭进入终末期。

（2）24h尿量及比重　正常 24h 排尿在 2000～2500mL，持续每天排尿<400mL，称作少尿，持续每天排尿<50mL，称作无尿。应注意分别记录昼夜尿量。正常尿比重是1.001～1.020。

（3）尿显微镜检查　红细胞数、管型类型等对诊断肾脏病变部位的诊断有帮助。

（4）尿蛋白　正常肾小球滤液中蛋白质<30mg，主要是白蛋白，在肾小管基本全部吸收，24h 尿液中蛋白质定量检测应<100mg，如>150mg，即称作蛋白尿。24h 尿蛋白>3g，称作大量蛋白尿。

2. 肾功能

（1）血清尿素氮（BUN）　尿素是蛋白质代谢的终产物，主要受食物蛋白质摄入量的影响，也受蛋白质代谢率的影响。尿素通过肾小球滤过排泄，肾小管吸收部分尿素。正常值是70～180mg/L（2.5～6.4μmol/L）。

（2）血清肌酐（Scr）　血肌酐是肌肉的主要成分，是肌酸的代谢产物，肾功能正常时，体内每天肌酐产出率是恒定的，并且 90% 由肾小球滤过。所以，用此来评估肾功能。正常值是 5～15mg/L（44～104μmol/L）。

（3）内生肌酐清除率（Ccr）　反映肾小球滤过率，干扰因素少。正常值是 80～100mL/min。血肌酐（Scr）与内生肌酐清除率有一定相关性，一般是 Scr 1mg/L 时，相当于内生肌酐清除率（Ccr）100mL/min；Scr 2mg/L 时，Ccr 相当于 50mL/min；Scr 4mg/L 相当于 Ccr 25mL/min。

3. 血常规

包括血红蛋白、红细胞总数、白细胞总数、总淋巴细胞计数、血小板。

4. 其他

包括血清总蛋白、白蛋白、血清前白蛋白、转铁白蛋白、血清胆固醇和甘油三酯。

四、急性肾小球肾炎

急性肾小球肾炎简称急性肾炎，是机体对某些疾病因素，大多数是由溶血性链球菌感染后，产生免疫反应，抗原抗体复合物沉积在肾小球引起的病理改变。造成肾小球炎症和损伤。

1. 临床特点

此病可发生在任何年龄，但以儿童多见。临床症状为水肿，大部分患者为晨起时发现面部特别是眼睑水肿，数天后渐及全身。由于肾小球肿胀，钠与水滤过率减低，而肾小管无严重病变，回吸收正常，因而使钠、水在体内大量潴留，而导致水肿、尿频、尿急，尿量减少，尿中出现蛋白、红细胞、白细胞，甚至血尿素氮增高。发病初有波动性高血压，以及全身不适、腰痛、头昏、头痛、恶心、厌食等症状。

2. 治疗原则

药物治疗主要为对症治疗和卧床休息治疗为主。营养治疗以不增加肾脏负担为原则，结合病情，逐步调整，减少肾脏的负担，同时也要利于其功能的修复。选含必需氨基酸高的动物性食物，限制豆类蛋白及其制品。

3. 营养治疗

（1）低蛋白质饮食　蛋白质供给量据病情而定，血尿素氮（BUN）<14mmol/L，蛋白

质可以不限制，症状较轻者控制在每天 20～40g，以减轻肾脏的负担。低蛋白饮食时间不宜过长，以防止贫血。血中尿素氮、肌酐清除率接近正常，无论有无蛋白尿，蛋白质供给量应逐步增加至每天 0.8g/kg，以利于肾功能的恢复。血尿素氮（BUN）＞21.4mmol/L，蛋白质供给量为每天 0.5g/kg。选用含必需氨基酸多的优质蛋白，如鸡蛋、牛奶、羊奶、鱼、瘦肉等，不宜选用豆类及其制品。

（2）限制钠水　发病初期，水肿为主要症状，肾脏不能正常地排泄水和钠。限制饮水和忌盐是消除水肿的好方法。应根据病情、尿量及水肿情况，给予低盐、无盐或少钠饮食。少钠饮食除不加食盐或酱油外，还要避免用含钠高的食品。一般食盐摄入量以 1～2g 为宜。儿童每日补水量为不显性失水量（15～20mL/kg）加尿量，成人每日补水量为 600mL 加尿量。600mL 是每日不显性失水 900mL 减去内生水 300mL。

（3）控制钾盐　少尿或无尿时，应严格控制钾供给量，水分限制在每天 500mL 以下。避免食用含钾高的食品，如干蘑菇、香菇、大枣、贝类、豆类、紫菜、香蕉、橙子等。

（4）适量热量　每天供给热量不必过高，按每天 25～30kcal/kg、全天 1600～2000kcal 为宜。

（5）足够碳水化合物、适量脂肪　饮食热量大部分由碳水化合物供给。补充足够碳水化合物，可以防止热量不足，也使由食物供给的少量蛋白质完全用于组织修复和生长发育。不需要严格限制脂肪总量，但少给含动物油脂多及油炸的食物。

（6）足够维生素　多食用新鲜的绿叶蔬菜及水果。新鲜蔬菜能增进食欲，除非是在少尿期限制钾时，需要严格限制蔬菜。否则，应多供给新鲜蔬菜。

（7）限制香料和刺激性食物　香料和刺激性食物如茴香、胡椒等食物的代谢产物含嘌呤，由肾脏排出，可增加肾脏的负担，故不宜多吃。

五、慢性肾小球肾炎

慢性肾小球肾炎简称慢性肾炎。可发生在不同年龄，以青中年为多见。多因急性肾炎治疗不及时，或是治疗措施不当，病程迁徙而导致慢性肾性。

1. 临床特点

慢性肾小球肾炎有很多的病理类型，尿液的改变有蛋白尿、血尿、管型尿等，临床表现为水肿、高血压等。

2. 治疗原则

对症治疗（降压、降脂、减轻蛋白尿等），使用可以延缓肾功能损害的药物，避免使用肾毒性的药物。

3. 营养治疗

① 根据肾功能损害的程度来定蛋白质的量，以及限制钠盐。

② 水肿及高血压时，采用低盐、无盐或低钠饮食。

③ 以碳水化合物和脂肪作为热量的主要来源。

④ 急性发作按急性肾炎治疗原则处理。

⑤ 出现大量蛋白尿时，按肾病综合征的治疗原则处理。

六、肾病综合征

肾病综合征的主要临床特征是蛋白尿、严重水肿、血清白蛋白过低和血胆固醇过高。

1. 临床特点

临床表现为大量蛋白尿［成人＞3.5g；儿童＞50mg/（kg·d）］，血清白蛋白低（成人＜30g/L；儿童＜25g/L），严重水肿，高脂血症（血清胆固醇＞6.5mmol/L）。常见并发症有营养不良、低血钙症、缺铁性贫血、容易感染、血栓形成等。

2. 治疗原则

对症治疗，维持电解质平衡，降脂。营养治疗以控制蛋白质、钠盐为主。

3. 营养治疗

（1）高蛋白质饮食　如肾功能良好，应给予患者高蛋白质饮食，成人每天1.5～2g/kg，总量为每天100～200g，以纠正和防止血浆蛋白降低、贫血和营养不良性水肿。

（2）足够热量　热量的供给保持在每天30～35kcal/kg为宜，肥胖者可适当降低。

（3）食物多样化，注意色、香、味、形。

（4）限制钠盐　根据水肿情况来确定钠的摄入量，一般钠的摄入量为1～2g/d。食盐每天不超过2g，或酱油＜10mL。水肿严重的患者，钠的摄入量应小于0.5g/d；禁食含钠的食品，如酱豆腐、咸菜、咸蛋、松花蛋等；禁止含碱主食以及含钠高蔬菜，如白萝卜、菠菜、小白菜等。

七、急性肾功能衰竭

病因分为肾前性、肾性、肾后性。临床表现因病因不同而不同。

1. 临床特点

主要表现为原发病的恶化。最初的症状为口干、皮肤弹性不足、低血压、尿量减少、头昏等有效血容量不足的表现，历时短，数小时至1～2日，少尿（尿量＜400mL/24h或＜17mL/h）或无尿（尿量＜50mL/24h），典型表现为高血钾、高血镁、低血钠、低血钙、水中毒、代谢性酸中毒、尿毒症（两高两低三中毒），平均7～14天。尿量增加超过400～500mL/d，即可以为是利尿早期的开始，利尿期的一日尿量最高可达6000mL/d，尿毒症和代谢性酸中毒症状仍明显。4～5天后，尿量2000mL/d，水肿消失，血压下降，注意电解质的情况，病情好转，但较虚弱，2～3个月才可康复，也有可能发展成为慢性肾衰。

2. 治疗原则

去除病因，积极治疗原发病。尽量减少蛋白质的分解程度，改善负氮平衡；提供适当的能量；结合病情调整水和电解质的补充。常规补充维生素K和B族维生素。

3. 营养治疗

（1）控制水分　早期应严格控制水分的摄入。利尿期应根据尿量的多少来补充水分。

（2）适当热量　适当的热量可以减少机体蛋白质的分解程度，改善负氮平衡。

（3）优质蛋白质　蛋白质的量应严格控制，主要供给优质蛋白质。

八、慢性肾功能衰竭

慢性肾功能衰竭不是独立的病，是各种疾病引起的肾脏损害并进行性恶化的结果。

1. 临床特点

临床表现主要有水电解质紊乱、酸碱失衡、代谢紊乱、贫血等。

2. 治疗原则

维持水、电解质、酸碱平衡；积极治疗原发病。营养治疗以改善机体营养状况、增加机体抵抗力为主。

3. 营养治疗

（1）非透析者的营养治疗

① 适当热量：热量推荐摄入量为每天 35kcal/kg，年龄大于 60 岁的患者，热量供给以每天 30kcal/kg 为宜。

② 限制蛋白质：每天蛋白质的供给量为 0.8～1.0g/kg，其中优质蛋白质应占 50％以上。

③ 脂肪：降低饱和脂肪酸和胆固醇的摄入，增加多不饱和脂肪酸的摄入。

④ 碳水化合物：保证适量碳水化合物的供给，过多的碳水化合物不利于血脂水平的降低，过少又不利于机体的修复。

⑤ 纤维：保证每天 20～25g。

⑥ 矿物质和维生素：需要补充维生素 B_6 5mg/d、维生素 C 60mg/d、叶酸 1.0mg/d，不需补充维生素 A、维生素 K、维生素 D_3，可以补充 α-生育酚，男性为 10mg/d，女性为 8mg/d。水、钠的控制应根据个人病情轻重的具体情况来确定。

（2）维持性血液透析患者的营养治疗　维持性血液透析影响患者营养的原因主要有厌食、情绪抑郁、经济困难，血透过程中蛋白质、氨基酸的丢失，血透本身导致分解代谢等。通过营养治疗达到和维持患者良好的营养状态，预防或减轻肾衰带来的代谢紊乱引起的尿毒症症状和其他营养问题。

① 及时补充蛋白质：血液透析患者，食物蛋白质需要量不少于 1.0g/kg，其中优质蛋白质应占 50％以上。腹膜透析患者，蛋白质的需要量为 1.2～1.5g/kg，其中优质蛋白质应占 60％～70％为宜。

② 保证热量供给：血液透析患者，每天热量的供给为 30～35kcal/kg，腹膜透析患者的热量供给则维持每天 35～45kcal/kg。

③ 合理限钠、补钾：维持性透析患者应视血清电解质水平、尿量、透析液中的离子水平以及患者病情的严重程度来确定钾、钠的摄入量。一般患者适当的限钠、补钾有利于治疗。但是糖尿病合并肾病患者在血液透析时，则要适当限制钾的摄入量。

④ 适量碳水化合物、脂肪：维持性透析患者，适当减少碳水化合物和脂肪的供给量，有利于血脂降低。忌食动物油脂。

⑤ 补充维生素：透析时血液中的水溶性维生素严重丢失，所以必须补充足够的 B 族维生素和维生素 C。

肾病的食物选择见表 4-9。

表 4-9　肾病的食物选择

食物类型	宜选择	不宜选择
主食类	麦淀粉、地瓜、粉皮、粉条、粉丝、藕粉、芋头、山药等	精粉面食（如面条、馒头、油条）、烤麸、面筋、豆类及其制品
副食类	鸡蛋白（1 个/天）、牛奶（50g/d）、羊奶、瘦猪肉（50g/d,水煮去汤食用）、黑鱼、鲫鱼、鲤鱼；白糖、蜂蜜、植物油等	动物内脏、海产品、蛋黄、腌制品及加工品、罐头制品（如酱菜、辣豆瓣酱、咸肉、火腿、腌雪菜、香肠等）
菜果类	新鲜青菜、水果,如大白菜、芹菜、荠菜、茭白、莴苣、萝卜、南瓜、冬瓜、黄瓜、丝瓜、番茄;甘蔗、菠萝、荔枝、桃、杏、鸭梨、葡萄、苹果、西瓜、苦瓜等	大蒜、大葱、韭菜、辣椒、紫菜、香椿、香菜、茶、咖啡、瓜子、花生、香蕉、核桃、茄子、土豆、菠菜、菜花等

九、泌尿系统结石

结石可在泌尿系统的任何部位形成。在我国，泌尿系统结石的发病率男性高于女性，男性以尿酸结石多见，女性则以含钙结石多见。结石的种类主要有尿酸结石、磷酸钙或磷酸镁铵结石、草酸钙结石、胱氨酸结石等。

1. 临床特点

泌尿系统结石的临床表现随病因、结石大小、形状、部位、活动度、有无梗阻以及感染等而异。典型表现有疼痛、血尿，疼痛常位于肋脊角、腰部、上腹部，可向下腹部、大腿内侧、会阴部放射。疼痛可于劳动、运动、颠簸等情况而发作或加重，可为钝痛，也可为绞痛。

2. 治疗原则

营养治疗的基本原则是多饮水；根据结石性质，调节尿液的酸碱度。多饮水可稀释尿液是防治结石的重要措施，每天的进水量维持在 2500mL 左右，使尿量大于 2000mL/d。病情严重的患者可通过药物或手术的方法去除结石。

3. 营养治疗

（1）尿酸结石营养治疗

① 限制蛋白质：由于尿酸主要是含氮物质在体内的代谢产物，所以蛋白质的供给量控制在每天 0.8~1.0g/kg。

② 增加新鲜蔬菜、水果：尿酸结石在碱性尿液中易于溶解，故应增加蔬菜、水果等碱性食物的摄入量。

③ 低热量：尿酸结石患者多肥胖，应限制热量供给，适当减轻体重，有利于控制病情。

④ 宜、忌食食物：因粗粮生成较多嘌呤，故谷类以细粮为主，肉类的摄入量应控制在每天 100g 以内，鸡蛋和牛奶可适当食用。高嘌呤食物，如牛肉、猪肉、内脏、肉汤、沙丁鱼、蛤蜊、蟹、豆类、菜花、覃类、酒类、浓茶、咖啡等均不宜食用。

⑤ 多饮水。

（2）磷酸钙或磷酸镁铵结石营养治疗

① 低钙、低磷饮食：每天钙的供给量应控制在 700mg 以下，磷 1300mg 以下。忌食含钙丰富的食物（如牛奶、黄豆、豆腐等），以及含磷丰富的食物（如动物蛋白、内脏、脑髓等）。

② 多食成酸性食物：磷酸钙或磷酸镁铵结石在酸性尿液中易于溶解，故应多食用米、面等成酸性食物。

③ 药物治疗：用氯化铵等药物使尿液酸化，还可口服磷结合剂，减少其在肠道内的吸收。

④ 多饮水。

（3）草酸钙结石营养治疗　饮食难以控制，患者可在多饮水的基础上，尽量避免食用含草酸的食物，如菠菜、番茄、芹菜、红茶等。

（4）胱氨酸结石营养治疗

① 低蛋白饮食：严重时可采用低蛋氨酸饮食。

② 限制成酸性食物，多食成碱性食物；减少动物肉类的摄入，增加蔬菜、水果的摄入。调节尿液酸碱度，使尿液略呈碱性。

③ 多饮水。

第十节　代谢性疾病与营养

一、糖尿病

糖尿病是一组由于胰岛素分泌和作用缺陷所导致的碳水化合物、脂肪、蛋白质等代谢紊乱、而以长期高血糖为主要表现的综合征。糖尿病具有遗传倾向，是一种常见的内分泌疾病，中医称为消渴症。随着人们生活条件的不断提高，膳食结构发生变化，工作强度改善，应急状态增多，世界各地糖尿病发病率也随之有所增高。2010 年中国成人糖尿病患病率男性为 12.1%，女性为 11.%；城市居民患病率为 14.3%，农村居民为 10.3%。按照之前国际糖尿病联合会估计，现在全球共有超过 3 亿的糖尿病患者，新发布的中国糖尿病发病率数据意味着全球三分之一的糖尿病患者来自中国。

1. 临床特点

（1）1 型糖尿病　原来称作胰岛素依赖型糖尿病，胰腺分泌胰岛素的 B 细胞自身免疫性损伤引起胰岛素绝对分泌不足。在我国糖尿病患者中约占 5%。起病较急，多饮、多尿、多食、消瘦等三多一少症状明显，有遗传倾向，儿童发病较多，其他年龄也可发病。

（2）2 型糖尿病　多见于中老年人，占我国糖尿病患者的 90%～95%，起病缓慢、隐匿，体态常肥胖，尤以腹型肥胖或超重多见，发病原因与饮食（为高脂、高碳水化合物、高能量）、少活动等因素有关。大多数患者起病缓慢，临床症状相对较轻，无酮症倾向。通常情况下不依赖胰岛素，但在感染或压力的情况下也有可能发生需用胰岛素治疗。

（3）妊娠糖尿病　指在孕期发生或在孕期第一次发现的葡萄糖不耐受情况。约有 2% 的孕妇发生妊娠糖尿病，一般发生在第二期和第三期。多为体内胰岛素的敏感度降低而非缺乏所造成，若忽略未予以治疗，会引起巨婴儿、胎儿畸形、死胎、羊水过多、早产等不利胎儿生长发育现象。发病与妊娠期进食过多以及胎盘分泌的激素抵抗胰岛素的作用有关。在大多数情况下，分娩后糖耐量恢复正常，但仍有少数会发展为真正的糖尿病。

（4）其他类型糖尿病　是指某些内分泌疾病、化学物品、感染及其他少见的遗传、免疫综合征所致的糖尿病，国内非常少见。

2. 治疗原则

糖尿病治疗方法有饮食治疗、运动治疗、口服降糖药物治疗、胰岛素治疗和自我监测与教育。对新诊断的糖尿病患者，一般先用饮食治疗，在用单纯饮食（包括运动）治疗 1～2 个月效果不佳时，才考虑选用口服降糖药，口服降糖药效果不佳时，再选用胰岛素。无论用何种药物，治疗方法都必须长期坚持饮食治疗。对于糖尿病患者来说，饮食、运动、药物三者科学地结合，再加上掌握预防糖尿病并发症的相关知识就能有效地控制病情。

3. 营养治疗

（1）限制总热量　合理节制饮食，摄入必需的最低热量，以达到或维持理想体重是糖尿病患者饮食调控的总原则。糖尿病患者应每周称一次体重，并根据体重不断调整食物摄入量和运动量。肥胖者应逐渐减少能量摄入并注意增加运动量，消瘦者应适当增加能量摄入，直至实际体重略低于或达到理想体重。糖尿病患者每天摄入的热量多在 1000～2600kcal，应根据个人身高、体重、年龄、劳动强度并结合病情和营养状况确定每天热量供给量。

对于是否选择体育锻炼应因人而异，1 型糖尿病患者体育锻炼宜在餐后进行，运动量不宜过大，持续时间不宜过长。过分消瘦者不提倡体育锻炼。2 型糖尿病患者适当运动有利于减轻体重，提高胰岛素敏感性，改善脂肪代谢紊乱的现象。

（2）保证碳水化合物、蛋白质、脂肪按正常比例供给，保证平衡饮食

① 保证碳水化合物摄入：在胰岛素问世以前，糖尿病患者饮食中碳水化合物含量曾被严格限制在 15% 以下。后来人们发现提高碳水化合物的摄入可以改善人体的葡萄糖耐量，提高对胰岛素的敏感性，而不增加胰岛素的需要量。每日碳水化合物的摄入量尽可能控制在 250～350g，折合主食 300～400g。肥胖者酌情可控制在 150～200g，折合主食 200～250g。但如果碳水化合物的摄入低于 100g，可能发生酮症酸中毒。糖尿病患者最好选用吸收慢、含多糖的食物，如玉米、荞麦、燕麦、莜麦、红薯等；可用土豆、山药等根茎类食物代替部分主食；白糖和红糖等精制糖易吸收、升血糖作用快，故糖尿病患者应忌食。

血糖生成指数是一个衡量各种食物对血糖可能产生多大影响的指标，测量方法是吃含 100g 葡萄糖的某种食品，测量吃后 2h 内的血糖水平，计算血糖曲线下面积，和同时测定的 100g 葡萄糖耐量曲线下面积比较所得的比值称为血糖生成指数。糖尿病患者在饮食中应以食物的血糖生成指数作为食物的选择依据，应该选用血糖生成指数低的食物，注意增加粗粮和面食。常见食物的血糖生成指数见表 4-10。

表 4-10　常见食物的血糖生成指数

食物种类	血糖生成指数	食物种类	血糖生成指数
小麦面包	105.8	西瓜	72.0
小麦馒头	88.1	菠萝	66.0
白米饭	80.2	芒果	55.0
荞麦面馒头	66.7	香蕉	52.0
小米粥	61.5	猕猴桃	52.0
荞麦面条	59.3	葡萄	43.0
南瓜	75.0	柑	43.0
煮红薯	76.7	苹果	36.0
米饭猪肉	73.3	梨	36.0
胡萝卜	71.0	鲜桃	28.0
煮土豆	66.4	柚子	25.0
老年奶粉	40.8	李子	24.0
藕粉	36.0	樱桃	22.0
嫩豆腐	31.9	麦芽糖	105.0
豆腐干	23.7	葡萄糖	97.0
绿豆	27.2	白糖	83.8
扁豆	18.5	蜂蜜	73.0
花生	14.0	蔗糖	65.0

② 蛋白质适量摄入：糖尿病患者由于体内糖原异生旺盛，蛋白质消耗量大，故应适当增加蛋白质摄入。蛋白质提供的能量应占膳食总能量的 15%～20%，或成人按每日每千克体重 1.0～1.5g 供给。

儿童、孕妇、乳母、营养不良及消耗性疾病者，可酌情增加20%，可将蛋白质的摄入量增至每日每千克体重1.5～2.0g。

有糖尿病肾病的患者，因尿中丢失蛋白质较多，在肾功能允许的情况下酌情增加蛋白质摄入，但在氮质血症及尿毒症期间，需减少蛋白质摄入，一般每日不超过30～40g。

③ 限制脂肪摄入：早期在治疗糖尿病时，人们曾认为糖尿病患者应采用低糖、高脂肪饮食，认为高脂肪饮食能避免餐后高血糖又可提供能量。但在1940年以后，这一观点被否定了。目前主张糖尿病患者的脂肪每日摄入量占膳食总能量的20%～35%，可按照每日每千克体重0.6～1.0g摄入脂肪。如是肥胖患者，并伴有血脂蛋白增高者，或者冠心病等动脉粥样硬化者，脂肪摄入量宜控制在总热量的30%以下，如20%～25%。

给糖尿病患者烹调食物时，食物烹调油应多选择植物油。糖尿病患者需限制饱和脂肪酸摄入，应少吃富含饱和脂肪酸的食物，如牛油、羊油、猪油、奶油等食物，但鸡油、鱼油除外。糖尿病患者每日膳食胆固醇摄入量应低于300mg，而合并高脂血症患者应低于200mg/d。

④ 提倡膳食纤维饮食：高膳食纤维饮食可缓慢排空，改变肠运转时间。可溶性纤维在肠内形成凝胶时，可减慢葡萄糖的吸收，从而降低空腹血糖和餐后血糖，减少胰岛素释放与增高周围胰岛素受体的敏感性，加速葡萄糖代谢。目前临床上主张糖尿病患者每天高纤维饮食，每日膳食纤维的摄入量为40g左右。可在正常膳食基础上多食用富含膳食纤维的食品，如米糠、麸皮、麦糟、玉米皮、南瓜等，以利延缓肠道葡萄糖吸收以及减少血糖上升的幅度，改善糖尿病患者的葡萄糖耐量。

（3）注意维生素、微量元素供给，减少酒精和钠的摄入

① 维生素是调节生理功能不可缺少的营养素，尤其是糖尿病病情控制不好、易并发感染和酮症酸中毒的患者，更应注意维生素的补充。

a.糖尿病患者尿量较多，糖异生旺盛，致使B族维生素丢失，消耗增加，而B族维生素缺乏可导致和加重糖尿病神经病变。因此，糖尿病患者平时需多吃粗粮、干豆及绿叶蔬菜，必要时可使用维生素制剂。

b.维生素C是人体血浆中最有效的抗氧化剂，大剂量维生素C有降血糖的作用。补充维生素C可防止缺乏而引起的微血管病变，其与糖尿病发生卒中有相关关系。因此，糖尿病患者应多补充维生素C，多吃富含维生素C的食物，如柠檬汁、葡萄汁、橘子汁、木瓜、草莓、辣椒等。

c.由于胡萝卜素转变为维生素A的途径受到限制，因此糖尿病患者还需注意维生素A的补充。

d.在胰腺中发现维生素D受体和维生素D依赖性钙结合蛋白，维生素D减少可引起胰岛素分泌减少。给维生素D缺乏动物补充维生素D后可改善其营养状况，增加血清钙水平，从而增加胰岛素分泌。因此，糖尿病患者应注意补充维生素D。

e.维生素E是强氧化剂，长期补充能抑制氧化应激反应，有助于糖尿病控制，并能预防和延缓糖尿病并发症的发生。研究表明，糖尿病患者因葡萄糖和糖基化蛋白质自动氧化等可产生大量自由基，而维生素C、维生素E、β-胡萝卜素是消除积聚自由基的重要物质。

② 与糖尿病关系最密切的微量元素和矿物质为铬、锌、钙、磷、镁。

a.铬是人体不可缺少的多价微量元素，既有助于预防和延缓糖尿病的发生，还能改善糖尿病的糖耐量，降低血糖、血脂，增加胰岛素的敏感性。膳食铬的主要来源是谷类、肉类及

鱼贝类。

b.锌是人体重要的微量元素。锌不但参与胰岛素的合成，而且有稳定胰岛素结构的作用，并与胰岛素活性有关。糖尿病患者分解代谢亢进，组织中锌释放增多，从尿中排泄亦增多。多数患者锌吸收不良，应及时补充锌。膳食锌的主要来源是贝壳类海产品、红色肉类、动物内脏等食物；坚果、谷类胚芽和麦麸等食物中也富含锌。

c.糖尿病患者常伴有钙、磷代谢紊乱。糖尿病继发性骨质疏松的发生与大量钙、磷的丢失关系密切。1型糖尿病的患者有时可发生特异性骨病，出现骨骼异常和风湿样表现。因此，在治疗糖尿病时应及时补充适量的维生素 D、钙和磷。

d.人体缺镁可产生胰岛素抵抗作用，降低碳水化合物耐受性，加速动脉粥样硬化，影响血脂和血压。糖尿病患者补充镁是防止视网膜病变的有效措施。绿叶蔬菜、糙米、坚果中含有丰富的镁。

e.钠是食盐的组成元素，糖尿病患者每天钠盐的摄入低于 7.6g，伴有高血压者应低于 6g 食盐，低钠饮食有利于糖尿病的控制及预防并发症。

③酒精虽不能转化为葡萄糖，但却能产热，过量的酒精可转化为脂肪。1g 酒精可产生 7kcal 热量，如病情稳定，糖尿病患者可适量饮酒，每周 1~2 次，每次白酒不超过 80mL、啤酒不超过 680mL，并应避免空腹饮酒。

糖尿病患者食谱举例见表 4-11。

表 4-11　糖尿病患者食谱举例

餐次	食物名称	食物配料及重量
早餐	粥	粳米 50g
	蒸鸡蛋	鸡蛋 50g
	番茄	番茄 100g
早点	馒头	面粉 15g
	豆干炒白菜	豆干 50g,白菜 50g
午餐	米饭	粳米 50g
	清蒸鲈鱼	鲈鱼 100g
	油淋空心菜	空心菜 200g
	红烧冬瓜	冬瓜 200g,猪瘦肉 15g
午点	馒头	面粉 15g
	芹菜炒肉丝	芹菜 50g,猪瘦肉 20g
晚餐	米饭	粳米 50g
	韭菜肉末	韭菜 150g,猪瘦肉 50g
	凉拌黄瓜	黄瓜 150g

二、肥胖症

肥胖症是能量摄入超过能量消耗而导致体内脂肪积聚过多而达到危害程度的一种慢性代谢性疾病。

目前，肥胖在全球范围内广泛流行，在欧洲、美国和澳大利亚等发达地区，肥胖的患病率很高。欧洲中年人肥胖率为 15%~20%，美籍非洲人的肥胖率为 40%，而在澳大利亚土著居民中肥胖率甚至高达 80％。近年来，儿童少年的肥胖率也在不断增加。欧美发达国家婴幼儿肥胖率为 16％，14 岁的肥胖率为 7％～10％。

在我国，肥胖人数也日益增多，肥胖已经成为不可忽视的严重威胁国民健康的危险因素。我国成人超重率为 22.8％，肥胖率为 7.1％，估计人数分别为两亿和 6000 多万（2002年"中国居民营养与健康状况调查"资料）。大城市成人超重与肥胖率分别高达 30.0％和12.3％，儿童肥胖率为 8.1％，与 1992 年相比，超重率上升了 39％，肥胖上升了 97％。

大量观察证实，许多成人肥胖始于童年肥胖。学龄前肥胖儿童成为肥胖的危险度是非肥胖儿童的 20～26 倍，学龄肥胖儿童是非肥胖儿童的 3.9～5.6 倍。我国学者曾对北京东城区肥胖者进行了从小学时期追踪观察，共 10 年时间，结果 70％肥胖儿童 10 年后持续肥胖。因此，对于肥胖的防治应从儿童时期抓起。

1. 临床评价肥胖病的常用指标

（1）**体质指数（BMI）**

计算公式：体质指数(BMI)＝体重(kg)/身高^2(m^2)

该指标考虑了身高和体重两个因素，常用来对成人体重过低、体重超重和肥胖进行分类，且不受性别影响，并且简便、实用，但是对于某些特殊人群如运动员等，体质指数就不能准确反映超重和肥胖的程度。BMI18.5～23.9 为正常；BMI≥24 为超重；BMI≥28 为肥胖。

（2）**腰围（WC）** 用来测定腹部脂肪的分布。测量方法是：双脚分开 25～30cm，取髂前上棘和第 12 肋下缘连线的中点，水平位绕腹一周，皮尺应紧贴软组织，但不压迫，测量值精确到 0.1cm。腰围与身高无关，但与 BMI 和腰臀比紧密相关，是腹内脂肪量和总体脂的一个近似指标。

WHO 建议标准：男性＞94cm、女＞80cm 作为肥胖的标准。

（3）**腰臀比（WHR）**

① 测量方法：臀部最隆起的部位测得的身体水平周径为臀围，腰围与臀围之比称腰臀比。

② 评价标准：男性＞0.9 或女性＞0.8 可诊断为中心性肥胖，但其分界值随年龄、性别、人种不同而不同。目前有用腰围代替腰臀比来预测向心性肥胖的倾向。

（4）**标准体重**

计算公式：标准体重(kg)＝身高(cm)－105

理想体重(kg)＝[身高(cm)－100]×0.9(平田公式)

判断标准为：体重超过标准体重 10％为超重，超过 20％以上即认为是肥胖，其中超过20％～30％为轻度肥胖，超过 30％～50％为中度肥胖，超过 50％以上为重度肥胖，超过100％为病态肥胖。

（5）**皮肤皱褶厚度** 对均匀性肥胖者来说，以皮下脂肪厚度判断的肥胖程度与用体质指数判断的肥胖程度大致相同。测量皮下脂肪厚度可在一定程度上反映身体内的脂肪含量。

测量方法为：令受试者只穿背心短裤，自然站立。测量者右手持卡钳，左手捏起测量部位的皮褶（注意切莫将肌肉提捏在内），用卡钳钳住。钳头应靠近捏皮肤的手指处，相距约1cm。然后松开左手手指，读数。男性：＜10mm 为瘦；10～40mm 为中等；＞40mm 为肥胖。女性：＜20mm 为瘦；20～50mm 为中等；＞50mm 为肥胖。

2. 临床特点

肥胖症本身的症状多表现为非特异性，多数患者的症状与肥胖症的严重程度和年龄有着密切的关系。肥胖症患者的症状主要由机械性压力和代谢性紊乱两方面所引起，随着病情的发展可导致许多并发症的发生。

（1）一般表现

① 气喘：气喘是超重者的常有症状，由于肥胖常常使患者呼吸道受到机械性压迫，同时体内代谢率增加也使患者需要增加氧气的吸入，排出更多的二氧化碳，因此肥胖患者就像负重行走一样，患者走路往往感觉呼吸困难、气喘吁吁。另外，肥胖可加重患者原有呼吸系统疾病的症状，容易引起呼吸道感染，特别是手术后感染机会明显增多。

② 关节痛：肥胖患者常常都有关节痛的症状。引起关节痛的原因主要是机械性损伤、进行性关节损害及其症状加重引起的。超重患者多出现双手的骨关节病，而肥胖患者多伴有痛风症状。

（2）内分泌代谢紊乱　脂肪细胞不仅仅是机体贮存能量的地方，还可作为某些激素生成的场所，也可作为许多激素的靶细胞。因此，由于肥胖使患者脂肪细胞的激素作用发生了改变，使得腹内脂肪堆积更多。

① 高胰岛素血症：由于肥胖可使体内胰岛素作用下降，患者常出现高胰岛素血症，特别是腹部脂肪量明显增加的患者症状明显。

② 对生殖激素分泌的影响：肥胖患者性激素分泌作用改变明显。由于体内脂肪过多，特别是腹部脂肪过多而引起机体排卵功能障碍、雄激素明显增多，因此女性肥胖患者常可出现月经紊乱甚至停经的现象。肥胖也可引起机体雌激素显著增加，故青春前期的肥胖女孩月经初潮的时间提前。男性肥胖患者由于体内雄激素分泌明显减少而雌激素显著增多，脸皮变得细腻，可出现性欲下降或阳痿症状。

（3）消化系统的表现　肥胖患者往往食欲很好，进食量大，多可出现便秘、腹胀等消化系统症状。不少肥胖患者可伴有不同程度的脂肪肝，也可出现胆囊炎和胆石症。

（4）肥胖症并发症

① 肥胖性心肺功能不全综合征：肥胖者由于机体组织的增加，呼吸的负载也增加，换气困难，体内二氧化碳潴留，可引起嗜睡症。二氧化碳在这种情况下起麻醉的作用，可导致患者在睡眠中正常呼吸暂停，从而加重二氧化碳潴留。重度肥胖患者呼吸功能不全，可使呼吸耗氧增加，加重了缺氧症状。

肥胖患者由于胸腔阻力增加，静脉回流受阻，静脉压升高，而出现右心功能不全综合征，如颈静脉怒张、肺动脉高压、肝大、水肿等。

肥胖者血液循环量增加、心排血量与心搏量增加，也会加重左心负荷，造成高搏出量心力衰竭，而导致肥胖性心肺功能不全综合征。

② 睡眠呼吸暂停综合征：该综合征与肥胖病的气喘有关，发病隐匿，有时可能危及生命。该合并症的特点为睡眠中阵发性呼吸暂停，往往由其他人首先发现。肥胖患者如常常出现打鼾、睡眠质量差、醒后不能恢复精神的症状，提示可能患有这种综合征。病情严重时，由于较易发生低氧性心律失常，常可导致患者死亡。

③ 心血管疾病：重度肥胖患者由于脂肪组织增加，心排血量和心肌负担都相应加大，静脉回流受阻，静脉压和肺动脉压增高而使心脏长期负荷过重，出现心力衰竭。

④ 糖尿病：肥胖患者体内胰岛素受体异常，葡萄糖代谢异常，患者胰岛素的浓度往往

是正常人的 2～3 倍。因此，肥胖妇女发生糖尿病的危险是正常妇女的 40 多倍。

⑤ 胆囊疾病：肥胖症是胆石症的一个危险因素，肥胖者发生胆石症的危险性是非肥胖者的 3～4 倍。发生胆石症的相对危险随体质指数增加而增加。肥胖者胆汁内胆固醇过饱和、胆囊收缩功能下降是胆石症形成的因素。此外，急慢性胆囊炎也在肥胖者中多见。

3. 治疗原则

控制食物摄入和坚持体育锻炼是目前治疗肥胖的有效方法。肥胖患者必须要有一个长期减肥计划，改变原有的不合理的饮食习惯，长期控制食物进食量，同时积极进行体育锻炼，增加机体热量的消耗，以改变患者体内热量积蓄过多的现象，达到减肥的目的。但肥胖患者在控制膳食热量摄入的同时，应注意保证机体蛋白质和其他各种营养素需要，使机体摄入的热量小于消耗的热量，并持之以恒，使体重逐渐降低，接近理想体重，以达到减轻体重的目的。

4. 营养治疗

(1) 限制膳食总热量　肥胖患者应逐步减少膳食摄入总量，使机体逐步适应这种状况。患者不能在短时间内骤然减少热量摄入，以防止患者出现不适症状。同时，肥胖患者应坚持适宜的体育锻炼，以增加机体的热量消耗。应按照肥胖程度来制定减肥计划，轻度肥胖患者体重每月减轻 0.5～1.0kg 为宜，中度以上肥胖患者体重每月减轻 2.0～4.0kg 较为合适。以限制膳食总热量来治疗肥胖可分为下列 3 种疗法。

① 节食疗法：每天摄入的热量在 5020～7530kJ（1200～1800kcal），其中脂肪占总能量的 20%、蛋白质 20%～25%、碳水化合物 55%。适合轻度肥胖患者。

② 低能量疗法：每天摄入的热量在 2510～4150kJ（600～1000kcal）。如果患者每天减少热量摄入 500～700kcal，则需要 4～10 天时间达到治疗要求。

③ 极低能量疗法：每天摄入的能量控制在 2510kJ（600kcal）以下则称为极低能量疗法，也称为半饥饿疗法。

极低能量疗法不是肥胖膳食治疗的首选方法，而仅仅适用于节食疗法治疗不能奏效的肥胖患者或顽固性肥胖患者，而不适用于生长发育期的儿童、孕妇以及患有重要器官功能障碍的患者。极低能量疗法的治疗时间通常为 4 周，最长不超过 8 周。在医生的密切观察下接受治疗，不可在门诊或患者自己在家中进行。在执行极低能量疗法之前，需要进行 2～4 周的临床观察，在此期间确认使用极低能量疗法的必要性、可行性以及进行健康检查，然后转入极低能量疗法。

根据以往的研究结果，极低能量疗法在 1 周内男性患者可减重 1.5～2.0kg，女性患者可减重 1.0～1.5kg，1 个月可减重 7～10kg。在开始治疗前 2 周，减重效果比较明显，此后减重的速度逐渐减慢。在治疗的前 2 周，主要丢失的是水分和瘦体组织，出现负氮平衡在 3～4 周以后，负氮平衡逐渐恢复。

如果在治疗开始后 4 周，氮平衡为负氮平衡，并且白蛋白、视黄醇结合蛋白在正常值的下限以下，则应考虑停止使用极低能量疗法。如果在治疗过程中出现进行性的贫血、肝功能异常、严重的电解质紊乱特别是低钙血症、心律失常等症状，应及早停止极低能量疗法。

极低能量疗法的不良反应有较重的饥饿感、头痛、乏力、恶心、呕吐、腹痛、腹泻、注意力不集中等，但是这些症状在治疗开始 1 周以后便逐渐缓解。

在极低能量疗法停止以后，不可直接恢复到正常膳食，因为这样会突然加重肾脏负担，造成肾功能损害。可采用节食疗法继续进行减肥治疗，节食疗法可进行 6～8 周，在此期间体重可有反弹，但不会超过极低能量疗法之前的体重。

极低能量疗法在短期内的减肥效果是很明显的，但是在治疗后的 1～2 年，半数以上的患者出现体重大幅度的反弹，这是极低能量疗法的最大缺点。

（2）适当的营养素供给比例

① 供能营养素的热量比例：肥胖营养治疗的三大营养素分配原则是蛋白质占总热量的 25%，脂肪占 15%，碳水化合物占 60%。在低能量疗法中，蛋白质摄入不宜过高。如果蛋白质摄入过多会导致肝肾功能损伤。采用低能量疗法中度以上肥胖患者，在蛋白质的选择中，动物性蛋白质可占总蛋白质的 50% 左右，蛋白质提供的热量占膳食总热量的 20%～30%。

肥胖患者要控制膳食总热量的摄入，应限制脂肪供给，特别是限制动物脂肪。肥胖患者的烹调油应选择橄榄油、茶油、葵花子油、玉米油、花生油、豆油等。

② 保证维生素和矿物质的供给：肥胖患者在进行营养治疗时，往往因为膳食总量摄入减少而导致维生素和矿物质供给不足，肥胖患者体内容易出现维生素 B_1、维生素 B_2、烟酸、钙、铁等缺乏，因此患者必须注意合理选择食物和搭配膳食，如多吃新鲜蔬菜、水果、豆类等食品，每天饮用牛奶。如果肥胖患者有明显的维生素和矿物质营养素缺乏症状，可在医生的指导下，适量服用多种维生素和矿物质制剂。

③ 增加膳食纤维摄入：肥胖患者常会有便秘的症状，适当增加膳食纤维的摄入不仅有助于缓解便秘症状，还可以减少机体对脂肪和糖的吸收。

（3）戒酒　肥胖患者在进行营养治疗时，最好不要饮酒，酒类主要成分为乙醇，1mL 乙醇可提供能量 29.3kJ（7kcal）。肥胖患者如不注意控制饮酒，常常导致减肥失败。

（4）改变不良的饮食习惯　肥胖患者常常会有许多不良的饮食习惯，如不吃早餐；午餐和晚餐特别是晚餐进食过多；爱吃零食、甜食；进餐速度过快等。如果肥胖患者改变这些不良的饮食习惯，对于其自身减肥具有事半功倍的作用。

5. 其他治疗方法

（1）运动疗法　运动的作用就是增加脂肪的氧化和燃烧，肥胖患者活动量要相当大，热量消耗才明显。肥胖患者往往因为自身太胖、运动不灵活而不愿意参加体育锻炼，可选择低强度容易坚持的活动项目来进行运动疗法，如散步、骑自行车等活动，可作为肥胖患者首选的活动项目。运动疗法应和营养疗法结合起来使用，而且必须持之以恒，才能取得理想的减肥效果。

（2）药物治疗

① 食欲抑制剂

a. 传统药物硫酸反苯环丙胺是一种中枢兴奋药，抑制摄食中枢，降低食欲。成人 5～10mg/d，餐前口服。缺点是副作用明显，如失眠、不安、心率加快、血压升高等。

b. 近年采用芬氟拉明（氟苯丙胺），无中枢兴奋作用，直接刺激饱觉中枢，降低食欲，还有降血脂和血压的作用。

② 口服降糖药：口服降糖药可引起患者胃肠道反应而导致食欲抑制，并能减少或延缓胃肠道对葡萄糖的吸收，增加脂肪排泄量，从而降低体重。如肝肾功能不佳，老年人及心力衰竭患者禁用降糖药。

③ 甲状腺制剂：甲状腺制剂可提高代谢率，使脂肪分解加速而达到减轻体重的作用。

④ 脂肪酶抑制：脂肪酶抑制甘油三酯的水解，减少单酸甘油三酯和游离脂肪酸的吸收，

从而降低体重。该减肥方法对具有遗传倾向的肥胖患者治疗效果较好。成人剂量为 $80\sim$ 120mg/d，每日 3 次口服，长期服用没有明显副作用。

⑤ 中药：大黄、番泻叶等轻泻药。防风通圣丸、防己黄芪丸等中成药都可用于肥胖症的治疗。

(3) 心理治疗　部分肥胖儿童由于常常受到排斥和嘲笑，因而自卑感强，性格逐渐变得内向抑郁，从而不愿参加集体活动，抑郁寡欢，不愿活动，这些行为、心理方面的异常又常常以进食得到安慰。适当的心理治疗可以改变这种习惯，从而保持正常体重。

(4) 外科手术治疗　各种方法治疗肥胖症失效后，在必要的条件下，求助外科手术，治疗肥胖。

① 将肠道缩短：通过切除手术，将肥胖患者的小肠缩短，减少小肠吸收营养素的面积，降低机体对热量的吸收而达到减肥的目的。

② 缩小胃的容积：通过切除 1/3 胃的手术，将胃的容量缩小，限制肥胖患者的进食量，从而达到减肥的目的。

③ 去脂肪术：可以根据患者的肥胖程度和肥胖特点，选择采用局部或全身性脂肪抽吸术或脂肪分离术。

a.脂肪抽吸术：是根据脂肪组织密度小、质地比较疏松的特点而设计的一种手术方法，比较受美容者的青睐。手术时医生先在患者欲消除脂肪部位的皮肤上切一个小口，然后将一根尾端连接在吸引器上、直径 $10\sim15cm$、外壁有多个吸槽的不锈钢管（吸刮器）插入到患者皮下脂肪层内，然后启动吸引器，利用负压的原理将脂肪组织吸出体外。有报道说，施行这类手术时，一次可以抽吸出 $700\sim2000mL$ 的脂肪组织。

b.脂肪分离术：是将患者欲消除脂肪部位的皮肤切开、掀起，然后把皮下脂肪层内的脂肪组织分离出来并给予切除，由于皮下脂肪层脂肪切除后，患者原来紧绷的皮肤和组织会变得比较松弛，因此在缝合皮肤的时候常常同时需要切除一部分多余的皮肤组织。与脂肪抽吸术相比，脂肪分离手术难度较大，对患者造成的创伤也比较重。

三、痛风

痛风是由于嘌呤代谢障碍和（或）尿酸排泄减少，使其代谢产物尿酸在血液中积聚，因血浆尿酸浓度超过饱和限度而引起组织损伤的一组疾病。嘌呤是核蛋白代谢的中间产物，而尿酸是嘌呤代谢的最终产物。根据发病原因可将痛风分为原发性痛风和继发性痛风。

原发性痛风是由先天性或特发性嘌呤代谢紊乱引起。原发性痛风患者中，$10\%\sim25\%$ 有痛风家族史，而痛风患者近亲中发现有 $15\%\sim25\%$ 患高尿酸血症。原发性痛风大部分发病年龄在 40 岁以上，多见于中老年人；男性占 95%，女性只占 5%，在更年期后发病，常有家族遗传史。在原发性高尿酸血症和痛风患者中 90% 是由于尿酸排泄减少，尿酸生成一般正常。

继发性痛风是由慢性肾脏病、血液病、内分泌疾病以及药物引起。继发于其他先天性代谢紊乱疾病，如糖原贮积症。

随着我国经济快速持续增长，人群中痛风的发病率呈上升趋势。

1. 临床特点

根据痛风病情发展的特点，可将痛风病程分为以下四个阶段。

(1) 无症状性高尿酸血症期　仅有尿酸持续或波动性增高。从尿酸增高到症状出现时间可长达数年至几十年，有些人终生不出现症状。但随着年龄的增大，一般最终有 5%～12% 高尿酸血症的患者在高尿酸血症后 20～40 年发展为痛风。

(2) 急性痛风关节炎　典型的痛风首次发作常在夜间，患者因为突然脚趾疼痛而惊醒。疼痛持续 1～2 天，如刀割或咬噬样疼痛。最常侵犯的部位是第一足趾，其次顺序为足背、足跟、膝、腕、指、肘等关节，关节周围及软组织出现明显红、肿、热、痛。关节活动受限，可有发热、白细胞增高、血沉增快（容易被误诊为蜂窝织炎或丹毒）。一般在 3 天或几周后可自然缓解。此时受累关节局部皮肤可出现脱屑和瘙痒的症状。

(3) 间歇期　在两次发作之间是间歇期，多数患者第二次发作是在 6 个月至 2 年之内，个别患者则无第二次发作。未经有效治疗的患者，发作频率增加，间歇期缩短，症状逐渐加重，炎症持续时间延长，受累关节部位增加。部分患者第一次发作直接进入亚急性期和慢性期而没有缓解期。

(4) 慢性期　主要表现为慢性关节炎、痛风性肾炎、尿路感染以及痛风石。由于尿酸沉淀于结缔组织而逐渐形成痛风石，是痛风的特征性病变。痛风发作 10 年后约 50% 的患者有痛风石，以后逐渐增多。体表初次发生的痛风石表面呈黄白色，质地中等，一般没有明显的压痛和波动感。痛风石小的只有数毫米，如沙粒，称痛风沙粒。随着病情的进展，痛风石可逐渐增大，可如鸡蛋或有更大的痛风结节累积赘生。数目可从最初 1～2 个增加到十几个以上，并累及多个部位，国内报道痛风石最多的一例达 500 多个。

痛风石可发生在许多部位，甚至可累及心脏，典型部位在耳轮、足趾、手指、腕、膝、肘等。它们直接侵犯关节及肌腱而使关节运动受限，造成肢体畸形和功能障碍。一般而言，不经过治疗的痛风石不会自然消失，只会随疾病的迁延而逐渐增多、增大。经积极治疗使血尿酸长期控制在正常范围内，痛风石可以消退。

2. 治疗原则

通过饮食和药物治疗改善体内嘌呤代谢，降低体内血尿酸的水平，控制痛风患者病情的发展。对于原发性痛风患者，如处在痛风急性发作期，患者要尽快进行治疗，控制急性痛风性关节炎的症状，减轻患者的痛苦。饮食上减少富含嘌呤的食物摄入，降低体内尿酸的形成，用一切治疗方法促使体内尿酸排出。对于继发性痛风患者，要查寻清楚病因，对症治疗。

3. 营养治疗

(1) 急性痛风症营养治疗

① 限制嘌呤饮食：正常嘌呤的摄入量为 600～1000mg/d。在急性期，患者应选择低嘌呤食物，每天嘌呤摄入量严格限制在 150mg 以下。在发病头 3 天内，选用基本不含嘌呤或含嘌呤很少的食物，对于尽快终止急性痛风性关节炎发作，加强药物疗效都是有利的。在急性发作期，患者宜选用第一类含嘌呤少的食物，以牛奶及其制品、蛋类、蔬菜、水果、细粮为主。

② 限制总热量，保持适宜体重：大多数痛风患者体重都超过正常体重，需要减肥。患者应适当控制膳食总热量摄入，每天比正常人减少 10%～15%，膳食总热量以 6.28～7.32MJ（1500～1750kcal）为宜，以达到理想体重，最好低于理想体重 10%～15%。对肥胖患者要有减肥措施，但不宜减得太猛，因突然减少热量摄入会导致酮血症。另外，酮体与尿酸竞相排出，使尿酸排出减少，反而促使痛风发作。痛风患者应避免饥饿性酮症的发生及剧烈运动。

③ 适量蛋白质的摄入：高蛋白饮食可导致内源性嘌呤合成增高，有可能增加尿酸的前体物质，蛋白质摄入量按 0.8～1.0g/(kg·d) 或 50～70g/d。因为合成嘌呤核苷酸需要氨基酸作为原料，高蛋白食物可过量提供氨基酸，使嘌呤合成增加，尿酸生成也多，高蛋白饮食可能诱发痛风发作。牛奶和鸡蛋不含核蛋白，可作为痛风患者主要蛋白质来源。患者也可补充植物蛋白。

④ 限制脂肪饮食：痛风患者大多有高脂血症，宜采用低脂肪饮食，而且摄入高脂食物可使尿酸排泄减少，而血尿酸增高，每日摄入量在 40～50g。

⑤ 多食碱性食物：当体内 pH 在 5.0 时，每升只能溶解尿酸盐 60mg；pH 在 6.0 时，尿酸盐可有 220mg 溶解；pH 在 6.6 时，几乎所有的尿酸盐都处在溶解状态。研究发现，大部分痛风患者尿液的 pH 较低，尿酸过饱和易出现肾结石。

尿酸在碱性环境中容易溶解，蔬菜和水果是碱性食物，痛风患者应多吃各种蔬菜和水果，如白菜、包心菜、菜花、冬瓜、海带、紫菜、西瓜、苹果、梨等，也可摄入一些硬果类食物，如花生、杏仁、核桃等。西瓜与冬瓜不仅是碱性食物，还有利尿作用，有助于痛风治疗。

动物性食物大多是酸性食物，只有牛奶是碱性食物。

⑥ 保证维生素和无机盐摄入：维生素供应要充足，特别是 B 族维生素和维生素 C，它们能使体内堆积的尿酸盐溶解，有利于尿酸排出。如果痛风患者伴有高血脂和高血压，应该注意控制食盐的摄入量，每天以 2～5g 为宜。

⑦ 补充充足的水分：充足水的摄入可促进体内尿酸溶解，有利于尿酸排出，预防尿酸肾结石，延缓病情发展。患者每日应饮水 2000mL 以上，折合 8～10 杯清水，患者如出现肾结石时补液量最好能达到 3000mL。为了防止夜尿浓缩，夜间亦应补充水分。患者可通过多喝饮料来补充水分，饮料以白开水、淡茶水、矿泉水、鲜果汁、菜汁等为宜。同时建议患者每天洗一个热水浴，亦可帮助促进体内尿酸排泄。

⑧ 禁酒：酒中主要成分是乙醇，乙醇能造成体内乳酸堆积，而乳酸对尿酸排泄有竞争性抑制作用，在过量饮酒时，可使血尿酸增高。经常饮酒，可促使嘌呤合成，而导致高尿酸血症。饮酒过多，会促使体内脂肪酸合成增加，提高甘油三酯水平。啤酒本身也含有大量嘌呤，可引起患者血尿酸浓度增高。酗酒与饥饿常为急性痛风发作的诱因，应严格限制饮酒，禁止使用辛辣调味品。

(2) 缓解期营养治疗　患者可适量选嘌呤含量中等的第二大类食物，如肉类食用量每日不超过 120g，尤其不要集中一餐中进食过多。患者应保持理想体重，多饮水，控制食盐的摄入量。

(3) 慢性关节炎期营养治疗　患者每周 5 天采用低嘌呤饮食，每天嘌呤摄入在 100～150mg，另 2 天采用不含嘌呤或嘌呤量很少的食物。患者应注意食物的摄入总量，将体重降低到理想范围，多吃牛奶与鸡蛋，限制脂肪摄入，多饮水，避免过度饥饿。烹调食物时，注意少用辛辣的调味品，食盐要少放，食物以清淡为主。

(4) 建立良好的饮食习惯　暴饮暴食或一餐中进食大量肉类常是痛风性关节炎急性发作的诱因，要定时定量，也可少食多餐。注意食物的烹调方法，多用蒸煮的方法，少用刺激性调味品，肉类煮后将汤滤去可减少嘌呤摄入量。

(5) 合理运动　痛风患者通过合理运动，不仅能增强体质、增强机体防御能力，而且对减缓关节疼痛、防止关节挛缩及肌肉失用性萎缩大有益处。然而，无论是体力活动还是运动锻炼，都必须讲究科学，应该注意以下三点。

① 不宜剧烈活动：一般不主张痛风患者参加剧烈运动或长时间体力劳动，例如打球、跳跃、跑步、爬山、长途步行、旅游等。这些剧烈、量大、时间长的运动可使患者出汗增加，血容量、肾血流量减少，尿酸、肌酸等排泄减少，出现一过性高尿酸血症。另外，剧烈运动后体内乳酸增加，会抑制肾小管排泄尿酸，可暂时升高血尿酸。因此，痛风患者要避免剧烈运动和长时间的体力活动。

② 坚持合理的运动方法：痛风患者不宜剧烈活动，但可以选择一些简单运动，如散步、匀速步行、打太极拳、跳健身操、练气功、骑车及游泳等，其中以步行、骑车及游泳最为适宜。这些运动的活动量较为适中，时间较易把握，只要合理分配体力，可以既起到锻炼身体之目的，又能防止高尿酸血症。患者在运动过程中，要做到从小运动量开始，循序渐进，关键在于坚持不懈；要注意运动中的休息，如果总共安排 1h 的运动锻炼，那么，每活动 15min 即应停下来休息 1 次，并喝水补充体内水分，休息 5~10min 后再度活动 15~20min，这样 1h 内可分为三个阶段进行。避免运动量过大和时间过长是一种合理的运动安排。

③ 运动与饮食结合起来：单纯运动锻炼并不能有效降低血尿酸，但与饮食保健结合起来则会显著降低血尿酸浓度，从而起到预防痛风发作、延缓病情进展的作用。

养成良好的饮食习惯和生活方式，有劳有逸，避免精神紧张，再加以积极的运动锻炼，不仅可稳定患者病情，还可极大提高患者生活质量，是最主动的防治措施。

（6）食物选择 根据食物中嘌呤含量将食物分为以下四类。

第一类：嘌呤含量很少或不含嘌呤食物，每 100g 含量＜50mg。

① 谷薯类：大米、小米、糯米、糙米、大麦、小麦、麦片、面粉、米粉、玉米、挂面、面条、面包、馒头、白薯、土豆、芋头。

② 蔬菜类：白菜、卷心菜、青菜叶、空心菜、芥菜、芹菜、菠菜、茼蒿、韭菜、黄瓜、苦瓜、冬瓜、南瓜、丝瓜、西葫芦、菜花、茄子、豆芽菜、青椒、胡萝卜、萝卜、番茄、洋葱、泡菜、咸菜、姜、蒜、葱、荸荠。

③ 水果类：橙、桃、苹果、梨、西瓜、哈密瓜、香蕉。

④ 乳类：牛奶、奶粉、炼乳、酸奶。

⑤ 硬果类：瓜子、杏仁、栗子、莲子、花生、核桃仁。

⑥其他：鸡蛋、鸭蛋、皮蛋、茶、咖啡、巧克力、可可、油脂（限量使用）、猪血、猪皮、海参、海蜇皮、海藻、花生酱、枸杞子、大枣、葡萄干、木耳、蜂蜜、苹果汁、糖浆、果干、果酱。

第二类：含嘌呤较少食物，每 100g 含 50~75mg。

米糠、麦麸、绿豆、红豆、花豆、豌豆、豆腐干、豆腐、青豆、黑豆、青鱼、鲑鱼、白鱼、金枪鱼、龙虾、螃蟹、火腿。

第三类：含嘌呤较高食物，每 100g 含 75~150mg。

猪肉、牛肉、小牛肉、鸡肉、鸡肫、羊肉、兔肉、鸭、鹅、鸽、火鸡、牛舌、鲤鱼、草鱼、鳝鱼、大比目鱼、鱼丸、乌贼、虾。

第四类：含嘌呤高的食物，每 100g 含 150~1000mg。

猪肝、牛肝、牛肾、猪小肠、脑、胰脏、白带鱼、白鲸鱼、沙丁鱼、凤尾鱼、鲢鱼、鲭鱼、小鱼干、牡蛎、蛤蜊、浓肉汁、浓鸡汤及肉汤、火锅汤、酵母粉。

（7）低嘌呤参考食谱

早餐：花卷 50g，牛奶 250g，拌土豆丝 120g。

加餐：香蕉 150g。

午餐：大米 150g，番茄鸡蛋（番茄 120g，鸡蛋 50g），肉丝圆白菜（圆白菜 120g，瘦猪肉 55g）。

加餐：苹果 150g。

晚餐：馒头 50g，大米粥 50g，炒素冬瓜蛋清（冬瓜 200g，蛋清 40g）。

全日烹调用油 20g，盐 4g。

总热量 7.98MJ（1909kcal），碳水化合物 321.18g（67.2％），蛋白质 63.8g（13.3％），脂肪 40.9g（19.3％），胆固醇 374.5mg，食物纤维 9.43g，嘌呤 64.4mg，钠 1281.7mg。

第十一节　内分泌疾病与营养

一、甲状腺功能亢进症

甲状腺功能亢进症（简称甲亢）是指各种原因导致甲状腺功能增高、分泌激素增多或因甲状腺素在血循环中的水平增高所致的一组内分泌疾病。

本病起病缓慢，多为女性，男女比例为 1：（4～6），以 20～40 岁人群多见。临床上多表现为高代谢症候群、甲状腺肿大和伴有不同程度的突眼症。

1. 临床特点

本病起病缓慢，少数患者在精神刺激后可急剧发病。患者神经过敏，易激动，舌和双手平伸试验有细震颤，失眠，焦虑，多疑，思想不集中。患者可出现怕热、多汗、皮肤温暖湿润症状，患者也常出现低热、心悸、食欲亢进、体重下降的现象，患者易发生乏力，工作效率低。患者的甲状腺可呈弥漫性对称性肿大，质软，吞咽时上下移动，并呈现双眼突出。患者心率加快，皮肤可出现紫癜，有贫血症状。女性患者可出现月经减少、经闭的现象；男性患者则出现阳痿，少数可出现乳房发育。

2. 治疗原则

除药物治疗外，通过高热量、高蛋白、高维生素及钙、磷的补充，纠正患者因代谢亢进而引起的消耗，改善全身营养状况，防止营养不良的发生。食物应清淡、易消化，饮食有规律，避免暴饮暴食，注意饮食卫生。

3. 营养治疗

（1）充分保证能量供给　每天给予患者充足的碳水化合物，能够纠正过度的能量消耗，防止体重继续下降，努力增加体重。患者每天能量供给可达到 12552～14644kJ（3000～3500kcal），比正常人增加 50％～70％，以满足过量的甲状腺素分泌引起的代谢率增加。

（2）保证蛋白质供给　患者由于甲状腺功能亢进，机体极易出现负氮平衡，需增加蛋白质的供给，患者每日蛋白质的摄入量应在 1.5g/kg 以上，蛋白质摄入总量在每日 100g 或更高，并保证优质蛋白质的摄入量占总量的 1/3 左右。

（3）增加碳水化合物摄入和适量摄入脂肪　增加碳水化合物供给以满足机体对能量的需要，能起节约蛋白质的作用，碳水化合物通常占总能量的 60％～70％。脂肪的供给量与正常人相同。

（4）充足的维生素供给　由于高代谢消耗能量而消耗大量的酶，患者体内多种水溶性维生素容易缺乏，尤其是 B 族维生素。维生素 D 是保证肠钙、磷吸收的主要物质，应保证其充足供给。同时患者要注意补充维生素 A 和维生素 C。因此，患者应多食动物肝脏、新鲜绿叶蔬菜，必要时补充维生素类制剂。

（5）适当的钙、磷摄入　为了防止骨质疏松症及其并发的病理性骨折，患者应适量增加钙、磷的摄入，特别是对于症状长期不能控制和老年甲状腺功能亢进症患者。

（6）适当增加餐次　由于每日能量供给量增加，为了避免一次性摄入过多的食物，患者应适当增加餐次，在每日三餐外，还可以在两餐间增加点心或富含营养素的食物，以改善机体的代谢紊乱现象。

（7）增加水的摄入量　患者由于出汗较多，应多饮水以补充身体丢失的水分。患者每日饮水量应在 3000mL 以上。

（8）忌用含碘高的食物和药物　碘是合成甲状腺素的原料，患者摄入大量的碘可加速甲状腺激素的合成，从而诱发甲状腺功能亢进症，或使甲状腺功能亢进症症状加剧，因此患者应忌用含碘量高的食物和含碘药物，对各种含碘的对比剂也应慎用。含碘量高的食物有海带、海鱼、海虾、紫菜等海产品和发菜。患者应禁食具强烈刺激性的食物，如浓咖啡、浓茶、白酒。患者应少食辛辣食品，如辣椒、葱、姜、蒜等，最好戒烟。牡蛎、昆布、海藻、丹参等中药材患者也应忌用。

4. 食谱举例

早餐：米粥（大米 50g），面包（富强粉 110g），白糖发糕（白糖 5g、面粉 50g）。

中餐：肉片豆干炒芹菜（肉片 50g、芹菜 100g、豆腐干 50g），鸡丝豆芽汤（鸡肉 40g、豆芽 50g），米饭（大米 150g）。

下午：苹果 1 个（200g）。

晚餐：猪肉烧黄豆（猪肉 50g、黄豆 25g），木耳白菜（木耳 50g、白菜 150g），米饭（大米 150g）。

睡前：牛奶 250g。

全天烹调用油 40g。

合计：蛋白质 88g，脂肪 60g，碳水化合物 464g，总热量 3048kcal。

二、甲状腺功能减退症

甲状腺功能减退症（简称甲减）是由于甲状腺激素合成或分泌不足而导致的机体代谢率降低为主要临床表现的全身性疾病。根据发病年龄、病理生理改变的不同，又将本病分为呆小病、幼年型和成年型三类。功能减退始于胎儿期或新生儿期，称为呆小症；始于发育期或儿童期，称为幼年型甲状腺功能减退症；始于成年期，称为甲状腺功能减退症。幼年型、成年型病情严重时可表现为黏液性水肿。甲状腺功能减退症按其病因分为原发性甲状腺功能减退症、继发性甲状腺功能减退症及周围性甲状腺功能减退症三类，临床上以原发性甲状腺功能减退症为常见。本病临床上并不少见，各年龄人群均可发病，以中老年妇女多见，男女患病之比为 1∶10。

1. 临床特点

起病隐匿，病程发展缓慢，可长达十多年之久。患者早期有乏力、畏寒、少汗、食欲不佳、记忆力下降、月经紊乱等症状，随着病情发展可出现嗜睡、腹胀、便秘、反应迟钝和体重增加现象。患者可出现皮肤干燥，毛发干枯、稀少、易脱落。患者体温低，心率减慢，心脏扩大，可见掌心发黄。半数患者有胃酸缺乏，导致恶性贫血与缺铁性贫血。女性月经过多，久病闭经，不育症；男性阳痿，性欲减退。严重时患者可出现痴呆、木僵和黏液性水肿昏迷。患有呆小症的儿童可表现为发音低哑，表情呆滞，颜面苍白，眶周水肿，眼距增宽，鼻梁扁塌，唇厚流涎，舌大外伸，四肢粗短，鸭步。幼年型甲状腺功能减退症的儿童可出现身材矮小、智力低下、性发育延迟的现象。

2. 治疗原则

应首先内科治疗，补充一定量的甲状腺激素，药物剂量不宜过大。给予一定量的碘和忌用可能导致甲状腺肿大的食物，保证蛋白质供给，改善和纠正甲状腺功能。

3. 营养治疗

（1）保证蛋白质供给　患者由于体内分泌消化液的功能受到影响，对蛋白质的吸收率下降，因此应增加蛋白质的摄入量。患者每日蛋白质的摄入量应在 1.5g/kg 以上，蛋白质摄入总量在每日 100g 或更高，并保证优质蛋白质的摄入量占总量的 1/3 左右。

（2）限制富含脂肪和胆固醇的食物摄入　甲状腺功能减退症患者由于体内脂肪代谢发生紊乱，常伴有高脂血症，因此患者应限制富含脂肪和胆固醇的食物摄入。患者每日摄入脂肪应占总热量的 20% 以下，胆固醇的摄入量应控制在 200mg 以下。患者应限制高脂肪类的食物摄入，如肥肉、五花肉、奶酪、火腿、动物油等食物。患者对富含胆固醇的食物如奶油、动物脑、鱼子和动物内脏等食物应限制食用。

（3）补充富含铁的食物　甲状腺功能低下可使患者骨髓造血功能降低、铁吸收发生障碍，导致患者出现贫血的症状。因此，患者应补充富含铁的食物，如动物全血、鱼肉、畜肉、禽肉、动物肝脏等动物性食物。

（4）补充适量碘　由于碘的摄入不足导致的甲状腺功能减退症，患者可通过碘盐、加碘面包来补充碘，也可选用适量的海带、紫菜来补充碘。患者食用量一定不可过多，如长期食用碘化物或碘有机物质，也可发生碘化物过高导致的甲状腺功能亢进。

（5）忌用食物　芥菜、萝卜、大豆、花菜、油菜、木薯、核桃等食物中含有少量致甲状腺肿物质，这种物质会干扰甲状腺对碘的吸收利用，产生致甲状腺肿的作用。因此，甲状腺肿患者应当忌吃这些蔬菜。患者在食用含碘食物时，忌同时食用卷心菜，因卷心菜含有有机氰化物，会抑制碘的吸收。

三、骨质疏松症

骨质疏松症是由各种原因引起的一组骨病，其特点为单位体积内骨组织量减少，但存在的骨组织有正常的钙化，致使骨的脆性及骨折危险性增加的全身性骨骼疾病。

据国际骨质疏松症基金会与世界健康组织有关统计，在欧盟每 30s 即有一例由于骨质疏松症而骨折的事情发生。骨质疏松性骨折医疗费用耗资巨大，欧洲和美国每年为治疗 230 万骨质疏松骨折的直接医疗费为 270 万美元。随着亚洲、非洲、南美洲老年人的增多，今后 50 年中，75% 的髋骨骨折将出现在发展中国家。随着我国社会老龄化趋势的加深，骨质疏松症正严重威胁着中老年人的身体健康。目前我国已是世界上拥有骨质疏松症患者最多的国家，约有患者 9000 万，约占总人口的 7%。在我国每 14 人中就有 1 人患有不同程度的骨质疏松，而且年龄越大，患病概率越高，其中 50～60 岁人群的发病率是 21%，60～70 岁人群发病率是 58%，而 70～80 岁人群的发病率几乎为 100%。

据研究发现，骨质疏松症的发病率随年龄的增长而增加。人在 35 岁以前，骨代谢非常旺盛，摄入机体的钙很快被吸收进入骨骼中沉淀，骨骼生成迅速，骨钙含量高，骨骼最为强壮。由于成骨细胞的作用，在此期间骨形成大于骨丢失。40 岁以后，由于胃肠道功能逐渐减退，钙的吸收减少而流失增加，体内的钙呈负平衡。45 岁以后，每 10 年骨骼脱钙率为 3%。如果在 35 岁以前让骨骼尽量储存更多的钙，对预防和减轻骨质疏松症具有重要意义。

1. 临床特点

（1）疼痛　原发性骨质疏松症最常见的症状以腰背痛多见，占疼痛患者中的 70%～80%。疼痛沿脊柱向两侧扩散，仰卧或坐位时疼痛减轻，直立时后伸或久立、久坐时疼痛加剧，日间疼痛轻，夜间和清晨醒来时加重，弯腰、肌肉运动、咳嗽、大便用力时加重。一般骨量丢失 12% 以上时即可出现骨痛。

（2）骨折　这是退行性骨质疏松症最常见和最严重的并发症，它不仅增加患者的痛苦，加重经济负担，还严重限制患者活动，甚至缩短寿命。

（3）身长缩短、驼背　多在疼痛后出现。脊椎椎体前部几乎为松质骨组成，而且此部位是身体的支柱，负重量大，尤其第 11、第 12 胸椎及第 3 腰椎，负荷量更大，容易压缩变形，使脊椎前倾，背曲加剧，形成驼背，随着年龄增长，骨质疏松加重，驼背曲度加大，致使膝关节痉挛显著。每人有 24 节椎体，正常人每一椎体高度约 2cm，老年人骨质疏松时椎体压缩，每椎体缩短 2mm 左右，身长平均缩短 3～6cm。

（4）呼吸功能下降　胸椎、腰椎压缩性骨折，脊椎后弯，胸廓畸形，可使肺活量和最大换气量显著减少，肺上叶前区小叶型肺气肿发生率可高达 40%。老年人多数有不同程度肺气肿，肺功能随着增龄而下降，若再加上骨质疏松症所致胸廓畸形，患者往往可出现胸闷、气短、呼吸困难等症状。

2. 治疗原则

骨质疏松的预防比治疗更为重要。患者椎体一旦发生骨折，立即平卧硬板床休息。注意压疮护理，疼痛过于剧烈时可以用些止痛药。疼痛消失后即应开始锻炼，并逐日增加活动量。可适当补充雌激素进行治疗，但治疗时间不宜过长。患者通过饮食补充钙、维生素 D 及其他相关营养素，预防或治疗骨质疏松症。

3. 营养治疗

（1）供应充足的钙　成人每日需要从食物中摄入 800mg 钙，老年人和更年期后的妇女每天需要摄入的钙应更高一些，以 1000～1500mg 为宜。患者要常吃含钙量丰富的食物，如排骨、脆骨、虾皮、海带、发菜、木耳、柑橘、核桃仁等，还可以吃一些含胶原蛋白丰富的食物，如蹄筋、猪蹄等。如果患者饮食中钙摄入不足，可通过钙制剂来补充钙。常用的钙制剂有碳酸钙、乳酸钙、葡萄糖酸钙、枸橼酸钙等。

（2）适量蛋白质的摄入　蛋白质摄入不足可能是导致营养不良儿童出现骨骼生长迟缓和骨质量减少的重要原因。但每日蛋白质摄入量超过 100g 以上，可促进体内尿钙排出，导致负钙平衡。因此，患者要适量摄入蛋白质，可选用牛奶、鸡蛋、鱼、鸡、瘦肉、豆类及豆制品等富含优质蛋白的食物。

（3）注意补充脂溶性维生素　维生素 D 不仅可以提高骨密度，也可提高骨强度。维生素 A 对骨骼钙化有利。因此，患者应多吃富含维生素 D 和维生素 A 的食物，如牛奶、鱼类、虾蟹、蛋黄、猪肝以及深绿色、黄红色蔬菜和水果。必要时，可口服鱼肝油制剂。

（4）适量摄入磷　由于动物实验发现补充大量磷可致实验性骨质疏松症，因此患者每日从食物中摄入 1250mg 磷为宜。

（5）忌用食物和药物　患者应忌用高磷盐添加剂、动物内脏等食物，因动物内脏含磷量比钙高 20～50 倍。患者避免食用过量的茶、咖啡等刺激性物质。老年人应慎用药物，如利尿药、四环素、异烟肼、抗癌药、泼尼松等均可影响骨质的代谢。不要将含草酸多的食物（如菠菜、苋菜、莴笋）和鱼汤、骨头汤等高钙食物一起食用，以免草酸和钙结合成草酸钙而影响钙的吸收。

（6）戒烟限酒。

（7）注意烹调方法　含草酸高的菠菜、冬笋、茭白、洋葱头等，应先在沸水中焯一下后再烹调。少吃油腻煎炸食物。

4. 骨质疏松保健药膳

① 羊乳鸡蛋羹：鲜羊乳 250mL，生鸡蛋 1 个，红糖适量。将鸡蛋打入碗中搅匀，加大红糖，用煮沸的羊乳冲熟即成。可益气补阳，适用于老年骨质疏松症属肾阳虚者。

② 甲鱼补肾汤：甲鱼 1 只，枸杞子 30g，熟地黄 15g。甲鱼洗净，去肠杂、头、爪及鳖甲，切成小块，同洗净的枸杞子、熟地黄一起放入锅中，加水适量，文火炖熟即成。可补益肝肾、滋阴养血，适用于老年骨质疏松症属肝肾阴虚者。

③ 甲鱼猪髓汤：甲鱼 1 只，猪脊髓 200g，调料适量。猪脊髓洗净后放碗内。甲鱼用开水烫死后去甲、头、爪、内脏，置锅内，加水武火烧沸后，加姜、葱、胡椒粉，文火煮至将熟时，加猪脊髓，同煮至熟，放入味精。食肉饮汤。可滋阴补肾、填精益髓，适用于老年骨质疏松症属肾阴不足者，症见头昏目眩、多梦遗精、腰膝酸痛等。

④ 何首乌粥：制何首乌 30g，粳米 100g，大枣 3 枚，冰糖适量。将制何首乌放入沙锅内，加水适量，煎取浓汁，去渣备用。将粳米、大枣、冰糖放入首乌汁中，加水适量，煎煮成粥。可滋补肝肾、益气养血，适用于老年骨质疏松症，症见驼背弯腰、腰背（或腰腿）酸痛、头晕耳鸣、五心烦热、口干咽燥或足跟疼痛等症。

⑤ 枸杞子羊肾粥：枸杞子 30g，羊肾 1 只，肉苁蓉 15g，粳米 60g，盐适量。将羊肾剖开，去内筋膜，切碎，同枸杞子、粳米、肉苁蓉放入锅中，加水适量，文火煎煮，粥将成时，加入食盐调匀。可补益肝肾、滋阴壮骨，适用于老年骨质疏松症属肝肾阴虚者，症见腰脊疼痛、足膝软弱、眩晕耳鸣、五心烦热、虚烦不寐等。

⑥ 羊肉粥：精羊肉 160g，人参 5～10g（去芦头），黄芪 30g，白茯苓 30g，大枣 5 枚，粳米 80g，葱白 2 根，盐少许。羊肉切细。人参水煎取汁。黄芪、白茯苓、大枣水煎，去渣取汁，兑入人参汁内，加入羊肉及粳米煮粥，将熟时下葱白及盐少许。可温肾助阳，大补气血，适用于老年骨质疏松症者、体质羸瘦者、神疲乏力者等。

⑦ 生地黄鸡：乌骨鸡 1 只，生地黄 250g，饴糖 150g。乌骨鸡宰杀后除去鸡毛及内脏，洗净。将生地黄洗净切成细条，与饴糖相混合，放入鸡腹中，用棉线扎紧。将鸡放入瓷锅中，文火炖熟，不加盐、醋等调味品。可填精补髓、益肾滋阴，适用于老年骨质增生属肾虚者，症见腰背酸痛、不能久立、乏力少气、身重盗汗等。

第十二节　骨科疾病与营养

一、骨折

骨折指骨头或骨头的结构完全或部分断裂。多见于儿童及老年人，中青年也时有发生。

发生骨折的主要原因是外伤，如打伤、撞伤、挤压、跌伤；其次是全身性疾病及骨头本身的疾病所引起，如骨肿瘤、骨软化症、骨质疏松症等。

1. 临床特点

骨折常引起骨折部位剧烈疼痛、肿胀，甚至造成骨骼突出、失去知觉、刺痛或骨折部位麻痹。重要部位的骨折，如上肢或下肢，常出现骨折部位脉搏虚弱，不能负荷。

2. 治疗原则

骨折必须及时送医院，由专科医生诊断、处置。

① 手术或手法复位，石膏或夹板固定。

② 开放性骨折还要清创、缝合、抗感染治疗等。

③ 根据病程，在医师指导下进行适量锻炼，促进康复。

④ 营养保健，按照营养饮食原则进行膳食的摄入。

3. 营养治疗

（1）骨折初期（1～2周）　受伤部位肿胀疼痛明显，经络阻滞不通，气血运行不畅，此时的治疗以活血化瘀，行气消肿为主。宜食三七、山楂、薤白、荠菜、韭菜、螃蟹等活血化瘀、消肿止痛的食物。饮食上以清淡为主，宜多食蔬菜、蛋类、豆制品、水果、鱼汤、瘦肉等。

（2）骨折中期（2～4周）　骨折处的瘀肿有所减轻，但瘀伤尚未化尽，骨痂开始形成。治疗应以和中止痛、祛瘀生新、接骨续筋为主。宜食补肝肾、续筋接骨的食物，如枸杞子、杜仲等。饮食上宜适当地补充高营养，可再增加骨头汤等，补充更多的维生素 A、维生素 D、钙及蛋白质。

（3）骨折后期（4周以上）　骨折部瘀肿已基本吸收，骨痂开始生长，治疗宜补益肝肾气血，促进更牢固的骨痂生成。饮食上可以补虚为主，食谱可再配以老母鸡汤、猪骨汤等。

骨折术后患者由于活动减少，食欲减退，消化功能减弱，经口摄入食物应根据患者的口味和饮食习惯进行调整，并尽量做到供给易于消化且富含营养素的饮食。选择食物时要求高蛋白食物，并富含维生素和矿物质，以利于骨折的修复和愈合。

骨骼的主要成分是钙，因此适量的补充钙是需要的。骨折时人体对钙的吸收率、利用率增加，应在饮食中适量补充钙，多食用含钙的食物。牛奶是含钙丰富的食物，还含有容易吸收利用的蛋白质，建议睡前服用，这是钙吸收最佳时间，还有助于睡眠。维生素 D 能促进钙的吸收和利用，宜增加摄入。摄取充足的富含维生素 D 的食物，能增加钙的吸收，减少钙排泄，促进钙沉积到骨骼。

醋和酸性的食物能增加体内的酸度，增加体内钙的溶解，不利于骨折愈合。骨折患者，避免食醋或减少酸性食物摄入，柑橘类水果、果汁都是酸性食物。

4. 食谱举例

（1）骨折初期（1～2周）　桃仁粥：取桃仁 15g，红糖适量，将桃仁捣烂，水浸后研汁去渣，加入红糖、粳米，加水 400mL，一起熟烂成粥即可。每天吃 2 次，连续吃 7～10 天，具有活血化瘀、消肿止痛的作用。

（2）骨折中期（2～4周）　当归排骨汤：取当归 10g，骨碎补 15g，续断 10g，新鲜猪排骨或牛排骨 250g，加水炖煮 1h 以上，连汤带肉一起服用，每天 1 次，连吃 1～2 周。有助于祛瘀续断。

（3）骨折后期（4周以上）　当归生姜羊肉汤：取当归 20g，生姜 12g，羊肉 300g，加水

1500mL，一起放入锅中煮烂至熟即可。食肉喝汤，每天1次。本方具有养血活血、温经散寒、止痛的作用，特别适于骨折后期及年老体虚患者。

二、颈椎病

颈椎病是颈椎退行性脊椎病的简称。病变部位多在颈部第5～6椎体及第6～7椎间盘，常伴有骨赘增生。由于颈椎间盘退行性变、颈椎骨质增生以及颈部损伤等引起脊椎内外平衡失调，刺激或压迫颈部血管、神经、脊髓而产生一系列病症。

21世纪初，在世界卫生组织（WHO）公布的《全球十大顽症》中，颈椎病排序第二，仅次于心脑血管疾病。在全球60多亿人口中，颈椎的患病人群高达9亿。在美国每年因此造成的经济损失高达50亿美元。据日本9大医院统计，颈椎病在骨科和神经科均占门诊首位，分别为11％和9％。目前我国报道该病的发病率为17.3％，全国有2亿多患者，每年用于颈椎病治疗的费用高达5亿多元人民币。

多发生在中老年人，男性发病率略高于女性。40岁以上患者约占80％。颈椎病的病因很多，主要原因有外伤、颈部的慢性劳损以及颈椎的退行性变。

1. 临床特点

主要表现为颈肩痛、头晕、头痛、上肢麻木，重者双下肢痉挛，行走困难。

（1）神经根型　起病缓慢，主要表现为颈肩部的绞痛、钝痛、灼痛，且向上肢放射，影响工作和睡眠。颈部后伸、咳嗽、打喷嚏、用力大便时疼痛加剧。部分患者有头晕、头痛、耳鸣、上肢酸软无力，握力减退或持物易坠落；手指前臂同时伴有麻木感。

（2）脊髓型　本病表现为慢性四肢性瘫痪，早期单侧或双侧下肢麻木，疼痛，僵硬发抖无力，行走困难。继而双上肢发麻，握力减弱，易失落物品。伴便秘、排尿困难与尿潴留或尿失禁症状。重者卧床不起，并发头晕、眼花、吞咽困难等。

（3）椎动脉型　本型发病年龄较高，多见50～60岁，症状随年龄增高而加重。患者常有头晕头痛，颈后伸或侧弯时眩晕加重，甚则猝倒。猝倒后因颈部位置改变而立即清醒。伴有耳鸣耳聋，视物不清，肢体麻木，感觉异常，持物落地。

2. 治疗原则

① 物理疗法。

② 椎体牵引法。

③ 颈椎制动疗法。

④ 推拿按摩疗法。

⑤ 针灸疗法。

⑥ 中医药治疗。

⑦ 营养保健

3. 营养治疗

① 适量地增加钙的摄入，补充维生素C、B族维生素或复合维生素；增加蛋白质摄入，有利于机体组织的修复、恢复。

② 宜进食滋养筋脉、充益气血的食物，如蹄筋、鱼唇、鱼鳔、海参等。但不可过量，以防助痰生湿反而增加病痛。

③ 宜服食偏温性的蔬菜、水果，如韭菜、香菜、胡萝卜、山药、桃子、葡萄、橘子、杏仁、核桃仁等。

④ 少食油腻及煎炸类食品。

三、腰肌劳损

腰肌劳损又称"功能性腰痛"或"腰背肌筋膜炎"。多由急性腰扭伤后失治、误治，反复多次损伤；或由于劳动中长期维持某种不平衡体位，腰部肌肉长期紧张，形成损伤性炎症。由于长期从事弯腰工作，习惯性姿势不良等引起。

1. 临床特点

主要症状是腰部酸痛，日间劳累加重，休息后可减轻，日积月累，形成长期慢性腰背痛。

① 腰部酸痛或胀痛，部分刺痛或灼痛。

② 劳累时加重，休息时减轻；适当活动和经常改变体位时减轻，活动过度又加重。

③ 不能坚持弯腰工作。常被迫时时伸腰或以拳头击腰部以缓解疼痛。

④ 腰部有压痛点，多在骶棘肌处、髂骨脊后部、骶骨后骶棘肌中点处或腰椎横突处。

⑤ 腰部外形及活动多无异常，也无明显腰肌痉挛，腰部活动稍受限。

2. 治疗原则

通过卧床休息、药物治疗、理疗、推拿、持续牵引、加强腰背肌功能锻炼以及改变体位和生活习惯等保守方法得到缓解。

（1）消除致病因素　如劳损原因为工作姿势关系，应针对性改变条件和改善劳动体位。

（2）加强锻炼　增加有针对性的体育疗法，如太极拳、保健体操等。

（3）休息与固定　腰骶部慢性劳损患者有剧痛时应该卧床休息，也可用宽腰带加以保护。工作时可配宽腰带，以减少腰肌牵拉，但每天必须解除宽腰带，做腰背肌及腰肌锻炼。

（4）改善血液循环　利用按摩、牵引、局部透热、离子导入、超短波等方法，缓解肌肉痉挛，改善血液循环。

（5）止痛　对有局限性压痛点者，可用醋酸泼尼松龙或醋酸氢化可的松 1mL，加 1% 普鲁卡因 5～10mL 做痛点注射，5～7 天 1 次，3～4 次为一疗程。

（6）针灸和中药针刺、拔火罐有一定疗效，可缓解疼痛，中药以祛邪扶正为主。

（7）止痛解痉药　阿司匹林、吲哚美辛等在疼痛时可用，但勿长期使用，以免形成依赖或降低药物作用。

（8）营养保健　可用枸杞子 15g、山药 30g、核桃仁 15g 煲猪瘦肉常服；也可将杜仲 15g、川续断 15g、枸杞子 20、肉苁蓉 15g 用白酒 1000g 浸泡，7 天后每晚服药酒 25～50mL。

腰肌劳损是因为腰部肌肉的过度劳累，反复从事机械性的活动或运动，或姿势不正确，导致了肌肉的损伤，与人体是否缺钙关系并不大，补钙的用处不大。

四、类风湿关节炎

类风湿关节炎又称类风湿（RA），是一种病因尚未明了的慢性全身性炎症性疾病，属于自身免疫性疾病。

据统计，类风湿关节炎在中国的发病率为 0.32%～0.36%，有患者 1 亿以上。患病率农村高于城市，汉族的患病率明显高于其他民族。类风湿关节炎的患者，女性比男性多，一般女性为男性的 2～3 倍。本病可发生于任何年龄，发病率一般随年龄增加而升高。妇女的发病高峰在 40～49 岁。

据美国健康中心的调查，全美约有 360 万人患有类风湿关节炎，近年来估计已增加到近 500 万人，每年大约有 5 万名新发的类风湿关节炎患者，大部分是妇女。国外统计的发病率为 0.5%～3%。类风湿关节炎可在任何年龄发病，通常 35～50 岁为发病高峰期。女性的发病至少是男性的 2 倍，女性 40～65 岁是高发病年龄段。现在，世界上没有一个国家或地区完全无类风湿关节炎，就连最炎热的国家巴西，患病率也占 0.1%。

1. 临床特点

类风湿关节炎好发于手、腕、足等小关节，反复发作，呈对称分布。早期有关节红、肿、热、痛和功能障碍，晚期关节可出现不同程度的僵硬畸形，并伴有骨和骨骼肌的萎缩，极易致残。起病缓慢，多先有几周到几个月的疲倦无力、体重减轻、胃纳不佳、低热和手足麻木刺痛等前驱症状。

（1）关节症状

① 晨僵：关节的第一个症状，常在关节疼痛前出现。早晨或睡醒后有关节僵硬、活动不灵。严重时又有关节僵硬感，起床活动或温暖后即觉缓解或消失。

② 关节肿痛：多呈对称性，常累及掌指关节、腕关节、肩关节、趾间关节、踝关节及膝关节。关节红、肿、热、痛、活动障碍，这几乎是所有类风湿关节炎患者的必有症状，且绝大多数患者是以关节肿胀开始发病的。它往往表现为关节周围均匀性肿大，手指近端指关节的梭形肿胀是类风湿患者的典型症状之一。

关节症状具有游走性、对称性现象。在类风湿关节炎症期，运动关节时检查的手常感到细小的捻发音或有握雪感，以肘、膝关节为典型。晚期关节活动受限，常见类风湿手如鸡爪样、鹅颈样等。

（2）关节外表现

① 类风湿结节：见于 15%～20% 的患者，多见于前臂常受压的伸侧面，如尺侧及鹰嘴处。在皮下摸到软性无定形活动小结或固定于骨膜的橡皮样小结。血清类风湿因子强阳性者皮下类风湿结节更常见。

② 类风湿血管炎：表现为远端血管炎、皮肤溃疡、周围神经病变、心包炎、内脏动脉炎、肢端骨溶解症。

③ 类风湿心脏病：表现为二尖瓣关闭不全或狭窄，严重者可致心力衰竭、心肌梗死。

④ 其他：还有类风湿肺病、肾脏损害、消化道损害等。

手部或手腕部位的 X 线检查是否发现有骨头边缘的侵蚀或关节周边的骨质疏松现象。

2. 治疗原则

① 非甾体抗炎药通常为一线药。

② 类固醇激素是一个非常好的镇痛消炎药，宜短期治疗冲击，并联合二线药治疗。

③ 慢作用抗风湿药治疗类风湿关节炎起效慢，长期使用对类风湿关节炎病情有一定缓解作用，故也称病情改善药。

④ 免疫抑制药常用的有甲氨蝶呤、环磷酰胺等。

3. 营养治疗

类风湿关节炎是一种慢性消耗性疾病，有的患者伴有长期发热，有的伴有贫血，在疾病后期有全身性骨质疏松，长期服用治疗类风湿的药物会引起胃肠道反应，导致患者缺乏蛋白质、各种维生素及钙等。饮食宜清淡、容易消化；以平补为宜，避免刺激性食物。在饮食中应增加营养，注意补充多种营养素，补充足够的蛋白质和多种维生素，尤其是维生素 C 及维生素 D，另外服用含钙多的食物，如牛奶、鸡蛋、豆浆、瘦肉类等。

（1）应多摄入的食物　患者体内缺乏或对缓解症状有益的食物应该多摄入，主要有鱼油等，多食用富含硒、维生素的食物；食用大量的橄榄油，各种青菜、水果与鱼类，黄豆芽、绿豆芽、丝瓜、冬瓜等。

① 苦瓜、丝瓜等食物：具有清热解毒的功效，可缓解局部发热、发痛等。

② 豆腐、芹菜、山药、扁豆等食物：具有健脾利湿的功效，可用于缓解肿胀症状。

③ 多种青菜、水果：可满足人体对维生素、微量元素和纤维素的需求，同时具有改善新陈代谢的功能，可起到清热解毒、消肿止痛的作用，从而缓解局部的红、肿、热、痛症状。

④ 香菇、黑木耳等食物：具有提高人体免疫力的作用，可缓解局部的红、肿、热、痛等症状。

（2）应少摄入或不摄入的食物　可加重类风湿关节炎症状的食物应少摄入或不摄入。

① 高脂肪类：脂肪在体内氧化过程中，能产生酮体，而过多的酮体对关节有较强的刺激作用，故患者不宜多吃高脂肪类食物，如牛奶、肥肉等，炒菜、烧汤也宜少放油。

② 海产类：患者不宜多吃海产品，如海带、海参、海鱼、海虾等，因其中含有尿酸，被人体吸收后，能在关节中形成尿酸盐结晶，使关节症状加重。

③ 过酸、过咸类：如花生、白酒、白糖以及鸡、鸭、鱼、肉、蛋等酸性食物摄入过多，超过体内正常的酸碱度值，则会使体内酸碱度值一过性偏离，使乳酸分泌增多，且消耗体内一定量的钙、镁等离子，而加重症状。同样，若吃过咸的食物如咸菜、咸蛋、咸鱼等，会使体内钠离子增多而加重患者的症状。

④ 少用碳水化合物及脂肪：因为治疗类风湿关节炎常选用糖皮质激素治疗，导致糖代谢障碍，血糖增高；而脂类可使血脂胆固醇升高，造成心脏、大脑的血管硬化。类风湿关节炎患者的食盐用量应少于正常人，盐摄入过多会造成钠盐潴留。

⑤ 茶叶、咖啡、柑橘、奶制品：也可能会使类风湿患者的症状加重。

第十三节　儿科疾病与营养

一、小儿营养不良

营养不良是由于食物摄入、吸收、利用不足和（或）需要量增多和（或）消耗过多而引起的一种以蛋白质和热量不足为主的慢性营养缺乏病。小儿营养不良多为蛋白质和热量不足引起，现在所见到的营养不良多由于喂养不当、习惯不好、精神因素或继发于其他疾病所致。

1. 临床特点

小儿营养不良主要有以下三种临床表现。

（1）水肿型营养不良　多见于 4 个月至 5 岁的小儿，轻者仅有下肢水肿，重者在上肢、腹部及颜面等处均有凹陷性水肿，血清白蛋白低于 30g/L。患儿体重在其标准体重的 60%～80%，主要表现为水肿、腹泻，常伴有突发性感染，生长迟缓；头发细软、稀少、变色、变脆、易脱落；皮肤色素沉着、红斑、过度角化和鳞样改变或剥脱，严重者可类似广泛烧伤，甚至形成压疮；出现口角炎、唇炎、舌萎缩，精神萎靡、表情淡漠等。

（2）干瘦型营养不良　主要表现为生长发育迟缓、消瘦无力、贫血、身体抵抗力下降，容易感染其他疾病而导致死亡。患儿极其消瘦，体重低于其标准体重的60%，病程长者其身高也多低于相应标准。精神状态差，对外界刺激反应淡漠或易激惹，哭吵不停；记忆力减退，注意力不集中；头发枯干；常见腹泻，多为水泻或稀便，量多，呈酸性。

（3）混合型营养不良　介于上述两型之间，体重低于其标准体重的60%，有水肿。主要表现为皮下脂肪消失、肌肉萎缩、明显消瘦；生长迟缓，体重与身高均低于正常儿童标准，尤其体重下降更为明显；患儿表情淡漠、急躁不安，有明显饥饿感或食欲缺乏，常伴有腹泻和维生素缺乏等。

2. 治疗原则

（1）治疗原发病　积极治疗那些引起营养吸收和消耗的原发病，如消化道畸形、感染性疾病和消化系统的慢性消耗性疾病等。

（2）治疗并发症　纠正水、电解质紊乱。积极治疗各种继发感染及并发症，矫治贫血与维生素和微量元素缺乏病。

（3）防治结合　平时注意合理安排膳食；生活要有规律；尽量减少感染；早发现、早治疗。

3. 营养治疗

补充蛋白质和能量，改善营养状况。

① 根据患儿的病情和消化能力调整饮食习惯和结构。

② 补充蛋白质和能量，所用蛋白质以牛奶、酪蛋白、禽蛋和鱼类蛋白为好，较大儿童可适当加入大豆蛋白，也可使用低容量的高蛋白能量浓缩补剂，同时补充钾、镁、锌、铁及各种维生素。

③ 根据不同的情况选择口服、管饲、静脉营养等合适的补充途径，对于还能母乳喂养的孩子，要尽量保证母乳喂养。

二、感冒

感冒是最常见的上呼吸道病毒感染疾病，一年四季均可发病，尤以冬、春季较为多见。

1. 临床特点

根据病因，感冒可分为病毒性感冒、细菌性感冒和衣原体性感冒。临床上主要表现为鼻塞、流涕、打喷嚏、咳嗽、头痛、发热、全身不适等。

2. 治疗原则

（1）对症治疗　根据感冒症状在医生指导下进行对症治疗。

（2）预防原则

① 尽量与患感冒和打喷嚏者保持1m以上距离（空气传染的病毒微粒所能达到的距离为1m左右）。

② 长期处在封闭的空间时，应多喝水，保持体内水分。

③ 勤洗手，并尽量不让手接触眼睛和鼻子。

④ 经常消毒洗碗布，最好每周消毒2～3次，因为许多感冒患儿是由家中洗碗布传染的。

⑤ 注意饮食。

3. 营养治疗

① 鼓励患儿多喝水，此举既可以补充发热消耗的水分，也可以增加排尿，起到降温排毒的作用。通常宜饮用开水或凉开水，也可用菜汤代替，另外也可饮用新鲜水果汁，如梨汁、西瓜汁、橘汁等。

② 饮食宜清淡，食用些稀饭、蛋汤、牛奶、配方奶、豆浆或豆奶等。

③ 如出现食欲缺乏、腹胀或腹泻、恶心或呕吐等，则应以提供易于消化的素食为主，如烂面、粥、菜泥或馄饨等。

④ 每天食物中至少包括两次水果和蔬菜，能够保证营养，提高免疫力。

⑤ 感冒时忌食各种油腻、辛辣、油炸等食品。

4. 食疗方剂

（1）橘皮饮　取鲜橘皮 30g 或干橘皮 15g，加水 750mL，煎至 500mL，加白糖适量，趁热饮服其中水汁。

（2）大蒜红糖饮　取大蒜、生姜各 15g，切片加水 500mL，煎至 250mL，加红糖适量，取汁一次服下。

（3）生姜芥菜汤　鲜芥菜 500g 洗净切断，生姜 10g 切片，加水 2000mL 煎至 1000mL，用食盐调味后，分 2 次饮服。

（4）生姜炒米粥　生姜 30～50g 切片，炒米 50g，共煮成粥，以食盐、花生油等调味后食用。

（5）冰糖梨　生梨一个，洗净连皮切碎，加冰糖隔水蒸烂，取梨和汁一起服用。适用于风热咳嗽。

三、儿童糖尿病

糖尿病是因胰岛素缺乏造成的糖、脂肪、蛋白质代谢紊乱性疾病。儿童时期的糖尿病是指 15 岁或 20 岁以前发生的糖尿病，过去统称为儿童（少年）糖尿病。由于儿童期糖尿病的病因不一，临床表现和治疗、预后也不同。根据世界卫生组织最新统计，全世界已有糖尿病患者 1.25 亿，其中儿童糖尿病占 10%～15%，并且其发病率正在逐年增加。儿童糖尿病多见于肥胖或有家族遗传倾向的少年儿童，各年龄均可发病，小至出生后 3 个月，但以 5～7岁和 10～13 岁两组年龄多见，患病率男女无性别差异。我国儿童糖尿病发病率约为十万分之 0.6。

1. 临床特点

本病临床上主要表现为起病较急，多数患儿可由于感染、情绪激惹或饮食不当等诱因起病，出现多饮、多尿、多食和体重减轻的症状，即通常上所讲的"三多一少"症状。但是，婴儿的多尿、多饮不易被发觉，容易很快发生脱水和酮症酸中毒；幼年儿童因夜尿增多可发生遗尿。多食并非必然出现的症状，部分儿童食欲正常或减低，但体重减轻或消瘦很快，疲乏无力、精神萎靡也常见。

儿童糖尿病病程较久，控制不好时可影响生长发育，出现身材矮小、智力发育迟缓、肝大等，临床上称为糖尿病侏儒。晚期可出现白内障、视力障碍、视网膜病变，甚至双目失明，还可有蛋白尿、高血压等糖尿病肾病，最后致肾功能衰竭。糖尿病主要分为胰岛素依赖型（1 型）和非胰岛素依赖型（2 型）两种。儿童糖尿病中 95% 以上为胰岛素依赖型，多由于患儿自身不能分泌足够的胰岛素供应机体的需要所致。治疗儿童糖尿病，关键在于补充胰岛素以免血糖过度升高。糖尿病虽然不容易完全治愈，但如果能正确使用胰岛素，加强饮食管理，也可终身维持普通生活。

2. 治疗原则

（1）使用胰岛素治疗　儿童糖尿病在药物治疗上的特点是，他们绝大多数是胰岛素依赖型糖尿病，要做长期打胰岛素的精神和物质准备。

（2）饮食控制　饮食控制对任何胰岛素依赖型糖尿病都是行之有效的、最基本的治疗措施。药食结合，尤其是轻型患者，经饮食控制和调节，通常不需服药或少量服药，血糖、尿糖即可恢复正常，症状消失。中重型患者，经饮食控制和调节后，也能促使病情稳定，减轻或预防并发症发生。总之，糖尿病饮食控制既要有利于疾病恢复，又要能维持正常生理及活动需要，对于儿童还要考虑到生长发育的需要，以减轻胰脏的负担，促进糖尿病的康复。

3. 营养治疗

（1）治疗要求

① 每日总能量以碳水化合物占 50%、蛋白质占 20% 和脂肪占 30% 的比例计算出所需的碳水化合物、蛋白质和脂肪的量（g）。同时可适当增加餐次，如全日热量分为三餐和餐后三次点心，早餐为每日总热量的 25%、午餐 25%、晚餐 30%，三餐间 2 次点心各 5%，睡前点心或加餐 10%。

② 总能量的计算方法与成人不同，公式如下。

$$日总能量(kcal) = 1000 + 100 \times (年龄 - 1) \tag{4-1}$$

③ 蛋白质：糖尿病患儿糖原异生作用增强，蛋白质消耗增加，常呈负氮平衡，要适当增加蛋白质供给。按每天 $2.0 \sim 3.0 g/kg$ 供给。动物蛋白不低于蛋白质总量的 33%，同时补充一定量豆类蛋白。

④ 脂肪：心脑血管疾病及高脂血症是糖尿病常见并发症，因此糖尿病饮食应适当降低脂肪供给量，占总能量的 20%～25% 比较合适，增加含多不饱和脂肪酸的植物油的摄入，至少占总脂肪的 1/3 以上，尽量限制动物脂肪和饱和脂肪酸摄入。

⑤ 碳水化合物：高碳水化合物饮食可改善糖耐量，也不增加胰岛素供给，还可提高胰岛素敏感性。但碳水化合物不宜太高，过高可使血糖升高而增加胰岛负担。太低容易引起脂肪过度分解，易导致酮症酸中毒，通常碳水化合物占总能量的 50% 比较合适。碳水化合物数量虽未严格限制，但对质量要求严格；食物碳水化合物组成不同，血糖生成指数不同。荞麦面、莜麦面、二合面（玉米面和黄豆面）、三合面（玉米面、黄豆面和白面）的血糖生成指数均低于白米、白面，表明粗粮升高血糖速度低于细粮。糖尿病饮食中碳水化合物最好全部来自复杂碳水化合物，尽量不用单糖或双糖来补充。应严格限制蜂蜜、蔗糖、麦芽糖、果糖等纯糖制品，甜点心、水果等尽量不食用。如一定要吃甜食，可用甜叶菊、木糖醇、阿斯巴糖等甜味剂代替蔗糖。如食用水果，应适当减掉部分主食，时间要妥善安排，最好放在两餐之间。

⑥ 维生素：维生素与糖尿病关系密切，尤其是维生素 B_1、维生素 C、维生素 B_{12} 和维生素 A 等。维生素 B_1 在糖代谢的多个环节中起重要作用，糖尿病易并发神经系统疾病，这可能与维生素 B_1 供给不足有关。另外，患者不能将 β-胡萝卜素转变为维生素 A，临床上常见的糖尿病并发视网膜病变，可能这是其中原因之一，应引起重视，必要时补充维生素类制剂。

⑦ 矿物质和微量元素：应适当限制钠盐摄入，以防止和减轻高血压病、冠心病、高脂血症及肾功能不全等并发症。适当增加钾、镁、钙、铬、锌等元素的补充。血镁低的糖尿病患者容易并发视网膜病变，适当补充镁，是防止视网膜病变的有效措施。补钙不足在成人可导致患者骨质疏松，儿童糖尿病缺钙可能影响发育。三价铬是葡萄糖耐量因子组成部分，是胰岛素的辅助因子。铬对碳水化合物代谢有直接作用，铬能促进蛋白质合成和激活胰岛素，缺铬时周围组织对胰岛素敏感性下降，增加铬供给可以改善糖耐量。锌不但参与胰岛素合成，并有稳定胰岛素结构的作用，能协助葡萄糖在细胞膜转运，并与胰岛素活性有关。患者分解代谢亢进，组织锌释放增多，从尿中排泄也增多。此外，多数糖尿病患者伴有锌吸收不良，应及时补充。

⑧ 膳食纤维：流行病学调查和临床研究都已证实膳食纤维可治疗糖尿病，膳食纤维有降低血糖和改善糖耐量的作用，摄入膳食纤维较高的地区，糖尿病发病率较低。果胶水溶液有一定黏滞度，与血糖降低呈正相关，可以促使抑胃多肽分泌减少。而抑胃多肽过高，会使餐后血糖升高，且可刺激胰岛素分泌。但膳食纤维增加太多，可影响矿物质和微量元素的吸收，适量便可。

（2）注意事项

① 糖尿病饮食是称重治疗饮食，除盐不称重外，对其他一切食物，包括主食、副食、蔬菜和烹调油，均应在烹调前将皮、根、骨等不能食用部分去除后称重、加工，然后进行烹调。

② 糖尿病饮食烹调原则是不加糖、不用糖醋烹调法，葱、姜等调料不加限制。

③ 禁食葡萄糖、蔗糖、麦芽糖、蜂蜜、甜点心等纯碳水化合物食品。凡含淀粉高的食物，如土豆、红薯、芋芳、粉丝等，原则上不用，如需食用，应减少部分主食取代之。

④ 糖尿病患儿按规定数量摄入食品，不得任意添加其他食物。如饥饿难忍，且病情许可时，征得医护人员同意，添加体积大、能量低的食物，如青菜、白菜、黄瓜、冬瓜、番茄等。

⑤ 糖尿病需终身营养治疗，平时既要按营养治疗要求摄取营养素，又要照顾患儿饮食习惯，尽可能做到花色品种丰富，美味可口。病情稳定后，可根据劳动强度和活动量，适当放宽限制，以保证正常工作和活动的开展。

四、婴儿腹泻

本病主要发生在婴幼儿，原因如下。

① 婴儿胃肠道发育不够成熟，酶的活性较低，但营养需要相对较多，胃肠道负担重。

② 婴儿时期神经、内分泌、循环系统及肝肾功能发育均未成熟，调节机能较差。

③ 婴儿免疫功能也不完善。血清大肠埃希菌抗体滴度以初生至2周岁最低，以后渐升高。因而婴幼儿易患大肠埃希菌肠炎。母乳中大肠埃希菌抗体滴度高，特别是初乳中致病性大肠埃希菌分泌型 IgA 高，所以母乳喂养儿较少发病，患病也较轻。另外，婴儿轮状病毒抗体滴度低，同一集体流行时，婴儿患病多。

④ 婴儿体液分布和成人不同，细胞外液占比例较高，且水分代谢旺盛，调节功能又差，较易发生体液、电解质紊乱。婴儿易患佝偻病和营养不良，易致消化功能紊乱，此时肠道分泌型 IgA 不足，腹泻后易于迁延。

一些感染也常导致腹泻，主要分为消化道内感染和消化道外感染，以消化道内感染为常见。①消化道内感染：致病微生物可随污染的食物或水进入小儿消化道，因而易发生在人工喂养儿。哺乳喂养时所用器皿或食物本身如未经消毒或消毒不够，也有感染的可能。病毒也可通过呼吸道或水源感染。其次是由成人带菌（毒）者的传染，如病房内暴发细菌性（或病毒性）肠炎后部分医护人员受染，成为无症状肠道带菌（毒）者，可导致病原传播。②消化道外感染：消化道外的器官、组织受到感染也可引起腹泻，常见于中耳炎、咽炎、肺炎、泌尿道感染和皮肤感染等。腹泻多不严重，年龄越小者越多见。引起腹泻的原因一部分是因为肠道外感染引起消化功能紊乱，另一部分可能是肠道内外均为同一病原（主要是病毒）感染所引起。③滥用抗生素所致的肠道菌群紊乱：长期较大量地应用广谱抗生素如氯霉素、卡那霉素、庆大霉素、氨苄西林、各种头孢菌素，特别是两种或两种以上并用时，除可直接刺激肠道或刺激自主神经引起肠蠕动增快、葡萄糖吸收减少、双糖酶活性降低而发生腹泻外，更严重的是可引起肠道菌群紊乱。此时，正常的肠道大肠埃希菌消失或明显减少，同时耐药性金黄色葡萄球菌、变形杆菌、铜绿假单胞菌或白色念珠菌等可大量繁殖，引起药物较难控制的肠炎。

消化功能紊乱导致的婴儿腹泻常见于：①饮食因素；②乳糖不耐受；③食物过敏；④药物影响等。除此之外。如不清洁的环境、户外活动过少、生活规律的突然改变、外界气候的突变等，也易引起婴儿腹泻。

1. 临床特点

（1）根据病情不同可分为轻型腹泻和重型腹泻。

① 轻型腹泻：主要表现为大便次数增多，每日数次至十多次。大便稀，有时有少量水，呈黄色或黄绿色，混有少量黏液。每次量不多，常见白色或淡黄色小块，系钙、镁与脂肪酸化合的皂块。偶有少量呕吐或溢乳，食欲减退，体温正常或偶有低热。面色稍苍白，精神尚好，无其他周身症状。体重不增或稍降。体液丢失在 50mL/kg 以下，临床脱水症状不明显。预后较好，病程 3～7 天。在佝偻病或营养不良患儿，腹泻虽轻，却常每日 3～7 次，色黄，常有黏液，有恶臭。大便检查可见少量白细胞。大便性状和次数不稳定。持续时间越长，营养情况越恶化，越容易继发泌尿道、中耳或其他部位感染。

② 重型腹泻：可由轻型加重而成。每日大便十数次至几十次。开始转为重型时，便中水分增多，偶有黏液，呈黄或黄绿色，有腥臭味，呈酸性反应。换尿布不及时者，常腐蚀臀部皮肤，表皮剥脱而发红。随病情加重和摄入食物减少，大便臭味减轻，粪块消失而呈水样或蛋花汤样，色变浅，主要成分是肠液和少量黏液，呈碱性反应。大便量增至每次 10～30mL，多者可达 50mL。镜下见脂肪滴、游动的细菌、黏液，重症偶见红细胞，白细胞可达每高信视野 10 个左右。患儿食欲低下，常伴呕吐。多有不规则低热，重者高热。体重迅速降低，明显消瘦。如不及时补液，脱水、酸中毒逐渐加重。少数重症起病急，高热达 39～40℃，频繁呕吐、排水样便，迅速出现水和电解质紊乱的症状。近十余年来，由于能提早就诊，严重的重型腹泻已明显减少。

（2）水和电解质紊乱症状以脱水、酸中毒为主，有时有低钾血症、低钙血症、低镁血症症状。

2. 治疗原则

① 在较少影响营养的情况下，给消化道以适当的休息。

② 控制肠道内外感染。

③ 纠正水与电解质紊乱。

3. 营养治疗

（1）补给足够的流体以防脱水　从腹泻开始就要给小儿喂比平日更多的水，能喝多少就给多少，像白开水、自制的糖盐水、口服补液盐。6个月以上的小儿可喂些面汤、米汤，直到腹泻停止。但一定不要给小儿喝高糖饮料、甜茶、汽水等，因为它们可使腹泻加重。如果经口服摄入不足时应采用肠外营养。

（2）提供足够的食物预防营养不良　遵循少量多餐原则，6个月以下喂母乳的小儿继续母乳喂养，但应注意比原来次数多加几次，而且喂母乳的妈妈应该少食脂类食物；喂牛奶或奶粉的小儿，在所喂的奶中加相当于平时2倍的温开水；已经添加断乳食品的小儿可喂食稀粥、烂面条、鱼肉末、少量蔬菜末、新鲜水果汁、香蕉泥等，适当地在食物中加少许盐。原则上不要给小儿禁食，这样会导致脱水和逐渐消瘦，易发生营养不良而影响体重增长，但当呕吐频繁时，应暂停进食，从静脉补充液体和营养物质，待呕吐好转即应及时恢复进食，但应遵守从少量流质开始逐渐增加的原则，流质的能量密度也要从低到高逐步调整。

（3）单纯性消化不良引起的腹泻在开始时可以口服葡萄糖电解质溶液和米汤，但这种无脂肪和蛋白质的流质中能量和营养素不足，只能用1~2天，待好转后，应立即调整配方，可食用低脂或脱脂的奶、酸奶、蛋白米糊等。根据病情逐渐过渡到正常半流质和软食。

（4）代乳品喂养者最好在医生指导下酌情选用半乳糖豆制配方奶粉或含有双歧杆菌（一种肠道内有益于人体的厌氧菌）的配方奶粉。6月龄以上的小儿，也可选用酸奶、面条或烂粥等易消化食物，避免食用油腻和菠菜、韭菜等食物。

4. 食疗方剂

（1）姜茶饮　绿茶、干姜丝各3g，加水150mL，煮开后随意饮用。

（2）姜粥　生姜5g，大米30g，加水适量煮粥，再调一点糖和盐食用，每天2次，具有祛寒止泻作用。

（3）胡萝卜汁　鲜胡萝卜250g，洗净切碎入锅，加细盐3g，适量水煮烂后去渣取汁，每天分2~3次服用，有健脾、消食、止泻作用，适用于脾虚型腹泻。

（4）苹果泥　适用于6月龄以上的小儿，每天2~3次，每次30~60g。

（5）苹果汤　苹果1个，洗净切碎。加盐0.8~0.9g，糖5g，水250mL，共煎汤，分2~3次饮用，因其内含有鞣酸，也有止泻作用。

（6）鸡蛋黄油　将鸡蛋1~2个煮熟，去蛋壳和蛋白，留蛋黄放锅内用小火炼取油后，每天分2~3次服用。此方法适用于6月龄以上小儿，连用3天为一个疗程，其有补脾益胃和止泻作用。

（7）栗子糊　栗子3~5个，去壳捣烂，加水适量煮成糊状，再调点白糖后一次服用，每天2~3次，具有温中止泻作用。

（8）山药汁　山药60g，加水200mL，煎煮成100mL，去渣后服用，每日2~3次。

（9）山药粥　山药50g，糯米50g，加水适量煮粥食用，每日2~3次，其有健脾止泻作用。

（10）石榴茶　鲜石榴2个，去皮后瓣碎，加水500mL，小火煎至150mL，去渣后加适量白糖，分2~3次服用，其有调理脾胃、收敛止泻作用。

（11）白扁豆汤　白扁豆60g，加水400mL，煎至150mL，去渣后分3次服用，其有利湿止泻作用，特别适用于小儿夏秋季腹泻。

五、苯丙酮尿症

苯丙酮尿症（PKU）是由于体内苯丙氨酸代谢途径中酶缺乏导致的较为常见的常染色体隐性遗传性疾病。其发病率随种族而异，为 1/25000～1/6000，我国发病率约为 1/16500。

1. 临床特点

苯丙氨酸是人体代谢过程中必需的氨基酸之一，正常小儿每日需要的摄入量为 200～500mg，其中 1/3 供蛋白合成，2/3 则通过肝细胞中苯丙氨酸-4-羟化酶（PAH）的作用转化为酪氨酸，以供给合成甲状腺素、肾上腺素和黑色素等多种用途。在苯丙氨酸羟化作用过程中除了苯丙氨酸-4-羟化酶外，还必须有辅酶四氢生物嘌呤的参与，人体内的四氢生物嘌呤来源于鸟苷三磷酸，在其合成和再生途径中必须经过鸟苷三磷酸环化水合酶、6-丙酮酰四氢嘌呤合成酶和二氢生物嘌呤还原酶的催化。苯丙氨酸-4-羟化酶、鸟苷三磷酸环化水合酶和二氢生物嘌呤还原酶的编码基因已经分别定位于 12q24.1、14q11、4p15.1～p16.1；对 6-丙酮酰四氢嘌呤合成酶编码基因的研究还在进行中。上述任一编码基因的突变都有可能造成相关酶的活力缺陷，致使体内苯丙氨酸发生异常累积，从而导致高苯丙氨酸血症。患儿初生时一般正常。一般 3～6 个月出现症状，1 岁左右症状明显。病程早期出现呕吐、易激惹、生长迟缓等现象。未经治疗者在 4～9 个月开始有明显智力发育迟缓，语言发育障碍明显。约 1/4 患儿有癫痫发作，多见于有严重智力低下者。本病为少数可治性遗传性代谢病之一，应早期确诊和治疗，避免产生神经系统的不可逆损伤。

本病按酶缺陷不同可大致分为典型高苯丙氨酸血症和四氢生物嘌呤缺乏型两种。典型高苯丙氨酸血症是由于患儿肝细胞缺乏苯丙氨酸-4-羟化酶，不能将苯丙氨酸转化为酪氨酸，因此，苯丙氨酸在血、脑脊液、各种组织和尿液中的浓度极度增高，同时产生了大量苯丙酮酸、苯乙酸、苯乳酸和对羟基苯乙酸等旁路代谢产物并自尿中排出。高浓度的苯丙氨酸及其旁路代谢物能导致脑细胞受损。同时，由于酪氨酸来源减少，致使甲状腺素、肾上腺素和黑色素等合成也不足。四氢生物嘌呤缺乏型是由鸟苷三磷酸环化水合酶、6-丙酮酰四氢嘌呤合成酶或二氢生物嘌呤还原酶等酶缺乏所导致，四氢生物嘌呤是苯丙氨酸、酪氨酸和色氨酸等芳香氨基酸在羟化过程中所必需的共同的辅酶，缺乏时不仅苯丙氨酸不能氧化成酪氨酸，而且造成多巴胺、5-羟色胺等重要神经递质的合成受阻，加重了神经系统的功能损害，故四氢生物嘌呤缺乏型的临床症状更重、治疗也不易。绝大多数本病患儿为典型高苯丙氨酸血症病例，仅 1% 左右为四氢生物嘌呤缺乏型，后者约半数系 6-丙酮酰四氢嘌呤合成酶缺陷所致。

当苯丙氨酸含量＞0.24mmol/L（40mg/L），即 2 倍于正常参考值时，便应复查或采静脉血定量测定苯丙氨酸和酪氨酸。通常，患儿血浆苯丙氨酸可高达 1.2mmol/L（200mg/L）以上。

2. 治疗原则

① 早发现、早诊断、早治疗、早控制。

② 饮食控制为主，其他治疗为辅。

3. 营养治疗

此病的最主要治疗全靠早期发现，早给低苯丙氨酸饮食以减小其对大脑的损害。

由于大多数蛋白质中均含有 4%～6% 的苯丙氨酸，因此必须控制蛋白质的摄入，而以低或无苯丙氨酸奶粉的形式补充蛋白质，同时，配以天然食品补充机体所需的最小量的苯丙氨酸、蛋白质和其他营养素，以保证足够的热量，维持婴幼儿的正常生长发育。对婴儿可喂给特制的低苯丙氨酸奶粉；为幼儿添加辅食时应以淀粉类、蔬菜和水果等低蛋白质食物为主。

由于苯丙氨酸是合成蛋白质的必需氨基酸，缺乏时亦会导致神经系统损害，故仍应按每日 30～50mg/kg 适量供给，以能维持血中苯丙氨酸浓度在正常水平。饮食控制至少需持续到青春期以后。

苯丙氨酸是人体的必需氨基酸，治疗中，既要限制苯丙氨酸的摄入量，防止苯丙氨酸及其代谢产物的异常蓄积，又要满足机体需要，保证患儿的正常发育。为此，需定量监测血苯丙氨酸浓度、血红蛋白、白蛋白及体格、智力发育情况，必要时进行血氨基酸分析，测定酪氨酸水平、支链氨基酸与芳香氨基酸的比值，以保证疗效。

六、蛔虫病

蛔虫病是最常见的小儿肠道寄生虫病。婴幼儿生活环境被蛔虫卵污染，是其感染的主要来源。蛔虫卵主要通过手和食物经口进入人体内。小儿喜欢用手抓食物吃，喜欢吮指头，还喜欢把一些不洁的玩具放入口中，或者生吃未洗净的瓜果、蔬菜，都会将蛔虫卵带入口中，进入胃肠道而感染得病。

1. 临床特点

蛔虫病的轻重不完全取决于蛔虫数目的多少，而与蛔虫所在寄生部位有关。寄生在肠道的蛔虫可无症状，偶有轻度食欲缺乏，脐周或脐上轻度疼痛，这种疼痛不定时，反复发作，持续时间也不定。个别患儿会有异食癖。大量蛔虫寄生会消耗营养，造成贫血、营养不良，严重者可影响到精神乃至智力。精神神经症状有精神萎靡、兴奋、头痛、易怒、睡眠不安、磨牙等。有的还有全身过敏症状，如荨麻疹、皮肤瘙痒等。蛔虫病的合并症很多。蛔虫可造成蛔虫性肠梗阻、胆道蛔虫症、蛔虫性肝脓肿、蛔虫性阑尾炎以及蛔虫性肠穿孔、腹膜炎等。更为严重者，当孩子患重病时，如用大量镇静药或昏迷时，蛔虫上窜，经咽部进入气管，可造成窒息。蛔虫有"无孔不入"的习性，可钻进胆管、胰腺管、泌尿道等处，造成相关器官的疾病。

蛔虫病虽不算大病，但给孩子们造成的危害还是很大的。蛔虫的成虫可在人的肠道里生活 1～2 年。几条或十几条蛔虫在肠道内（严重者可达数百条、上千条）掠夺宿主营养的同时，还分泌酶的抑制剂，影响宿主对蛋白质的消化和吸收，造成营养不良。患儿可见面黄、消瘦、贫血、发育迟缓，严重者可影响到精神乃至智力。这对于处在生长发育阶段的孩子是很有害的。

2. 治疗原则

（1）预防为主　预防本病主要是让儿童养成良好的卫生习惯，做到饭前便后洗手；生吃瓜果蔬菜要洗净消毒；不定期进行粪便检查及早发现等。

（2）中西医结合治疗

① 解痉止痛。

② 驱虫排虫：本病以药物治疗为主，常用的驱虫药物有哌嗪（驱蛔灵）、司替碘铵（驱蛲净）及中药使君子、槟榔等。因为所有的驱虫药都有一定的毒性，滥用会给小儿带来不良反应，所以一定要在医生指导下，按时、按量服药。

③ 消炎利胆：病初可暂不用抗生素，如并发胆道感染则使用抗生素（头孢菌素类、氧氟沙星、甲硝唑）。

（3）手术治疗

① 基本手术方式为胆总管探查、取净肝内外胆管中蛔虫或结石、引流胆管。

② 经纤维十二指肠镜，置于圈套器将蛔虫体套住后取出，对嵌顿在十二指肠乳头或钻入胆总管内的蛔虫均可取出。

3. 营养治疗

维持营养、水、电解质和酸碱平衡。对胆道感染者，全身中毒症状严重，或腹痛、呕吐频繁或出现并发症者，应予以禁食、输液、补充维生素。

七、遗尿

遗尿俗称尿床，通常指小儿在熟睡时不自主地排尿，夜间常尿湿自己的床铺，白天有时也有尿湿裤子的现象。遗尿症在儿童期较常见，据统计，4岁半时有尿床现象者占儿童的10%～20%，9岁时约占5%，而15岁仍尿床者只占2%。

1. 临床特点

本病多见于男孩，男孩与女孩的比例约为2:1.6。遗尿症的患儿，多数能在发病数年后自愈，女孩自愈率更高。但也有部分患儿，如未经治疗，症状会持续到成年以后。没有明显尿路或神经系统器质性病变者称为原发性遗尿，占70%～80%。继发于下尿路梗阻（如尿道瓣膜）、膀胱炎、神经源性膀胱障碍（神经病变引起的排尿功能障碍）等患者称为继发性遗尿，患儿除夜间尿床外，日间常有尿频、尿急或排尿困难、尿流细等症状。

引起儿童遗尿症的原因有多种，如泌尿生殖器官的局部刺激，如包茎、包皮过长，外阴炎、先天性尿道畸形、尿路感染；遗传因素；功能性膀胱容量减少；睡眠过深；心理因素；排尿习惯训练不良等。

2. 治疗原则

针对遗尿的原因，采取相应的治疗措施。应避免用粗暴惩罚的态度对待遗尿的儿童。家长要帮助儿童树立克服遗尿的信心，养成良好的卫生习惯，加强排尿机能的训练。

（1）建立合理的生活制度　应该使孩子的生活、饮食起居有规律。应避免孩子过度疲劳及精神紧张。最好能坚持睡午觉，以免夜间睡得太熟，不易被大人唤醒起床小便。

（2）睡前不宜过度兴奋　应养成孩子按时睡眠的习惯，睡前家长不可逗孩子，不可让孩子兴奋，不可让孩子剧烈活动，不可看惊险紧张的影视片，以免使孩子过度兴奋。

（3）临上床前把小便排干净　要养成孩子每天睡前把小便排干净、彻底的习惯，以使膀胱里的尿液排空。有条件的家庭，应尽可能在临睡之前给孩子洗澡，使其能舒适入睡，这样可减少尿床。

（4）及时更换尿湿的被褥衣裤　孩子睡觉的被褥要干净、暖和，尿湿之后，应及时更换，不要让孩子睡在潮湿的被褥里，这样会使孩子更易尿床。

（5）建立条件反射　从治疗开始起，要求家长每天在患儿夜晚经常发生尿床的时间前，提前半小时至1h用闹钟将患儿及时唤醒，起床排尿，使唤醒患儿的铃声与膀胱充盈的刺激同时呈现，经过一段时间的训练后，条件反射建立，患儿就能够被膀胱充盈的刺激唤醒而达到自行控制排尿的目的。此外，要鼓励患儿自己去卫生间小便，目的在于使患儿在比较清醒的情况下把尿排泄干净。

（6）膀胱功能锻炼　督促患儿白天多饮水，尽量延长两次排尿的间隔时间，促使尿量增多，使膀胱容量逐渐增大，鼓励患儿在排尿中间中断排尿，数1～10个数，然后再把尿排尽，以提高膀胱括约肌的控制能力。

（7）心理治疗　遗尿可使患儿害羞、焦虑、恐惧及畏缩。如果家长不顾及患儿的自尊心，采用打骂、威胁、惩罚的手段，会使患儿更加委屈和忧郁，加重心理负担，症状不但不会减轻，反而会加重。对待遗尿症的患儿，只能在安慰及鼓励的情况下进行治疗，这一点甚为重要，是治疗成败的先决条件。

（8）药物治疗　服用氯米帕明，每天睡前1h服药1次，7岁以下者每次7～10mg，7岁以上者每次10～20mg，一般在见效后持续服药3个月，然后逐渐减量，用同样的剂量每2天睡前服药1次，持续1个半月，直至停药，总疗程6个月。其作用机制是该药对膀胱具有抗胆碱能作用，使膀胱容量扩大，并可刺激大脑皮质，使患儿容易惊醒而起床排尿。在使用过程中发现个别患儿在治疗开始时可出现睡眠不安、胃口下降、容易兴奋的现象，一般未经处理1～2周可自行消失。

3. 营养治疗

在保证各年龄段营养素需要量的供给前提下，可考虑在每天下午4点以后少饮水，晚饭最好少吃流质，宜偏干些，临睡前不要喝水（夏天除外），也不宜吃西瓜、橘子、梨等水果及牛奶，以减少夜间膀胱的贮尿量。

4. 食疗方剂

① 猪膀胱1个洗净，装入益智仁10g，炖熟后食用，每天一次，连用3～5次。

② 韭菜根50g洗净，用纱布包好后榨汁，加热后饮用，每天2次，连服1周。

③ 大枣20g、荔枝干15g、糯米50g，加水煮粥食用。

④ 羊膀胱1个洗净，装入百果10粒、菟丝子10g，炖熟后食用。

八、水痘

水痘是一种传染性极强的儿童期出疹性疾病，是由水痘-带状疱疹病毒所引起的急性呼吸道传染病。水痘是原发性感染，多见于儿童。本病多发生在冬末、初春季节，主要是通过直接接触、飞沫、空气等方式传播。90％患儿年龄小于10岁，高峰为6～9岁，但亦可发生在任何年龄，包括新生儿期。水痘结痂后病毒消失，故传染期自出疹前24h至病损结痂（7～8天）。潜伏期10～21天，一般2周左右。

1. 临床特点

水痘病毒经口、鼻侵入人体，首先在上呼吸道内增殖，然后进入血液产生病毒血症，引起皮肤及黏膜损害而发病。如果病毒侵入血中为间歇性，临床表现为分批出现的皮疹。有免疫缺陷或免疫功能受抑制者可发生全身性播散性水痘。炎症可深入累及真皮。

儿童初次感染时引起水痘，恢复后病毒可长期潜伏在脊髓后根神经节或脑神经的感觉神经节内，少数人在青春期或成年后，受冷、热、药物、创伤、恶性病或放射线等因素影响，病毒被激活导致带状疱疹。一次感染水痘可获终身免疫，但在免疫功能受损者或已接受过水痘疫苗者，也可有第2次感染，但症状轻微。

本病临床表现为皮肤黏膜出现瘙痒性水疱疹，全身症状轻微。潜伏期14～16日，婴幼儿常无前驱症状。年长儿或成人可有发热头痛、全身不适、纳差及上呼吸道症状，1～2日后才出疹。偶可出现前驱疹。出疹期间，发热的同时或发热1～2天后出疹，皮疹有以下特点：先见于躯干、头部，后延及全身。皮疹发展迅速，开始为红斑疹，数小时内变为丘疹，再形成疱疹，疱疹时感觉皮肤瘙痒，然后干结成痂，此过程有时只需6～8h，如无感染，

1～2周后痂皮脱落，一般不留瘢痕；皮疹常呈椭圆形，3～5mm，周围有红晕，疱疹浅表易破。疱液初为透明，后浑浊，继发感染可呈脓性，结痂时间延长并可留有瘢痕；皮疹呈向心性分布，躯干最多，其次为头面部及四肢近端。数目由数个至数千个不等；皮疹分批出现，同一部位可见斑疹、丘疹、疱疹和结痂同时存在；口腔、外阴、眼结合膜等处黏膜可发生浅表疱疹，易破溃形成浅表性溃疡，有疼痛。常见并发症有皮肤继发感染、血小板减少、水痘肺炎、心肌炎、心包炎、心内膜炎、肝炎、肾小球肾炎、关节炎及神经系统损害等。

2. 治疗原则

（1）水痘减毒活疫苗接种　疫苗接种副作用少，接触水痘后立即给予即可预防发病，即使患病亦极轻微，故凡使用激素或患恶性病患儿在接触水痘后均应予以注射。

（2）控制传染源　隔离病儿至皮疹全部结痂为止；托幼机构中已经接触的易患者应检疫3周。

（3）使用水痘-带状疱疹免疫球蛋白提高免疫力　对使用大剂量激素、免疫功能受损和恶性病患者，在接触水痘72h内可给予水痘-带状疱疹免疫球蛋白125～625U/kg进行肌内注射，可以起到预防作用。易感孕妇在妊娠早期接触水痘者亦应给予水痘-带状疱疹免疫球蛋白进行被动免疫；如患水痘，终止妊娠则为最佳选择，母亲在分娩前5天或后2天内患本病的新生儿，亦推荐使用水痘-带状疱疹免疫球蛋白。

（4）隔离，卧床休息，加强护理，防止疱疹破溃感染皮疹。已破溃者可涂以甲紫或新霉素软膏。继发感染者应及早选用敏感的抗生素。瘙痒者可给予炉甘石洗剂及抗组胺药。

（5）无合并症的水痘　不需特殊处理，仅需对症治疗如剪短患儿指甲，戴连指手套，以防抓伤；勤换内衣，用消毒水洗浴，减少继发感染；局部或全身使用止痒镇静剂；水痘肺炎或免疫功能受损者患水痘时可给予阿昔洛韦静脉注射。继发细菌感染时给予抗生素治疗。

3. 营养治疗

罹患水痘并没有特殊的治疗方法，家长一定要注意把孩子隔离好。宜给予易消化及营养丰富的流质及半流质饮食。宜饮绿豆汤、金银花露、小麦汤、粥、面片、龙须鸡蛋面等；发热期在饮食上要清淡易消化；忌食辛辣、油腻及一切刺激性食物。在出水痘期间，患病的孩子因发热可出现大便干结，此时需要补充足够的水分，要多饮水，多吃新鲜水果及蔬菜，如饮用西瓜汁、鲜梨汁、鲜橘汁和番茄汁。多吃些带叶子的蔬菜，如白菜、芹菜、菠菜、豆芽菜。带叶子的蔬菜中含有较多的维生素和粗纤维，可有助于通大便；也可吃清热利湿的冬瓜、黄瓜等。

4. 食疗方剂

① 取绿豆10g、赤小豆10g、黑豆10g、生甘草3g，把三种豆子洗净，加水浸泡1h后与甘草一同放入锅内，加水适量，煮沸后改用小火，煮至熟透当饮料喝。

② 取鲜香菜150g、鲜胡萝卜200g、栗子15g、鲜荸荠100g，分别洗净后切碎，一同放入沙锅内，加水适量，煎沸后去渣取汤。

③ 赤小豆适量煮汤代茶饮，或加适量水，慢火煮粥食用。

④ 冬瓜皮30g或冬瓜子15～30g，水煎汁，加冰糖饮用。

⑤ 百合10g、杏仁6g、赤小豆60g，煮粥食用，连服数日。

⑥ 鲜梨1个，切成薄片，放在冰镇凉开水内，浸数日，经常饮用。

九、麻疹

麻疹是一种由麻疹病毒引起的具有高度传染性的急性出疹性传染病。临床以发热、结膜炎、流泪畏光、麻疹黏膜斑和全身斑丘疹、疹退后有糠麸样脱屑及棕色色素沉着为其特征。患者为唯一传染源。一般认为出疹前后 5 天均有传染性。患者咳嗽、打喷嚏时，病毒随飞沫排出，直接到达易感者的呼吸道或眼结膜而致感染。间接传播很少。未患过麻疹、也未接种麻疹疫苗者均为易感者。病后有较持久的免疫力。本病的潜伏期为 10～14 天。

1. 临床特点

本病临床表现上的典型经过分为三期，即前驱期、出疹期和恢复期，各期表现如下。

（1）前驱期　又称出疹前期，持续 2～4 天，但体弱、重症或滥用退热药者可延至 7～8 天。主要表现为上呼吸道炎症，急起发热，咳嗽、流涕、打喷嚏、畏光流泪、结膜充血、眼睑水肿。咳嗽逐日加重。少数患者病初 1～2 日在颈、胸、腹部出现风疹样或猩红热样皮疹或荨麻疹，数小时即退。

（2）出疹期　于病后第 4 日左右开始出疹，一般持续 3～5 天。皮疹首先开始于耳后发际，渐及前额、面颈、躯干与四肢，待手脚心见疹时，则为"出齐"或"出透"。皮疹初为稀疏淡红色斑丘疹，直径 2～4mm，逐渐皮疹增多，融合呈卵圆形或不规则形，疹间可见正常皮肤，皮疹出透后转为暗棕色。病情严重时，皮疹可突然隐退。本期全身中毒症状加重，体温高达 40℃，精神萎靡、嗜睡，面部水肿，皮疹，眼分泌物增多，甚至眼睑粘连不易睁开，流浓涕，常称为麻疹面容。

（3）恢复期　皮疹出齐后，中毒症状明显缓解，体温下降，1～2 天降至正常。精神、食欲好转，呼吸道炎症迅速减轻，皮疹按出疹顺序消退并留有糠麸样细小脱屑及淡褐色色素沉着，以躯干为多，1～2 周退净。无并发症的典型麻疹全程为 10～14 天。

2. 治疗原则

① 患者应在家隔离、治疗至出疹后 5 天。有并发症患者应住院隔离治疗，隔离期延长 5 天。

② 保持室内温暖及空气流通，保持皮肤及眼、鼻、口、耳的清洁，用温热水洗脸，生理盐水漱口；用抗生素（红霉素）眼膏或（氯霉素、诺氟沙星）眼药水保护眼睛，防止继发感染。

③ 对症治疗。

④ 治疗肺炎、喉炎、心血管功能不全等并发症。

3. 营养治疗

饮食宜清淡，要食用易消化而又富含营养的流质或半流质食物。要多喝温开水或米汤，或用新鲜鲫鱼或鲜虾炖汤也可使麻疹透发。3～4 天后，患儿麻疹出齐时，要防止肺炎的发生，注意给患儿保暖，选用流质膳食，饮食以牛奶、豆浆、稀粥为主，每天 6～7 餐。10 天以后，患儿已恢复正常，可食用少渣软食，每天 3 餐，再加 1～2 次点心。在恢复期间，除少吃油腻、生冷、酸辣的食品外，不必忌口，因为长期的忌口会导致小儿营养不良。

4. 食疗方剂

（1）竹笋鲫鱼汤　鲜竹笋 150g，活鲫鱼 300g，香菜 50g，精盐、味精、植物油适量。鲫鱼去鳞、内脏、鱼鳃，洗干净。鲜竹笋去皮，先切片再切成丝，洗干净，在沸水中煮一会儿。取锅置火上加入植物油，放入鲫鱼略煸一下，加水适量以大火烧开，熬之汤浓白时，把鱼捞出（也可不捞同食），放竹笋煮 10min，加精盐、味精、香菜调味即可食用。可分数次食用。此膳有益气清热的功效，对麻疹、风疹、水痘初期均有辅助治疗作用。

（2）百合绿豆汤　百合、绿豆各 100g，冰糖适量。将绿豆洗净，百合掰成瓣洗净。锅里加水适量烧开，把绿豆放入锅里煮25min，再加百合煮熟，放冰糖即可食用。此膳有清热透疹、消肿胀的功效，对麻疹恢复期有辅助治疗作用。

第十四节　妇产科疾病与营养

一、妊娠剧吐

1. 临床特点

妊娠剧吐是一种妊娠早期的正常反应。现代妇产科学研究认为：女性妊娠之后，胎盘即分泌出绒毛膜促性腺激素，抑制了胃酸的分泌，使消化酶的活力大大降低，从而影响孕妇的食欲和消化功能。这时，孕妇就会出现恶心、呕吐、食欲缺乏等症状。一般孕妇表现为晨吐，在妊娠40～80天这段时间里，早晨空腹时有轻度的恶心呕吐，以后自然消失，也有的会持续一段时间不思饮食。但一些学者研究认为，孕妇晨吐实为排毒，是避免有害物质侵害的一种积极反应。妊娠20～60天内，正是胚胎组织细胞分化形成器官的旺盛期，这段时间，孕妇特别敏感，嗅觉也特别灵敏，对于某些食物的气味、味道都会引起恶心。也有研究者发现，此时，食物在孕妇胃部停留的时间延长了，一旦有微量有害物质，则"一吐为快"，以保障胚胎健康生长。正常情况下，在妊娠约12周前后呕吐会自然消失，不需特殊处理。

2. 治疗原则

① 精神安慰，解除思想顾虑，保持心情安定与舒畅。

② 保证充足睡眠，严重者卧床休息。

③ 注意饮食卫生，调整饮食，给予患者喜欢、富于营养、易于消化的食物。

④ 居室尽量布置得清洁、安静、舒适。避免异味的刺激。呕吐后应立即清除呕吐物，以避免恶性刺激，并用温开水漱口，保持口腔清洁。

⑤ 为防止脱水，应保持每天的液体摄入量，平时宜多吃一些西瓜、甘蔗、水果等。

⑥ 重者采取镇静止吐治疗、输液治疗、纠正水及电解质失衡和酸中毒情况。重症者久治不愈应终止妊娠。

3. 营养治疗

孕期饮食以清淡可口为宜，忌油腻，多吃含钙、铁、锌等微量元素和维生素丰富的食物。有些妇女妊娠期爱吃酸性食物，这是由于酸性食物能够刺激胃液分泌，提高消化酶的活力，促进胃肠蠕动，增加食欲，有利于食物的消化吸收，对孕妇早期恶心、呕吐的症状会有不同程度的改善。但是，孕妇在选食酸性食物时也应讲究科学，如人工腌制的酸菜、醋制品，有些营养成分基本遭到破坏，而且有些腌制食品还含有致癌物亚硝酸盐等，食后对母体、胎儿健康均不利；市售山楂片虽然酸甜可口，但会加速子宫收缩，甚至引起流产，故孕妇不可多吃；孕妇最好多选择番茄、杨梅、石榴、樱桃、葡萄、橘子、苹果等新鲜的水果，它们不但香味浓郁，而且营养丰富。同时可选用一些食疗方，减轻妊娠呕吐，保持妊娠期精神的愉快和营养的充足。

4. 食疗方剂

(1) 甘蔗姜汁　鲜姜汁1汤匙、甘蔗汁1杯，共调匀，加热温服。

(2) 鲜姜饮　鲜姜15g、萝卜子15g、柚皮15g。用水一碗，煮成半碗后服食。

(3) 生姜韭菜饮　鲜姜200g、韭菜200g、白糖适量。将韭菜、生姜切碎，捣烂取汁，用白糖调匀饮汁。本方用于治疗妊娠后恶心呕吐、不思饮食之症。

（4）生姜茯苓饮　生姜12g、茯苓12g、半夏6g，用水煎服。

（5）老姜柚子皮　老姜9g，柚皮18g。姜切成片，和柚皮一起入锅，加一杯水，待煮至半杯水的量，取出残渣，等凉后再食用。

（6）鸡蛋白醋汤　鸡蛋1个、白糖50g、米醋100g。加水适量同煮，熟后吃蛋喝汤，每日2次。

（7）姜豆汁　生姜5g、绿豆10g、扁豆15g、刀豆15g，煎水代茶。

二、妊娠高血压综合征

妊娠高血压综合征（简称妊高征）是孕产妇特有的一种全身性疾病，严重威胁母婴安全，是引起孕产妇和围生儿死亡的主要原因。本病多发生在妊娠20周以后至产后2周，发病率可高达10％左右。年轻的初孕妇及高龄初产妇，家族中有高血压或肾炎、糖尿病病史者，多胎妊娠、羊水过多、葡萄胎患者和营养不良、重度贫血者等易患。同时寒冷季节、气压升高时发病增多。

1. 临床特点

本病临床上表现为高血压、水肿、蛋白尿，严重的出现头晕、头痛、视觉障碍、上腹不适、胸闷、恶心呕吐等，甚至死亡。

2. 治疗原则

① 提高产前检查及处理，可使本病引起的孕产妇死亡率明显降低。

② 根据其好发因素以及病理生理变化特点，采取解痉、降压、利尿及适时终止妊娠等原则治疗。

3. 营养治疗

本病在营养治疗方面提倡三高一低饮食，即高蛋白、高钙、高钾及低钠饮食。

① 每日蛋白质摄入量为100g，应多吃鱼、肉、蛋、奶等优质蛋白质，但猪肉的蛋白质含量较低而脂肪含量较高，因此应调整以猪肉为主的肉食结构。

② 如果孕后期热量摄入过多、每周体重增长过快会增加妊娠高血压综合征的发病危险，因此孕妇摄入热量应以控制体重每周增重0.5kg为宜。同时应减少动物脂肪的摄入，由饱和脂肪酸提供的热量应低于10％。

③ 根据调查，妊娠高血压综合征孕妇血清锌的含量较低，膳食供给充足的锌能够增强身体的免疫力。同时补充维生素C和维生素E能够抑制血中脂质过氧化作用，有助于降低妊娠高血压综合征的反应。

④ 钠盐在防治高血压中发挥非常重要的作用，每天食入过多的钠，周围血管阻力增大，导致血压上升。中国居民膳食指南提出每人每天食盐用量不超过6g。因此妊娠高血压综合征妇女应严格控制钠盐的摄入，每天限制在3～5g为宜。同时也要回避所有含盐量高的食品，如调味汁、腌制品、熏干制品、咸菜、酱菜、油炸食品等。

三、妊娠水肿

妊娠水肿是一种生理性的水肿，是妊娠过程中常有的一种现象，分娩以后能自然消退。

1. 临床特点

妊娠性水肿在临床上表现为：妊娠后孕妇发生肢体面目水肿，同时伴有小便少、蛋白尿或其他症状，多只有脚部水肿，平卧后能消退又不伴有其他症状。

2. 治疗原则

① 适当进行轻微的运动，促进血液循环，如慢走等。

② 加强营养，保持心情舒畅。

3. 营养治疗

(1) 进食足够量的蛋白质　每天一定要保证食入如畜、禽、肉、鱼、虾、蛋、奶等动物性食物及豆类食物。这类食物含有丰富的优质蛋白质。贫血的孕妇每周还要注意进食 2～3 次动物肝脏以补充铁。

(2) 进食足量的蔬菜、水果　蔬菜和水果中含有人体需要的多种维生素，它们可以提高机体抵抗力，促进新陈代谢，还具有解毒、利尿等作用。

4. 食疗方剂

(1) 赤小豆炖鲫鱼　赤小豆 100g，鲫鱼 1 条（250g）。将鲫鱼去鳞、鳃及内脏洗净，赤小豆淘洗浸泡，共置于瓷罐内，加入少许作料，加水 500mL，隔水用旺火炖烂。分 2～3 次服食，7 天为一疗程。

(2) 鸭汤粥　鸭汤 1000g，粳米 50g。将粳米淘洗干净，与鸭汤一起放入锅内，用大火烧沸后，转用小火煮熟即可。每日 2 次，分成早、晚餐食用。

(3) 黑豆鲤鱼汤　黑豆 60g，鲜鲤鱼 1～2 条。先将鲤鱼去鳞、鳃及内脏，黑豆淘净浸泡后放入鲤鱼腹中，加水煎至烂熟，吃鱼喝汤。常食之有效。

(4) 鸭煮大蒜　老鸭 1 只，大蒜 5 颗。将老鸭宰杀后除毛去内脏，大蒜去皮填入鸭腹内，放入锅中，加水适量。置大火上烧沸，后用小火炖至鸭烂熟（不加盐或加少许糖）即成。分 3～5 次吃完，7～10 天为一疗程。

(5) 花生、大枣煮大蒜　花生 125g，大枣 10 个，大蒜 30g。将花生洗净润湿去衣，大枣洗净去核，大蒜洗净切片。把生油倒入锅内用旺火熬熟，再将大蒜下锅煎炒几下，取出转至煲锅中，然后倒入花生、大枣，并加水 1000mL，煮至花生烂熟即可。分 2～3 次服用，7～10 天为一疗程。

四、回乳

母乳不仅具有丰富的营养成分，还具有丰富的免疫物质，是刚出生宝宝最初抗病物质的重要来源，是宝宝的最佳食品。但随着宝宝的长大，各种辅食开始循序渐进添加，宝宝长到 10～12 个月时，基本可以进普通饮食了，不再需要妈妈的母乳。回乳便成了妈妈的头等大事。一般来讲，哺乳时间已达 10 个月至 1 年的大多数妈妈都可以正常回乳，但有些却不能正常回乳或回乳效果不佳，妈妈双乳肿胀，又不可再次吮吸，通常疼痛难忍。

1. 治疗原则

(1) 自然回乳　逐渐减少喂奶次数，缩短喂奶时间，同时应注意少进汤汁及下奶的食物，使乳汁分泌逐渐减少以致全无。

(2) 药物回乳　用各种回乳药物使乳汁分泌减少，西药一般是口服或肌内注射雌激素类药物，如口服己烯雌酚，或肌内注射苯甲雌二醇。如果顾虑西药的副作用，可以选择服用中药汤剂、食疗或外敷。

2. 营养治疗

回乳妇女日常可正常饮食，但在食物的选择上要注意应忌食那些可促进乳汁分泌的食物，如花生、猪蹄、鲫鱼、汤类等，否则将会事倍功半，甚至适得其反。

3. 食疗方剂

（1）回乳粥 粳米 100g，炒麦芽 30g，枳壳 6g，红糖适量。粳米淘洗干净，锅置火上，放适量清水，加入炒麦芽、枳壳煎煮、去渣，放入粳米煮粥，等粥熟后，加入红糖搅拌溶化即可。

（2）豆浆 300mL，砂糖 10g，加热炖服。每天 1 次，连续服用 3 天。

（3）淡豆豉 60g，食油、熟米饭适量，三者共同炒熟，调味服食，每天 1 份，连续服用 2～3 天。既可回乳，又可治疗断乳后乳胀。

五、乳汁分泌障碍与催乳

从营养学角度来讲，应该在全社会提倡母乳喂养。但由于生理的或病理的原因，很多哺乳期妇女乳汁都不能正常分泌，不能满足婴儿的需要。为了使更多的孩子能够得到母乳喂养，催乳就显得尤为重要。催乳是促进乳汁分泌的技术，通过科学有效的催乳方法能够很好地改善母亲因乳汁分泌障碍而导致的乳汁分泌不足的问题。

1. 营养治疗

哺乳期的妈妈每天饮食一般应包括：粮食 500～700g，蛋类 200g（4 个），肉类 200～250g，豆制品 50～100g，牛奶 250g，汤水 1000～1500mL，蔬菜 500g（其中绿叶菜不少于 250g）。产妇分娩后的食疗，也应根据生理变化特点循序渐进，不宜操之过急。尤其在刚分娩后，脾胃功能尚未恢复，乳腺开始分泌乳汁，乳腺管还不够通畅，不宜食用大量油腻催乳食品；在烹调中少用煎炸，多摄取易消化的带汤的炖菜；食物以偏淡为宜；回避会影响乳汁分泌的麦芽、麦乳精、啤酒等。

2. 食疗方剂

（1）鲤鱼粥 鲜鲤鱼（活的尤佳）500g，去鳞和内脏，切成小块与大米或小米一起煮粥。粥内不放盐，淡食。由于鲤鱼富含蛋白质，有开胃健脾、消除寒气、催生乳汁之功效。如果用鲤鱼 1 条（500～700g）煮汤（少许佐餐酱油，不宜放盐），吃肉喝汤，催乳效果也不错。

（2）鲫鱼汤 鲜鲫鱼一条约 500g，去鳞、内脏，加黄豆芽 60g 煮汤喝。每天两次，吃鱼喝汤，连服 3～5 天。或将鲫鱼一尾去鳞、内脏，猪蹄一只切成 6～8 块，一起放入锅中，加水炖至熟透，肉汤同吃。

（3）猪骨通草汤 猪排骨 500g，通草（药店有售）6g，加水 1000mL，熬 1～2h，熬成猪骨汤约一小碗，加入少许酱油，一次喝完，每日喝一次，连服 3～5 天。

（4）猪蹄通草汤 猪蹄 1 只，通草 3g，加水 1500mL，放入锅（沙锅为佳）内共煮，先用大火，水开后改小火，煮 1h，连续服 3～5 天。因猪蹄含丰富的蛋白质和脂肪，有较强的补血、活血作用；通草可利水，通乳汁。二者配伍，对产妇有康复身体、通乳之功效。

（5）黄花菜炖瘦肉 干黄花菜 25g，猪瘦肉 250g，煮或炖至熟烂食用。亦可用同量黄花菜与猪蹄 1 只共煮或炖至熟烂食用。

（6）花生大米粥 生花生米（带粉衣）100g，大米 200g，将花生捣烂后放入淘净的大米里煮粥。粥分两次（早午或早晚各一次）喝完，连服 3 天。花生米富含蛋白质和不饱和脂肪酸，有醒脾开胃、理气通乳的功效。粉衣有活血、养血功能。此粥对产妇产后血虚有一定疗效。

六、痛经

痛经是指女性在月经期前后或月经期间，出现下腹部痉挛性疼痛为主要特征，并有全身不适感，严重影响日常生活的一种症状。有关调查资料显示，痛经者占全国妇女人数的33.19%，其中轻度占45.73%，中度占81%，重度占13.55%。少女的原发性痛经占75%。国内外痛经发病率每年呈上升趋势，国外痛经发生率大大高于国内。

1. 临床特点

临床上将痛经分为原发性和继发性两种。经过详细妇科临床检查未能发现盆腔器官有明显异常者称原发性痛经，也称功能性痛经。继发性痛经则是指生殖器官有明显病变，如子宫内膜异位症、盆腔炎、肿瘤等。

2. 营养治疗

（1）适当多食含钾和镁的食物　如蜂蜜、牛奶等研究表明，钾对于神经冲动的传导、血液的凝固过程以及人体所有细胞的机能都极为重要，它能缓和情绪、抑制疼痛、防止感染，并减少经期失血量；镁能帮助大脑中枢神经冲动传导，可使神经激素作用的活性物质维持在正常水平。在月经后期，镁元素还能起到心理调节作用，有助于精神放松，消除紧张心理，减轻压力。

（2）适当多食含B族维生素较丰富的食物　如香蕉等B族维生素能够稳定情绪，帮助睡眠，使人精力充沛，并能减轻腹部疼痛。

（3）多吃富含ω-3系列多不饱和脂肪酸的食物，如鱼、鱼油等实验证明，ω-3多不饱和脂肪酸可改变体内调节性激素的结合球蛋白，进而减少引发痛经的物质合成，达到消炎、止痛和减缓痛经的效果。

（4）月经期间应尽量少食会产生胀气的食物　如胡萝卜、西瓜、洋葱等这些食物会使肠胃蠕动加快，带动子宫收缩；含盐量过多的食物会导致细胞水肿，也会使痛经加剧；而酒精会加速B族维生素的破坏及矿物质的流失，引起疲倦、抵抗力下降，易诱发经前综合征，这类食物在月经来前一周都应尽量避免食用。

3. 食疗方剂

（1）韭菜粥　用新鲜韭菜50g左右，洗净切细备用。先把粳米100g煮成粥，待煮沸后加入准备好的韭菜及少许油盐，同煮成粥即可食用。中医认为，韭菜具有温补肾阳的作用，因此它可以治疗肾阳不足所引起的痛经，可在月经前期尚未痛经时随意服用。但阳虚内热或身患疖肿及眼疾者不宜食用。

（2）黑豆蛋酒汤　黑豆60g，鸡蛋2个，黄酒或米酒100mL。将黑豆与鸡蛋加水同煮即可。

（3）姜艾薏苡仁粥　干姜、艾叶各10g，薏苡仁30g。将前两味水煎取汁，将薏苡仁煮粥至八成熟，入药汁同煮至熟。具有温经、化瘀、散寒、除湿及润肤的功效。

（4）山楂桂枝红糖汤　山楂肉15g，桂枝5g，红糖30～50g。将山楂肉、桂枝装入瓦煲内，加清水2碗，用文火煎剩1碗时，加入红糖，调匀，煮沸即可。具有温经通脉、化瘀止痛的功效。

（5）姜枣红糖水　干姜、大枣、红糖各30g。将前两味洗净，干姜切片，大枣去核，加红糖煎。喝汤，吃大枣。具有温经散寒的功效。

（6）姜枣花椒汤　生姜25g，大枣30g，花椒100g。将生姜去皮洗净切片，大枣洗净去核，与花椒一起装入瓦煲中，加水一碗半，用文火煎剩大半碗，去渣留汤。饮用，每日一剂。具有温经止痛的功效。

（7）韭汁红糖饮　鲜韭菜300g，红糖100g。将鲜韭菜洗净，沥干水分，切碎后捣烂取汁备用。红糖放锅内，加清水少许煮沸，至糖溶后兑入韭菜汁即可饮用。具有温经、补气的功效。

（8）山楂葵花子红糖汤　山楂、葵花子仁各50g，红糖100g。以上用料一齐放入锅中加水适量同煎或炖，去渣取汤。具有补中益气、健脾益胃、和血悦色的功效。此汤宜在月经来潮前3～5日饮用，止痛、美容效果更佳。

（9）月季花茶　夏秋季节摘月季花花朵，以紫红色半开放花蕾、不散瓣、气味清香者为佳品。将其泡水代茶，每日饮用。具有行气、活血、润肤的功效。

七、功能失调性子宫出血

功能失调性子宫出血是一种妇科常见病。凡月经不正常，经检查内、外生殖器官无器质性病变，如炎症、肿瘤、外伤及全身出血性疾病等，而是由神经内分泌失调所引起的异常子宫出血，称为功能失调性子宫出血。

1. 临床特点

正常月经周期有赖于中枢神经系统中的下丘脑-垂体-卵巢性腺轴系统的相互调节及制约。任何内外因素干扰了性腺轴的正常调节，均可导致子宫出血。临床上简称功血。表现为月经周期不规律、经量过多、经期延长或不规则出血。根据排卵与否，分无排卵型功能失调性子宫出血和有排卵型功能失调性子宫出血两种，前者最为多见，占80%～90%，主要发生在青春期及更年期，后者多见于生育期妇女。无排卵型功能失调性子宫出血临床表现可能闭经一段时间后发生出血，出血也可为无规律性，量的多少与持续及间隔时间均不定，有的仅表现经量增多、经期延长。大量出血时，可造成严重贫血。排卵型功能失调性子宫出血临床表现为有规律的月经周期，但周期缩短，或经前数日即有少量出血，经血量可无变化。

2. 治疗原则

主要以止血、促排卵、调整周期为主。对大量出血者，要求在24～48h内止血。

（1）一般治疗　解除患者思想顾虑，注意营养，纠正贫血。出血期间应避免精神紧张、过度劳累，防止感染。

（2）止血

① 刮宫术：刮宫术为已婚妇女最好的止血方法，刮宫后可使流血减少或停止，刮宫力求彻底干净。刮宫后第一次月经可能增加，应予以注意。

② 性激素止血：青春期功能失调性子宫出血多为无排卵型，以雌激素止血为主，如应用已烯雌酚治疗；育龄妇女功能失调性子宫出血常为黄体功能不全导致持续少量出血；更年期功能失调性子宫出血在刮宫排除子宫内膜恶变后，选用妇康片合并已烯雌酚，或三合激素1支肌内注射，24h血量仍未控制者应考虑有器质性病变。

③ 抗纤溶治疗。

（3）调整月经周期　常用的控制周期的方法有雌激素、孕激素序贯法，适用于青春期功能失调性子宫出血患者。

（4）促排卵治疗。

（5）中医针灸治疗。

（6）手术治疗　对年龄较大、贫血严重、药物或刮宫治疗无效，或经病理证明子宫内膜呈非典型增生者，可行子宫切除术。

3. 营养治疗

青春期功能失调性子宫出血属实热者，饮食宜以清淡易消化为好。

（1）补充足量蛋白质　因出血量过多，会引起贫血，故应补充优质动物性蛋白，如牛奶、鸡蛋、瘦肉、猪肝等。这些食物不仅含有人体所需的必需氨基酸，还含有丰富的维生素A、维生素 B_1、维生素 B_2、维生素 B_{12} 等，是治疗贫血的重要食物。

（2）多吃新鲜蔬菜和水果　如菠菜、番茄、胡萝卜、苹果、梨、香蕉、橘子、鲜枣等。这些食物不仅含有丰富的铁和铜，还含有叶酸、维生素C及 β-胡萝卜素等，对治疗贫血有较好的作用。

（3）青春期少女应多补充维生素和微量元素　对于青春期少女，因随着其身体发育，能量消耗很大，需要增加营养以满足身体发育的需要，除补充蛋白质外还应补充微量元素铁、铜、锌及维生素A、B族维生素、维生素C、维生素E等。这些营养素不仅是身体发育所需，而且是卵巢及性腺发育所需。供给充足的营养素，对促进卵巢发育、预防青春期功能失调性子宫出血的发生有重要作用。

（4）忌食刺激性食品及调味品　如辣椒、胡椒、葱、蒜、姜、酒等。刺激性强的食品会增加月经量。

4. 食疗方剂

（1）红糖木耳　木耳120g（水发），红糖60g。先将木耳煮熟，加入红糖拌匀，1次服完。连服7天为1疗程。

（2）猪皮胶冻　猪皮1000g，黄酒250g，红糖250g，将猪皮切成小块，放入锅内，加水适量，以小火煨炖至肉皮烂透、汁液稠黏时，加黄酒、红糖，调匀即可停火，倒入瓷盆内，冷却备用，随量佐餐食。具有滋阴养血、止血作用。

（3）玉米须猪肉汤　玉米须15～30g，猪肉250g。将以上两味同煮，待肉熟后食肉喝汤。每日1剂。

（4）乌梅红糖汤　乌梅15g，红糖30～50g。将乌梅、红糖一起入煲，加水一碗半，煎剩至大半碗，去渣温服。具有补血止血、美肤悦颜功效。

（5）大枣炖猪皮　大枣15～20枚（去核），猪皮100g。将猪皮刮净切成小块，大枣洗净去核，一起装入瓦砵内，加清水少量，隔水炖至猪皮熟烂即可。具有补脾和血、增加皮肤光泽及弹性功效。适用于治疗脾虚型崩漏及身体虚弱等症。

八、白带异常

白带是由子宫颈、子宫内膜及阴道黏膜分泌的正常分泌物，为来源于女性生殖道不同部位的各种不同物质成分所组成的混合物，由液体成分和细胞成分两部分组成。主要的液体成分是阴道壁的渗出物、宫颈管分泌的黏液以及由外阴的前庭大腺、汗腺和皮脂腺分泌的少量黏液；主要的细胞成分有阴道鳞状上皮细胞、少量宫颈管柱状上皮细胞，以及阴道内寄生的各种细菌。

1. 临床特点

正常白带呈白色、絮状，高度黏稠，不黏附于阴道壁，多沉积于后穹隆部，无腥臭味。白带异常又叫带下病，主要表现为白带量增多、感官性状和黏稠度改变、有腥臭味等，多为如滴虫阴道炎、真菌性阴道炎、非特异性阴道炎、老年性阴道炎等常见的阴道炎症引起。

2. 治疗原则

(1) 白带异常的预防　首先应节制房事，注意月经期、妊娠期和产褥期的卫生。平时应保持阴部的清洁，不洗公共盆浴。患有足癣的妇女，洗脚与洗外阴的毛巾、盆要分开使用。

(2) 治疗　积极治疗引起白带异常的阴道炎等其他病因。

3. 营养治疗

对白带异常患者的饮食应以清淡而富有营养的食物为宜，如小米、山药、豆制品、莲子、核桃、螃蟹、韭菜、芹菜等。

4. 食疗方剂

(1) 黑木耳红糖方　将黑木耳焙干，研末，用红糖水送服。每日 2 次，每次 2g。

(2) 冬瓜子冰糖方　冬瓜子 90g，冰糖 90g。将冬瓜子捣烂，加入冰糖，开水炖服，早晚各 1 次。

(3) 韭菜根鸡蛋方　韭菜根适量，鸡蛋 1 个，红糖 10g。将韭菜根洗净，水煎，调红糖煮熟后共食用。每日 1 剂，连服 7 天。

(4) 白扁豆方　取白扁豆 250g，将其炒黄，研末，每日 2 次，每次 6g，米汤送服。

(5) 山药莲子汤　将山药、去皮和心的莲子、薏苡仁各 30g，洗净后下锅，加水 500mL，用小火煮熟，即可食用。每天 1 剂，分 2 次服，5～7 天为 1 个疗程。

(6) 芹菜汤　将芹菜 250g 洗净切断，放锅中加水 700mL 烧煮，不宜久煎，沸后即可，酌情加少量调味品。每天 1 剂，分 2～3 次服食，10 天为 1 个疗程。

九、更年期综合征

更年期综合征是指妇女在围绝经期或其后，因卵巢功能逐渐衰退或丧失，以致雌激素水平下降所引起的以自主神经功能紊乱、代谢障碍为主的一系列症候群。

1. 临床特点

更年期综合征多发生于 45～55 岁，一般在绝经过渡期月经紊乱时，这些症状已经开始出现，可持续至绝经后 2～3 年，仅少数人到绝经 5～10 年后症状才能减轻或消失。更年期妇女约有 1/3 能通过神经内分泌的自我调节达到一个新的平衡状态而无症状，而 2/3 的妇女出现因性激素减少而导致的神经内分泌、心理和代谢变化，出现各器官的症状和体征的症候群。

2. 治疗原则

(1) 精神心理保健和全身疾病的防治　更年期妇女身心保健是全社会的任务。应加强社会卫生宣教和保健措施，开设保健咨询门诊，定期检查身体，积极防治更年期易患的身心疾病，早期诊治心血管疾病、骨质疏松症、内分泌代谢疾病和肿瘤。组织更年期妇女自我保健，以降低更年期综合征发生率。

(2) 用雌/孕激素替代治疗。

(3) 选用 α_2 受体激动药、β 受体阻滞药、镇静-抗焦虑药和抗抑郁药等药物进行治疗。

3. 营养治疗

(1) 能量　人到中年以后，基础代谢率逐渐下降，活动量逐渐减少，因而能量供应可适当降低，一般 40～49 岁可减少 5%，50～59 岁可减少 10%，60～90 岁可减少 20%。碳水化合物是人体最重要的能量来源，不能缺少，但也不能过多，以免增加体重。一般以五谷为主。

(2) 蛋白质 一般每日供给 0.7～1.0g/kg，特别是要注意补充高质量蛋白质，包括瘦肉、乳类、禽类、蛋类、豆类等。

(3) 脂肪 一般每天 65g 左右，少吃动物性脂肪，适当食用植物油。脂肪摄入过少时，会影响脂溶性维生素的吸收。

(4) 维生素 维生素具有广泛的生理功能，任何一种维生素都不可缺乏，应多吃新鲜水果、蔬菜等。

(5) 矿物质 对更年期女性来说，钙的摄入量应予足够重视，以减缓老年人常见的骨质疏松。铁对于造血有重要作用，不可缺少。近年来发现锌对性功能有补益兴奋作用，应注意摄取。

(6) 其他 胆固醇、盐和酒等应尽量减少，同时忌食辛辣和过于刺激的食物。

4. 食疗方剂

如头晕目眩，甚至耳鸣、烘热、出汗、口干心悸、血压升高等，可用以下饮食调治。

(1) 枸杞子百合粥 百合 40～50g，枸杞子 50～60g，粳米适量，三者均淘洗干净，放入炖锅，加适量水，熬煮成粥食用。有滋阴、养血、生津之功效。

(2) 何首乌粥 何首乌 20g（用布包好），大米适量。何首乌加适量水，下入炖锅熬成何首乌汁，去药包以何首乌汁与大米同熬制粥，服食。

(3) 黄芪炖母鸡 黄芪 50g，母鸡 1 只（约 1250g），炖熟分次服用。

(4) 当归炖羊肉 当归 30g，羊肉 500g。两者洗净，当归切段，羊肉切块，加适量水用炖锅以小火煨炖至熟。加适量调味品，分次吃完。

(5) 淡菜皮蛋粥 淡菜 20g，松花蛋 1 个，大米适量，文火煮粥服用。

(6) 核桃仁芡莲子粥 核桃仁 20g，芡实 15g，莲子 15g，大米适量，洗净，加水 900mL 煮粥，每晚 1 次，经常服食。

(7) 药膳鸡 仔鸡 1 只，黄精 30g，怀山药 60g，沙参 20g，加水适量，炖服。

第十五节　外科疾病与营养

一、外科营养治疗的重要性

外科手术作为创伤，可引起内分泌及代谢过程的改变，这些改变虽有利于机体对创伤的耐受，但也会导致体内营养物质的高度消耗。因此，术前患者有足够的营养储备，可以增加对手术和麻醉的耐受力。术后患者可有短期高营养消耗，如及时补充营养，尽快恢复正氮平衡，可减少术后感染及并发症的发生，并可使伤口迅速愈合。如患者长期得不到合理营养供应，则可发生严重的营养不良，影响临床治疗效果，甚至危及生命。因此，营养治疗在外科患者治疗中具有极为重要的作用。

1. 术前营养不良的主要原因

(1) 摄入不足 手术、创伤及感染时，患者常伴有消化道功能障碍，不能正常进食，或不能摄取足够的营养。特别是消化系统疾病常有食欲缺乏、疼痛、禁食或限制某些食物的供给等，可造成多种营养素缺乏引起的严重营养不良。

(2) 需要量增加 术后患者可有过度疲劳、发热、感染、甲状腺功能亢进症等情况，造成热量、蛋白质及维生素等多种营养素的需要量均增加，如不能及时补充，则可造成营养不良。

（3）消化吸收障碍　患食管癌、胃癌、幽门狭窄、呕吐、腹泻，及消化吸收功能低下或严重肝功能障碍的患者，可因碳水化合物、脂类和蛋白质的消化与吸收障碍，引起营养不良。

（4）丢失过多　消化道恶性肿瘤、溃疡性结肠炎、胃十二指肠溃疡等可引起慢性消化道出血，另外手术创面可有大量体液丢失，都会造成大量蛋白质丢失。

2. 蛋白质缺乏的影响

蛋白质不仅是组织生长更新和修补所必需的营养物质，而且是保持血浆渗透压和维持正常代谢的重要物质。外科患者常因疾病及手术治疗所引起的代谢紊乱而出现不同程度的蛋白质缺乏，使得蛋白质代谢呈负氮平衡。因此蛋白质营养对外科患者有特别重要的意义。

（1）血容量减少　麻醉和手术时，因失血或血流动力学改变，使蛋白质大量丢失，有效循环血容量降低。如果是已处于血容量低水平的患者，代偿能力很小，即使轻度变化也可能出现低血容量性休克。

（2）血浆蛋白减少　血浆蛋白减少，特别是血浆白蛋白下降可引起血浆渗透压下降，易出现细胞间水肿，术后有切口处水肿，影响切口愈合。如为肠吻合，可引起吻合口水肿发生梗阻，并影响吻合口愈合，严重时可发生吻合口瘘。

（3）免疫功能减退　蛋白质的缺乏患者，网状内皮系统功能减退，抗体形成有缺陷，易发生感染，一旦感染较难控制。

（4）伤口愈合延迟　蛋白质是组织修复的基本原料，营养良好的患者，术后机体处于负氮平衡期，伤口即开始愈合。而蛋白质长期或严重营养不良的患者，伤口愈合能力减退而推迟愈合，可发生切口裂开、感染，甚至长期不愈合。

（5）肝功能障碍　肝脏是体内物质代谢重要的器官，又是内、外源性毒物解毒及激素灭活场所。蛋白质-热量营养不良时，可影响肝功能及肝细胞的再生。较大手术后，肝脏负担加重，常出现暂时性肝功能减退，而蛋白质缺乏会加重术后肝功能障碍。

术后供给各种必需氨基酸应特别考虑支链氨基酸的供给，以满足糖原异生的需要，节约肌蛋白的消耗。伤口愈合和康复阶段，应给予丰富的优质蛋白，因伤口愈合特别需要含硫氨基酸、甘氨酸、赖氨酸和脯氨酸等。

二、术前营养状况改善

术前营养状况较差的患者，应根据病因设法改善。能口服者应尽量用口服方法予以补充营养，食欲缺乏或摄入量过少者，可考虑同时给予肠外营养，使患者营养状况最大限度地得到改善。贫血患者可适当输血。低蛋白、低氨基酸血症者，除输血外，可给予血浆、氨基酸、白蛋白等制剂。营养状况较差的患者，术前营养改善尤为重要，因为这关系到手术的成败和疾病的转归。通常术前最低标准为血红蛋白 90g/L、血清总蛋白 60g/L 以上。

1. 术前一般营养供给

（1）高热量、高碳水化合物　高碳水化合物饮食可供给充足的热量，减少蛋白质消耗，促进肝糖原合成和储备，防止发生低血糖，保护肝细胞免受麻醉药损害。此外还能增强机体抵抗力，增加热量储备，以弥补术后热量消耗。摄入热量不宜过多，以免引起肥胖，对手术和恢复产生不利影响。

（2）高蛋白质　外科患者必须供给充足蛋白质，供给 $100\sim150g/d$，或按每天 $1.5\sim2g/kg$ 供给。因防止患者因食欲差，摄入量少，蛋白质缺乏使血浆蛋白下降，引起营养不良性水肿。对术后伤口愈合及病情恢复不利。给予高蛋白饮食可纠正病程长引起的蛋白质过度消耗，减少术后并发症。

（3）高维生素　维生素 C 可降低毛细血管通透性，减少出血，促进组织再生及伤口愈合。维生素 K 主要是参与凝血过程，可减少术中及术后出血。B 族维生素与碳水化合物代谢关系密切，缺乏时代谢障碍，伤口愈合和失血耐受力均受到影响。维生素 A 可促进组织新生，加速伤口愈合。因此，应及时补充足够的维生素。

2. 术前特殊情况营养供给

（1）高血压　临床药物治疗的同时，应给予低盐、低胆固醇饮食，待血压稳定在安全水平后再手术，以防术中出血过多。

（2）贫血、低蛋白血症及腹水　有贫血、低蛋白血症及腹水时，除给予输血、血浆及白蛋白外，饮食应补充足够蛋白质及热量。

（3）糖尿病　除给予胰岛素外，术前应调整饮食供给，使血糖接近正常水平，尿糖定性转为阴性。手术应激时，糖尿病患者血糖更易升高，且容易引起伤口感染，影响愈合。

（4）胃肠道手术　术前 $2\sim3$ 天给予少渣半流质饮食，术前 1 天给予流质。也可在术前 5 天给予要素饮食，既保证热量及各种营养素的供给，避免进食流质引起营养不足，又减少食物残渣及肠道内粪便积聚和细菌数量，降低术后感染发生率。

（5）肝功能不全　术前给予高热量、高蛋白质、低脂肪饮食，充分补充各种维生素，促进肝细胞再生，改善肝功能，增加抵抗力。

总之，凡需要手术者，应按不同病情做好术前营养治疗，对手术成败及术后恢复均有益。

三、术后营养代谢及供给

外科手术对机体是一种创伤，其实伤程度与手术大小、部位深浅及患者身体素质有关，一般手术都有失血，术后有发热、感染、代谢紊乱、食欲减退、消化吸收功能降低、大便干结等；有些还可能发生严重并发症，较大手术后可出现肠麻痹、腹胀和肾功能障碍。因术中失血、或创面渗出，蛋白质丢失及术后分解代谢增加，常有负氮平衡。

1. 术后内分泌变化对代谢的影响

创伤后机体在损伤部位疼痛刺激和精神因素影响下处于应激状态，儿茶酚胺、甲状腺素、生长激素、肾上腺皮质激素及抗利尿激素等均升高。

（1）蛋白质代谢　术后肌蛋白分解明显加强，以提供氨基酸以重新合成蛋白质，包括代谢所需的各种酶类、抗体、免疫球蛋白等。蛋白质分解代谢增加，尿氮排出量明显增多，蛋白质代谢为负氮平衡。大手术后氮损失持续时间较长，需要一定时间才能恢复，且手术创伤后总氮丢失量与创伤严重程度成正比，故手术创伤越严重，负氮平衡程度越大，持续时间越长。

（2）碳水化合物及脂肪代谢　术后儿茶酚胺升高，可强烈地抑制胰岛素分泌及其发挥作用，造成胰岛素相对或绝对缺乏。同时糖皮质激素、肾上腺素及生长激素可促使胰岛 A 细胞分泌胰高血糖素，促使糖原异生及分解，出现血糖增高及糖尿，临床上称之为应激性糖尿病。

损伤后因肾上腺素、胰高血糖素、糖皮质激素等协同作用可加强脂肪动员，促使脂肪组织分解代谢增强，血中游离脂肪酸及甘油浓度升高，脂肪酸氧化供能，损伤后热量70%～80%来源于脂肪。当机体处于正氮平衡后，营养供给充裕时，脂肪分解速度减慢，待脂肪量增加到术前体重时，患者基本完全康复。

（3）钾钠变化　在较大手术及外伤后，尿氮丢失的同时尿钾排出明显增加，排出多少及持续时间长短随创伤严重程度而异。术后康复阶段，补充蛋白质同时应补充钾，以维持钾氮正常比例。术后初期尿钠显著减少，与氮和钾变化相反，为一时性正平衡，到利尿期为负平衡，但很快恢复正平衡。

2. 饥饿对代谢的影响

饥饿时机体可发生多种代谢变化，以适应外源性营养物质缺乏。有些外科手术患者，如胃肠道肿瘤患者，术前已经饿数日甚至数月，对机体影响很大。健康成人不限水完全饥饿，约24h糖原才耗竭。而手术或创伤8～12h就耗竭。无内科疾病，接受一般手术患者，术后1～2天，在胃肠道功能未恢复以前，给葡萄糖盐水能减轻机体消耗。总之，对不能进食患者，不能任其饥饿，持续饥饿除引起内分泌及代谢变化外，还将导致营养不良，进而影响免疫功能和伤口愈合。

3. 麻醉对代谢的影响

不同麻醉药对机体内分泌和代谢的影响是不一样的。乙醚麻醉促使血液儿茶酚胺含量升高，而巴比妥类药物则有抑制肾上腺分泌的作用。芬太尼在一定剂量范围内，血儿茶酚胺无明显变化，故目前临床上多以芬太尼为主，辅以安定药和肌肉松弛药进行静脉复合麻醉。

不同麻醉方法对机体影响也不同，通常全身麻醉影响较大，而局部或区域性阻滞麻醉影响较轻。部分病例观察发现全身麻醉者血浆儿茶酚胺类、血糖均明显升高，而持续硬膜外麻醉无明显变化或变化轻微。目前认为持续硬膜外麻醉和以芬太尼为主的安定镇痛麻醉，对休克及危重患者是减轻术中代谢及术后负氮平衡的有效方法。

4. 术后的营养需要

（1）热量　手术或创伤均可导致机体热量消耗，术后患者必须增加热量供应。热量供应包括基础代谢、活动消耗及疾病应激时的热量，见表4-12。

表4-12　不同手术或创伤时应激系数

手术或创伤	应激系数
外科大手术	1.0～1.1
外科小手术	1.1～1.2
骨折	1.20～1.35
挤压伤	1.15～1.35
复合伤	1.6
脑外伤	1.6
感染（轻度）	1.0～1.2
感染（中度）	1.2～1.4
感染（重度）	1.4～1.8
烧伤（<20%）	1.00～1.50
烧伤（20%～39%）	1.50～1.85
烧伤（>40%）	1.85～2.00

基础热量消耗（BEE）

男 $BEE=66.47+13.75×体重(kg)+5.00×身高(cm)-6.76×年龄(岁)$　　　(4-2)

女 $BEE=655.10+9.56×体重(kg)+1.85×身高(cm)-4.68×年龄(岁)$　　　(4-3)

全天热量消耗$=BEE×活动系数×应激系数$　　　(4-4)

活动系数：卧床为1.2，轻度活动为1.3。

此外，可根据营养补给方式，计算24h热量需要：

肠外营养(合成代谢)$=1.75×BEE$　　　(4-5)

经肠营养(合成代谢)$=1.50×BEE$　　　(4-6)

经肠营养(维持)$=1.20×BEE$　　　(4-7)

（2）碳水化合物　碳水化合物是供给热量最经济最有效的营养素，是热量的主要来源。体内某些组织如红细胞、周围神经、创伤愈合所需的成纤维细胞和吞噬细胞，均利用葡萄糖作为主要热量来源。如果摄入碳水化合物过低，则蛋白质会作为提供热量的物质而被消耗，对患者恢复也不利。因此，术后患者应补充足够碳水化合物，而且碳水化合物易消化吸收，对术后消化功能欠佳者尤为适宜。

（3）脂肪　维生素A、维生素D、维生素E、维生素K等脂溶性维生素随脂肪一起吸收，而且适量脂肪可改善食物风味，故饮食中应还有一定脂肪，占总热量20%～30%为宜。但胃肠功能不好及肝胆胰疾病时，摄入量应结合病情而降低。长时间依靠完全肠外营养患者，应选择中链甘油三酯，而不选长链甘油三酯。因为前者较后者易于消化吸收，可直接进入门静脉，无需经乳糜管、淋巴系统至肝脏，也易于氧化分解代谢。

（4）蛋白质　蛋白质是更新和修补创伤组织的原料，缺乏可引起血容量减少，血浆蛋白降低，血浆渗透压下降，创口愈合能力减弱，免疫功能低下及肝功能障碍等。术后患者应给高蛋白饮食，以150g/d左右为宜，并注意蛋白质的质和量。

（5）维生素　维生素与手术和创伤愈合有着密切关系。营养状态良好的患者，术后脂溶性维生素供给无需太多，水溶性维生素则以正常需要量2～3倍较为合适。维生素C是合成胶原蛋白的原料，是创伤愈合所必需的营养素，术后宜1～2g/d。B族维生素与碳水化合物代谢有密切关系，对伤口愈合和失血耐受力都有影响，创伤和术后需要量均有所增加，每天供给维生素B_1 20～40mg，维生素B_2 20～40mg，维生素B_6 20～50mg，维生素B_{12} 0.5mg。脂溶性维生素过多则易出现毒性作用，并且在肝脏中有贮存，因此对营养状态良好的患者，术后一般不作额外补充。骨折患者应适当补充维生素D_3，以促进钙、磷代谢，有利于骨折愈合。肝胆外科患者，如有阻塞性黄疸或肠道术前用抗生素改变肠道菌群者，肠道细菌合成维生素K减少，会影响凝血酶原形成，因此应适当补充维生素K。

（6）矿物质　矿物质是维持正常生理功能和代谢不可缺少的物质，创伤和术后随着尿氮丢失，一些元素的排出量增加。排出多少及持续时间长短因创伤严重程度而异，术后及康复期应注意适当补充。特别注意补充钾，因为缺钾常见于慢性消耗性疾病、营养不良及长期负氮平衡和胃肠液丢失者，应结合血生化测定进行补充。

四、术后营养治疗

1. 口腔手术后的营养治疗

口腔外科疾病包括唇、腭裂、口腔肿瘤、上下颌骨骨折、口腔及附近组织的疾病。口腔的消化功能主要是分泌唾液、磨碎食物，起初消化作用。所以当口腔发生疾病时，各种功能不能正常进行，影响正常进食，因此饮食的配置必须细软、无需咀嚼、易吞咽消化而且要有足够的营养素。热量供给每天 0.17～0.21MJ/kg，蛋白质 1.2～1.5g/kg，脂肪 1～2g/kg。肿瘤或手术前后接受放射治疗的患者，均应增加蛋白质及热量的供给。

(1) 口腔饮食种类

① 口腔流质：用于额面部外伤、骨折及术后不能张口等的患者，进流质时间较长时应注意热量及营养补充。营养供给不足应增加混合奶、匀浆饮食或要素饮食。

② 口腔厚流质：用于张口受限、口腔溃疡、拔牙及扁桃体术后，为常用的口腔疾病治疗饮食。应用时间较长时需供给足够热量，全天总热量为 2000kcal 左右，每天 4 餐，除 3 餐主食外另加 1 餐牛奶。食物品种宜多样化，且细软易消化，如菜泥、肉泥、肉蓉、碎面条、蛋花粥、蒸蛋羹、厚藕粉等。

③ 口腔软饭：适用于老年病人或拔牙患者，可进食烂米饭、面条、厚粥、馄饨、炒嫩蛋、蒸蛋、肉丸、鱼丸、菜泥、牛奶等。不宜吃硬饭、大块肉类、油煎炸、食物纤维多及刺激性食物。每天供给热量 40～50kcal/kg，蛋白质 1.2～1.5g/kg。

(2) 进食方法

① 口服：术后进食对伤口无影响者均可采用口服，但应注意口腔清洁，预防伤口感染。口服困难者可用橡皮管吸入。

② 鼻饲：常用于口内外贯通伤、下颌骨切除行植骨者及口内植皮患者。将各种营养液经鼻胃管持续滴注或定时定量注入，需保持伤口清洁，以利于愈合。

2. 扁桃体切除术后的营养治疗

扁桃体切除是耳鼻喉科常见手术。术后唾液中常常带血丝，可持续 4～5 天。采用局部麻醉患者，术后 4h 即可给予冷牛奶、藕粉、冰淇淋等。术后应多饮冷开水，以保持口腔和咽部清洁。采用全身麻醉患者，待完全清醒后，方可进食。术后忌食过咸、过酸流质，因其易刺激创面，引起疼痛。也不宜用过热的食物，以免使伤口血管扩张不利于止血。一般术后 1～2 天即可改为半流质饮食或软饭。

3. 全喉切除术后的营养治疗

全喉切除术后，正常发音和吞咽功能丧失。术后可采用鼻饲营养，给予混合奶、匀浆饮食及要素饮食，热量为 2500kcal/d，蛋白质 80～100g/d。一般鼻饲饮食 2 周左右。拔除鼻饲管后，如伤口愈合良好，应鼓励患者进行口服饮食的锻炼，因全喉切除术后易出现误咽和吞咽困难，但通过数月进食锻炼，90% 以上患者吞咽功能可以恢复。进食锻炼时，宜食细软易消化食物，避免油煎炸及坚硬的食物。

4. 腹部一般手术后的营养治疗

腹部术后饮食与手术种类、大小、时间长短、有无并发症等有着密切关系。阑尾、子宫切除等对胃肠道影响较小，术后第一天即可进食咸流质，如鸡蛋汤、蒸蛋羹、咸米汤等，术后 2～3 天即可进食半流质，但尽量少给牛奶、豆浆及过甜的流质，以免加重腹胀。因腹部手术后肠蠕动减慢，加之卧床休息，多给产气食物易引起肠胀气而增加伤口疼痛及不适。

5. 肝胆术后的营养治疗

肝胆手术后可有肝功能低下、胆汁分泌减少、脂肪代谢紊乱等影响，故应控制脂肪摄入量。术后早期对植物油也应限制，否则可引起腹泻。应给予低脂清流质，以碳水化合物为主，如蛋清汤、肝泥汤、米汤、藕粉、果汁、桂圆汤等。当肝胆行较复杂的手术后可引起胃肠功能紊乱，此时宜选用静脉营养使胃肠得到充分休息，待病情好转后可给予低浓度要素膳口服、鼻饲或空肠造口滴注，然后根据情况逐渐增加浓度和量。热量供给应大于2000kcal/d，蛋白质为80g/d，脂肪适量，既可以防止消化不良及腹泻，又有利于补充各种营养素，促进机体早日康复。以后给予低脂半流质饮食，同时减少要素膳用量，逐渐过渡到完全口服饮食。

6. 胃肠道大手术后的营养治疗

胃肠道大手术一般在术后72h即可给予少量清流质，以后逐渐改为普通流质和半流质。术后特别是食管与十二指肠或空肠吻合术后，吻合口常有黏膜水肿，所以食物必须稀薄、易通过。残渣多的食物易刺激吻合口，加重吻合口炎症及水肿，故必须根据病情变化调整饮食，如已发生吻合口瘘，应改为空肠造口补充营养，可用要素饮食及静脉营养，使瘘口能自行愈合。

（1）胃切除后的代谢改变 全胃切除后普遍存在进食后排空快，摄入量减少。此外，全胃切除后胃酸、胰液、胆汁分泌降低，消化吸收能力也随之下降。由于胃酸缺乏，使铁及维生素 B_{12} 吸收障碍，易引起贫血。消化酶缺乏以及肠内容物与酶混合较差，使脂肪、碳水化合物及蛋白质消化吸收均受到影响。脂肪吸收率降至摄入量的30%，而正常人在90%以上；由于脂肪吸收率降低使脂溶性维生素吸收也受到影响，蛋白质未完全消化吸收即被排出体外，故粪便中脂肪及氮排出量增加，引起负氮平衡，表现为消瘦、贫血及体重下降等。

（2）胃切除术后的常见并发症

① 残胃滞留：胃大部分切除或迷走神经切断后，残胃张力减退，排空障碍，常有胃滞留现象。患者食欲减退，可引起呕吐。经胃肠减压、禁食及输液等保守治疗可自行恢复。

② 术后梗阻：因部位不同可分为吻合口梗阻、输入段梗阻及输出段梗阻。吻合口梗阻主要表现为进食后上腹饱胀、呕吐，吐出食物多无胆汁。部分因吻合口过小所致，较多见胃肠吻合口排空障碍，是功能性梗阻，与残胃松弛无力、吻合口水肿和输出段肠麻痹、功能紊乱等有关。常用禁食、胃肠减压、输液等非手术疗法，数日后即可自愈。输入段梗阻见于胃空肠吻合术后，常有餐后饱胀不适，疼痛、恶心、呕吐，多为不完全性，多在餐后30min左右出现症状。因进食后，胆汁、胰液等分泌增多，输入段肠蠕动加强，使内容物排入胃内而引起呕吐，呕出大量带胆汁液体后症状即消失。可根据梗阻原因及程度采取相应手术或非手术治疗。输出段梗阻大多为粘连、大网膜水肿或坏死、吻合口渗漏形成炎性肿块压迫、横结肠系裂孔在胃壁上固定不牢固而脱落套压于空肠上而引起，保守治疗无效时应立即手术治疗。

③ 倾倒综合征：胃部分切除后，胃容量缩小，幽门括约肌功能丧失，大量高渗性食物迅速进入小肠内，吸收细胞外液到肠腔内，循环血容量急剧减少，同时血清钾降低。另外，大量食物迅速进入肠道，致肠道突然膨胀，高渗食物吸收肠壁液体进入肠道使之更膨大扩张，肠蠕动剧烈，刺激腹腔神经丛引起症状。典型症状多在术后1～3周正式用餐时发生，多在进甜食后10～20min发生上腹部饱胀不适、恶心、呕吐、心悸、出汗、头晕、乏力、发热、肠鸣和腹泻，持续15～60min，饭后平卧可减轻症状。预防应注意手术时避免切胃过多，吻合口过大，开始进食时应少量多餐，避免过甜过浓的饮食。

④ 餐后低血糖症：一般餐后2～3h发生，表现为乏力、头晕、心慌、出汗、颤抖、嗜睡等。常因食物迅速进入空肠，葡萄糖过快吸收，血糖呈一时性突然升高，刺激胰岛素分泌，当血糖下降后，胰岛素仍持续分泌，于是出现低血糖。要注意调节饮食，少量多餐，症状发生时，稍进饮食即可得以缓解。

（3）营养治疗原则　胃大部或全胃切除术后既要补充营养，又要结合患者对饮食的耐受情况，区别对待，切不可强求一律。

① 少量多餐：每天5～6餐，每次进流质100mL左右，不宜过饱。开始1～2天给予清流质，以后逐渐改为稠流质。随病情逐渐好转，改为少渣半流质，每餐主食50～100g，每天5～6餐，以后可逐渐加量。定时定量进餐，有利于消化吸收，并可预防倾倒综合征和低血糖症。

② 热量足够：总热量摄入量是决定胃切除术后能否顺利恢复的关键。一般完全卧床患者所需热量约为基础代谢的1.2倍，起床活动者加25％以上，体温每升高1℃代谢率增加13％。胃切除术后早期热量摄入不足，体内脂肪及蛋白质分解以提供热量，从而引起尿氮增加、负氮平衡及体重下降，所以胃切除术后早期应静脉补充葡萄糖、氨基酸、脂肪乳剂及维生素等。随着患者肠功能恢复逐步过渡到口服饮食为主。

③ 碳水化合物为主：碳水化合物易消化吸收，是热量的主要来源。禁食时肝内糖原迅速变为葡萄糖供给热量。由于糖原贮存量少，机体很快将贮备糖原耗尽。这时，机体主要动员脂肪分解以满足机体热量需要。饮食碳水化合物应适当控制，否则易引起高渗性倾倒综合征。供给以300/d左右为宜。

④ 脂肪适量：视病情而定，无腹泻每天可供给1～2g/kg，且应供给易消化吸收的脂肪，如植物油、奶油、蛋黄等。蛋黄中的脂肪易消化吸收，吸收率可达93％以上，一般不引起腹泻。有少数患者胃切除术后，由于胆汁和胰液的分泌减少，脂肪的消化吸收发生障碍，可引起脂肪痢，此时应减少饮食脂肪供给量。

⑤ 高优质蛋白质：胃切除术后由于胃酸及胰液分泌相对减少，造成胰蛋白酶的缺乏，加之肠蠕动加剧，部分蛋白质不能被吸收。因此，胃切除患者应补充高蛋白质饮食，每天供给1～2g/kg，选择易消化、必需氨基酸含量高且种类齐全、生物价值高的食物，如鸡蛋、鱼、虾、瘦肉、豆制品等。

⑥ 充足维生素和矿物质：胃切除术后可发生不同程度消化吸收障碍，尤其是维生素A、维生素C及B族维生素和铁等微量元素。故饮食应注意补充，以预防贫血及各种维生素的缺乏。

⑦ 饮食安排：选择黏稠的排空较慢及少渣易消化的食物，可延长食物通过小肠的时间，促进食物的消化吸收。如进食汤类或饮料，应注意干稀分开，并尽量在餐前或餐后35～45min进食汤类，以预防食物过快排出影响消化吸收。另外，进食时应采取平卧位或进餐后侧卧位休息以延长食物的排空时间，使其完全消化吸收。

7. 广泛肠切除后的营养治疗

（1）正常小肠的消化吸收功能　消化作用主要依靠胰腺分泌的消化酶，小肠分泌的消化酶可补充胰液消化酶的不足，完成肠内消化。小肠是吸收已消化食物的唯一场所。此外，还能吸收水、矿物质、维生素及药物等。吸收作用虽然开始于十二指肠远端，但主要是在空肠上段完成，无需消化的葡萄糖、铁及水溶性维生素在该段迅速吸收。回肠的吸收作用比空肠缓慢得多，凡未被空肠完全吸收的营养素，特别是脂肪均由回肠吸收。回肠的贮备功能甚为重要，如果切除包括回盲瓣在内的回肠，可引起严重营养障碍。

① 蛋白质消化吸收：蛋白质消化在胃中进行，多以大分子多肽形式进入十二指肠，经胰蛋白酶进一步水解。蛋白质吸收主要通过两种特异氨基酸转移系统，转运游离氨基酸及独立的未水解肽。在正常情况下，食物蛋白90％在小肠吸收。

② 碳水化合物消化吸收：食物淀粉经淀粉酶水解成糊精和多糖，再受低聚糖酶的作用转化成单糖。单糖主要在空肠吸收，仅少量进入回肠吸收。

③ 脂肪消化吸收：脂肪进入十二场与胆汁及胰液混合，进一步乳化。乳化的脂肪在十二指肠及空肠上段水解，主要在十二指肠及空肠吸收。大部分中、短链脂肪酸直接进入门静脉，长链脂肪酸、一酰甘油一酯和胆固醇在黏膜细胞内再酯化，然后进入淋巴系统。

④ 矿物质和维生素吸收：矿物质吸收主要在空肠，吸收机制与葡萄糖、氨基酸和肽转运系统有一定关系。脂溶性维生素是无机性大分子，吸收依赖微团增溶作用，胆汁对这些维生素的吸收起重要作用。脂溶性维生素的主要转运途径是淋巴系统，但少量维生素 A 和维生素 E 也经门脉系统。水溶性维生素均在小肠吸收，维生素 B_1、维生素 B_2、维生素 B_6 吸收是被动弥散过程；维生素 C 是与钠有关的主动吸收；维生素 B_{12} 与胃内因子结合成复合物，在回肠与受体结合吸收。

（2）保留回盲瓣的重要性　回盲瓣可延缓小肠内容物排入大肠，增加小肠停留时间，使各种营养素得到充分消化吸收。小肠切除保留回盲瓣，即使小切除小肠的 70%，也不会发生营养缺乏。如切除回盲瓣，即使只切除 60% 以下的小肠，也可引起营养素吸收不良。维生素 B_{12} 和胆盐主要在回肠吸收，如切除回肠及回盲瓣，可引起缺乏。胆盐缺乏影响脂肪吸收，有时可发生脂肪痢，如切除回盲瓣，大肠内细菌易侵入小肠，使脂肪痢和腹泻加重。

（3）广泛肠切除后消化吸收障碍　因疾病切除大部分小肠后，食物在肠道停留时间缩短，各种营养素没有足够时间吸收即被排出，而致营养吸收障碍。切除小肠上部 50% 以上，下部 67% 以上，都会出现蛋白质和矿物质消化吸收率下降。切除小肠上部、下部 50% 以上，脂肪消化吸收率也下降。切除小肠 75% 时，碳水化合物消化吸收能维持正常水平。

（4）营养治疗原则

① 给予高热量、高蛋白、高碳水化合物、低脂肪、少渣饮食。开始给予流质，随着病情好转逐渐改为半流质及软饭。

② 严格控制脂肪，尤其是切除小肠下部，脂肪吸收障碍更为显著，易出现脂肪痢，应严格控制脂肪供给，尽量选用易水解的短链中性脂肪酸。

③ 注意补充维生素和矿物质，广泛小肠切除术后维生素和矿物质均发生不同程度的吸收障碍，尤其血钾极不稳定，易发生低钾血症。因此，在饮食中要特别注意补充钾、钙、铁、磷、镁、维生素 A、维生素 D、维生素 E、维生素 K、维生素 B_{12} 等营养素。

④ 少量多餐，每天 6～7 餐，开始量要少，以后逐渐增加，使肠道能耐受因广泛肠切除后消化功能紊乱，肠蠕动过快，食物消化吸收不完全。术后早期患者常有大便次数增多，宜先用静脉营养，可给予脂肪乳剂和氨基酸等。静脉营养同时加用要素饮食，但浓度不宜过高，待肠道适应后改为口服饮食。一般经过 1 年后，小肠发生适应性改变，小肠细胞增生肥大，出现代偿功能，可达正氮平衡，体重增加。但也有恢复不完全者，饮食稍不注意就会腹泻，需要终身治疗。

8. 直肠及肛门术后的营养治疗

直肠和肛门手术前 4～5 天开始采用少渣或无渣饮食，可用米、面、瘦肉、鱼、虾、鸡肉、鸡蛋、豆腐等，减少粪便中的残渣，有利于术后伤口愈合。术后第 2 天开始给予无渣流质，可用米汤、藕粉、麦乳精、豆腐脑、蒸蛋羹等，尽量使患者不解大便，使伤口保持清洁，减少感染及疼痛，有利于伤口愈合。术后 4～5 天可给少渣半流质或软饭，并且多饮水，以保持粪便软而排便畅通，防止粪便干燥引起伤口疼痛或出血。

9. 断肢再植和骨折的营养治疗

断肢再植和骨折的营养治疗原则基本相同。饮食必须能促进再植断肢成活，骨折尽早愈合。骨折患者无论是否手术，一般均需卧床休息。由于断肢再植或骨折在修复时需要摄入足够的钙，因此饮食必须供给丰富的蛋白质及钙，以达到钙和氮的正平衡，蛋白质 100～120g/d 或 1.5～2.0g/（kg·d）；钙 2g/d，同时注意补充维生素 D。每天除正常饮食外，可增加牛奶、豆制品、骨头汤、虾皮、海带、芝麻等含钙丰富的食物。

第十六节 烧伤与营养

烧伤无论是平时，还是在战时，都是常见的急性损伤。大面积烧伤是严重的创伤之一。通常体表面积小于 20％的浅度烧伤，在伤后的代谢反应较轻，一般不存在营养问题。而烧伤体表面积超过 20％的严重烧伤，因机体组织受到物理和化学因素的破坏，体内代谢极度紊乱，呈现超高代谢。烧伤患者伤后超高代谢的特征是显著的负氮平衡、体重下降及能源贮备的大量消耗。及时合理的营养治疗是临床综合治疗烧伤极为重要的措施之一。供给患者适量的蛋白质及热量虽不能将代谢降低到正常水平，但可减轻负氮平衡及减慢体重下降的程度，改善全身营养状况，有利于伤口的愈合和患者的恢复。

严重烧伤时，创面有大量渗出液，造成血浆大量丢失；又因患者常有高热、感染等并发症，可导致分解代谢亢进，消耗增多；加之患者胃肠功能紊乱、消化不良，以及消化吸收障碍，营养补充困难，使患者体重在短期内迅速下降。故烧伤患者在治疗过程中的营养问题极为重要。如不及时进行纠正，不但使创面愈合变慢，植皮成活率降低，全身抵抗力减弱，感染不易控制，易引起败血症，甚至可导致死亡。及时合理的补充足够营养，不但有利于烧伤患者创面愈合，恢复体力，对于预防和减少并发症，也同样具有极为重要的作用。

一、烧伤后营养代谢

一般损伤后的代谢反应可分为低落期和高涨期，前者是损伤后即刻出现的应激反应，在最初的 1～2 天内即表现；后者从第 3 天起，长达几周乃至数月，主要是分解代谢增强，出现产热过高，尿氮增多，体重减轻等症状。以后代谢反应逐渐恢复正常，创面愈合，即为合成代谢期。烧伤后的代谢反应也符合上述规律，只是机体组织的破坏比任何损伤更为剧烈，因此超高代谢是烧伤后一切代谢变化的基础反应。

1. 热量代谢

代谢率增高是超高代谢的直接表现，虽然甲状腺功能亢进症、感染、严重创伤时均出现基础代谢率增加，但烧伤后代谢率增加最多，可达 50％～100％。代谢率与烧伤面积呈直线关系，见表 4-13。烧伤的代谢率随着伤后而改变，在伤后第 6～10 天升至高峰，然后随着创面的愈合和感染的消失，代谢逐渐回复到正常的基础水平。

表 4-13 烧伤面积与基础代谢率增高率的关系

烧伤面积/%	10	20	30	40	50	60
代谢率增高率[①]/%	28	54	70	85	93	98

① 代谢率增高率是指相较正常基础代谢值增高的百分比。

烧伤代谢率和患者尿中儿茶酚胺的排出量呈直线关系。儿茶酚胺增高是烧伤后超高代谢反应的主要原因。另外，水分的过度蒸发也是烧伤后超高代谢反应的原因，烧伤早期皮肤丢失大量水分，约为正常皮肤的 4 倍，约丢失 1000mL/d，消耗热量 580kcal。高热、循环加快也能增加热量的消耗，体温每升高 1℃，代谢率增加 10%~15%。

2. 蛋白质代谢

烧伤后机体呈现负氮平衡，细胞内其他物质如钾、磷、锌、硫等也大量丢失。

(1) 氮丢失　因体内糖原储备有限，脂肪酸不能变为葡萄糖，故损伤之后蛋白质分解，从肌肉内释放较多的氨基酸，供肝脏合成葡萄糖以维持主要器官的功能，或合成其他蛋白质。由于氨基酸不能贮存，如合成受阻，则未被利用的氨基酸将被氧化后排出，造成负氮平衡。

肌肉含有组氨酸，在肌肉蛋白质代谢的过程中，组氨酸变成 3-甲基组氨酸。当甲基组氨酸不能被利用，则是从尿中排出。测定尿 3-甲基组氨酸排出量可反映肌肉蛋白质代谢情况。烧伤患者丢失氮，并非完全来自损伤部分，而是来自全身的贮备，主要是骨骼肌。烧伤早期第一周内，尿内排出氮超过摄入量，一般每天从尿中排出 20~30g 氮。当合并败血症时，尿排出氮量可高达 60~70g，可持续数周。中等面积烧伤者的分解代谢可持续 30 天，蛋白质消耗量累计可达 12kg。脂肪消耗约 4kg，故烧伤患者负氮平衡时间较长。烧伤创面渗出是氮丢失的肾外途径，大约 1% 烧伤面积第 1 周约丢失 0.2g 氮；33% 体表面积深度烧伤渗出丢失的氮量占总丢失量的 10%~20%。粪氮除腹泻外仍正常，通常 1.5~2.0g/d。

(2) 体重明显下降　组织分解代谢的结果是体重的丢失，使烧伤患者体重丢失控制在 < 10% 的范围内较为理想。如不给予足够的营养补充，20% 体表面积烧伤的患者可在 3 周后丢失入院时体重的 12%；40% 以上体表面积烧伤的患者 2 月后可丢失体重的 22%。反之，如果给予足够的营养，则小面积烧伤患者体重增加，严重者可保持伤前体重，体重丢失最多不超过 10%。故营养治疗是极为重要的。若体内蛋白质丢失 25%~33%，即有生命危险，此时相当于 40%~50% 的体重丢失。

3. 脂肪代谢

烧伤后脂肪代谢的变化与激素改变是一致的，表现为肾上腺素、胰高血糖素和生长激素分泌的增加，胰岛素分泌受到抑制，脂肪由合成代谢转变为分解代谢。在发生应激后的第一天，机体脂库的分解代谢即开始。中等创伤时，仅在 5 天内，脂肪丢失就可达 1.5~2.0kg，严重烧伤时，脂肪分解代谢更加严重，丢失总量超过 600g/d，并有皮炎、血浆及细胞膜脂肪酸组成的改变、凝血功能障碍、胰腺炎和贫血等并发症。

严重烧伤时，血清和红细胞脂肪酸酯质成分中的亚油酸、花生四烯酸的含量可显著减少，必需脂肪酸缺乏是烧伤应激的继发现象。大面积烧伤患者早期有血浆游离脂肪酸明显升高，并与烧伤的程度成正比，血浆甘油三酯相对没有明显变化。如给烧伤患者注射脂肪乳剂，血浆甘油三酯只有轻度升高而游离脂肪酸下降，表明烧伤超高代谢的情况下，脂肪廓清较正常为快。

4. 碳水化合物代谢

烧伤、损伤或感染患者，可有轻度至中度高血糖，最高可达 44.0~55.5mmol/L，且与损伤程度成正比，称为应激性糖尿病。当口服葡萄糖耐量试验时，烧伤患者糖耐量曲线与糖尿病患者相似，但尿中没有酮体。此时胰岛素分泌减少，皮质醇、肾上腺素、生长激素、胰高血糖素等分解激素分泌增多，拮抗胰岛素的作用。

胰岛素是体内最主要的促进合成的激素，能抑制糖原的异生和分解，促进氨基酸合成蛋白质；糖皮质激素的作用与胰岛素相反，可以引起糖尿、促进糖原异生及抑制周围组织的糖利用；儿茶酚胺可抑制胰岛素释放，生长激素能促进脂肪分解，而游离脂肪酸增加会抑制肌肉对葡萄糖的利用。胰高血糖素激活腺苷酸环化酶，促进糖原分解，加速糖原异生；总之，损伤后表现为分解代谢激素增加，而合成代谢激素明显降低。

5. 矿物质代谢

烧伤早期细胞破坏可引起血清钾和其他细胞内液矿物质含量升高，但到分解代谢期，尿中排出和创面丢失均增加，则血清含量下降。钾、磷代谢常常与氮代谢平行而出现负氮平衡；血清钙虽能维持正常低限，但尿中钙排出仍高；创面渗液锌浓度是血浆的 2～3 倍。许多酶或蛋白质含锌，故蛋白质丢失同时也丢失锌。尿中锌与铜的排出量增加，可持续 2 个月，血锌下降，如长期未补充可引起锌缺乏。镁的变化与锌相似。

6. 维生素代谢

维生素是许多酶的辅酶，烧伤后可从尿液或创面丢失，体内代谢的改变及需要量增加，都可使体内维生素降低。动物实验发现维生素 A 有增加纤维细胞增生和肉芽组织羟脯氨酸含量的作用，可促进伤口愈合；维生素 E 则可防止烧伤后动物脑和肝组织中脂质过氧化物升高和磷脂含量降低，因此烧伤患者的维生素 E 需要量显著增加。

二、烧伤患者营养需要

烧伤代谢反应提示机体对热量和蛋白质需要量大大增加，需根据烧伤面积和深度，决定补充营养素的量和给予的时间。应结合患者具体情况进行补充，根据氮平衡、体重变化和营养状况来确定每个患者的营养需要量。

1. 热量需要量

由于超高代谢存在，烧伤患者热量需要量显著增加。不同的年龄和烧伤面积的患者，所需要热量不同。

Currcri 公式适用于成人，烧伤占体表面积 20％以上者。公式如下。

$$热量需要量＝25kcal×体重(kg)＋40kcal×烧伤面积(\%) \tag{4-8}$$

Sutherlang 公式适用于 8 岁以下的儿童。公式如下。

$$热量需要量＝60kcal×体重(kg)＋35kcal×烧伤面积(\%) \tag{4-9}$$

2. 蛋白质需要量

烧伤患者不仅要供给足够热量，还必须供给充足的蛋白，以纠正严重的负氮平衡。摄入热量和氮的比例应该是 100～150kcal/g 氮，或 20kcal/g 蛋白质。烧伤后蛋白质需要量如下。

$$成人： \quad 1.0g×体重(kg)＋3.0g×烧伤面积(\%) \tag{4-10}$$

$$儿童： \quad 3.0g×体重(kg)＋1.0g×烧伤面积(\%) \tag{4-11}$$

在配制饮食时应考虑到谷氨酰胺对维持胃肠黏膜正常功能有着非常重要的作用，同时精氨酸代谢后，在肠内产生较多的氮气，可抑制肠内细菌生长和繁殖，对预防肠源性感染有直接作用。因此，配方时应选择含谷氨酰胺和精氨酸丰富的食物，同时还应注意非必需氨基酸的补给。

3. 矿物质和微量元素需要量

钾离子存在于细胞内液中，烧伤后钾从细胞内释出，从尿和创面排出较多，导致低血钾。治疗中随着蛋白质合成的增加，钾的需要量也相应增加，氮和钾必须同时补充，以促进氮的有效作用。比较适宜的钾和氮的比值为 195～234mg 钾：1g 氮。其他元素如锌、镁、磷、铁、铜、钙等均应补充。

4. 维生素需要量

烧伤后胃肠功能紊乱，维生素的吸收发生障碍，故应补充大量各种维生素。严重烧伤患者应给予维生素 B_1 20～30mg/d，此种维生素有增进食欲、促进碳水化合物完成正常代谢的作用。维生素 PP 可减少烧伤后血容量丢失和防止水肿的作用，每天应供给 100mg。维生素 B_2 是多种酶的辅酶成分，参与细胞内各种生理氧化过程，并能加速机体创伤的愈合，每天可给予 20～30mg。维生素 B_6 参与氨基酸的代谢，供给量为 5mg/d。维生素 B_{12} 有促进红细胞生成的作用与蛋白质、氨基酸合成代谢有密切关系，供给量为 15μg/d。叶酸可刺激网红细胞、白细胞及血小板的生成，有显著的生血作用。维生素 C 参与体内氧化还原反应和胶原组织的形成，促进外伤愈合，加速药物的代谢作用，并可减少药物的毒性，烧伤患者因代谢和创面愈合的需要量增加，每天应给维生素 C 1.0～2.0g。

5. 水分需要量

治疗严重烧伤患者的措施中，维持体液平衡非常重要，输液减少后，应让患者多饮水，食物中含水量必须达到 2000～2500mL，同时应添加各种汤汁或果汁 1000～2000mL。

三、烧伤患者营养治疗

在用药物治疗之外，饮食配置应结合每个患者的具体情况，全面考虑，制订饮食计划。注意食物的用量，每天计算实际摄入量，防止蛋白质过少或过多。如能采取适当的营养治疗及时补充营养，患者的肉芽组织生长良好，可增加植皮成活率。因此，饮食营养治疗对烧伤治疗极为重要。

随着肠外营养和要素饮食、匀浆饮食等肠内营养治疗措施的发展，可以从多种途径给烧伤患者提供营养治疗，能够有效地预防营养不良的发生，使烧伤的救治水平大为提高。

1. 营养治疗原则

（1）营养治疗时必须考虑病情和病程　对 40% 以上体表面积的深度烧伤，以往的治疗方法是第 1～2 天禁食，因此此时胃肠功能明显减弱，待第 2～3 天，多数患者胃肠蠕动开始恢复，可给予米汤试餐，每天 3 次，每次 50～100mL。但最新的研究认为，在烧伤以后应尽可能早地给患者口服或管饲饮食。因为在有食物通过的情况下，肠内的细菌不能停留过久，难以在局部形成菌落和产生细菌毒素，这样可以刺激肠蠕动的恢复，保护胃肠道正常功能，有助于预防应激性溃疡。最主要的是可以预防肠源性感染，减少烧伤后的菌血症和毒血症的发生。

在以静脉营养为主的营养治疗基础上，饮食应首先由少量试餐开始，逐渐增加，以避免发生急性胃扩张和腹泻。应选择有清热、利尿、解毒功能的食物，不要追求过多热量和蛋白质。试餐多用 5% 浓度的要素饮食 500～1000mL，经鼻饲缓慢滴注，可促进胃肠蠕动，并可补充一定量的水分。根据患者消化吸收情况，逐渐增加牛奶、蒸蛋等流质，也可以同时增加要素饮食的浓度和剂量。全天总热量 400～1000kcal，蛋白质 20～50g，每天餐次可增至八餐。在感染一周内应静脉补充与口服相结合，总热量 1000～3500kcal/d，蛋白质 50～150g/d。若同时增加要素饮食，可使氮和热量相应提高，总热量可达 3000～4000kcal，蛋白质 100～200g/d。

注意合理营养、平衡饮食，食物种类齐全，营养素全面，钾和钙及维生素等营养素的补充。一个月后开始恢复期间，应以消化道供给营养为主，总热量 3000～3500kcal/d，蛋白质

100~120g/d。食欲差的患者能需添加部分要素饮食,以保证供给足够的热量,可进食软米饭、鸡丝汤、炒猪肝、烩鱼丸等软性食物,每种饮食最初可以由半量后逐渐增加到全量,以达到高热量、高蛋白、高维生素的要求。

(2)考虑食欲和消化吸收情况 如果食欲较差,消化吸收功能尚好,宜同时用鼻饲与口服。如极度厌食、消化吸收功能有障碍时,不宜过分强调补充热量,以防止腹泻、胃潴留等发生为主。除注意有无恶心、呕吐、腹泻、腹胀外,还可检查粪便。如粪便有恶臭,且呈碱性反应,表示有蛋白质消化吸收不良,应减少饮食中蛋白质供给量。如粪便中含有脂肪球,脂肪的吸收率小于90%,提示有脂肪消化不良,应减少脂肪供给量。如腹胀、排气多、粪便呈酸性,多为碳水化合物供给过多,或是比例不恰当,尤其是蔗糖和葡萄糖共给量过多时,易有腹胀、产气、呈泡沫样粪便;只要有以上症状存在时,应及时调整饮食配方。

(3)注意烧伤部位 头面部无烧伤患者应尽量鼓励自行进食。若头面部烧伤严重,或有呼吸道烧伤不能张口、吞咽困难、气管切开不能口服者,可给予高热量鼻饲饮食,如混合奶、匀浆饮食或要素饮食。

(4)注意饮食习惯 严重烧伤的患者尽可能按其口味及饮食习惯单独配制,食物称重后烹调。北方人多给予面食,南方人以米饭为主;并根据不同口味,适当给予葱、蒜、辣椒、醋等调味,但必须在无消化道出血、不影响病情的原则下给予。注意食物的色、香、味、形及烹调方法,品种宜多样化,有利于进食,增进食欲。饮食要达到高热量、高蛋白的要求,应尽量选择营养价值高、质量好、体积小、易消化吸收的食物,如高热量面条、高热量蛋糕等。

(5)注意供餐方式 进餐应少量多餐,每天6~8餐,甚至10餐,使患者的胃肠能够适当充盈,以保证胃肠道消化功能正常。尤其是鼻饲混合奶,每次量最多不超过250mL,防止单次过量引起急性胃扩张或胃潴留等。有气管切开者应更加注意,不能过多,以防呕吐引起吸入性肺炎。

(6)有机磷化学烧伤 有机磷化学烧伤的患者,每天可给予绿豆汤。每天2次,连续7~10天,有较好的解毒效果。具体方法是每次将125g绿豆煮汤,以喝汤为主。磷烧伤后应禁忌进食牛奶等含脂肪较高的食物,因有机磷是脂溶性毒物,可随同乳糜颗粒被机体很快吸收,而脂溶性毒物在进食脂肪丰富的食物时,其吸收率明显增加。

2. 并发症营养治疗

(1)应激性溃疡和出血性胃炎 消化系统应激性溃疡和出血性胃炎是大面积烧伤时极严重的并发症之一,其发病率为12%~25%,致命率性出血率5%左右。有些患者尚合并有大肠埃希菌性败血症、低血浆蛋白症、肺炎、黄疸、病毒性肝炎、糖尿病等疾病。溃疡出血持续时间可达5~15天,包括便血和呕血在内的总出血量可达4500~14000mL,血红蛋白降至60~80g/d。

烧伤并发应激性溃疡和出血性胃炎时应禁食。出血停止后,可用无糖牛奶中和胃酸,减少刺激,保护胃黏膜。如患者没有喝牛奶的习惯,可添加4%~5%蔗糖或米汤稀释,但蔗糖的量一定要少,防止过甜,使胃酸分泌增加。牛奶的量由每餐50mL逐渐增加到200mL,1次/1~2h,通常每天牛奶的总量为1000mL,不宜超过1500mL。因患者胃液的pH值为1.5~2.0,呈高度酸性,故饮食中最好选择偏碱性的食物。可用5%~10%的糊精250mL添加食盐1g,使其pH值达7.0左右,有利于中和胃酸,且易消化吸收,无刺激性。随着病情的好转,饮食应及时调整配方,可增加易消化的食物,如蒸鸡蛋、鸡蛋薄面糊等。但2周内每天最好保持250mL牛奶，同时注意维生素A的补充，有利于溃疡面的修复，以后可进食半流质饮食。

（2）腹泻　烧伤并发腹泻时，要先查明致病的原因，如系细菌引起的急性胃肠炎，则宜给少渣低脂流质饮食。若为真菌性肠炎，视大便次数而定，如每天大便8～10次，宜禁食；4～5次/d，可采用咸米汤，每天5～6餐，每餐不超过200mL；情况稍好，腹泻次数逐渐减少，可进食少渣低脂半流质饮食，可用奶糕糊、淀粉糊等，并可适当给予糖蒜或盐蒜。如因饮食过量所致的消化不良性腹泻，根据大便性状，鉴别属于何种营养成分消化不良。针对病因减少饮食中某种营养素，也可改用米汤、藕粉、米糊、胡萝卜泥、苹果泥等助消化及收敛性食物。凡大便次数多，饮食中必须注意水分及钾、钠、氯、镁等电解质的补充。

（3）肝功能障碍　烧伤并发肝功能障碍时，适当限制饮食中脂肪的量。每天脂肪应少于100g，尤其是动物性脂肪，可适当供给植物油。食物应清淡，多供给新鲜蔬菜和水果，以及绿豆汤、百合汤等具有解毒功能的食品。可选蒸蛋清、清蒸鱼、白斩鸡、白切瘦肉等食品，以增加优质蛋白。食物要适合患者的口味，增进食欲，方能补充足够的营养。

（4）应激性糖尿病　烧伤并发糖尿病时，因尿中丢失大量糖，代谢消耗量更大；既要防止低血糖性昏迷，又要给予高营养的饮食，否则患者可能死于糖尿病、或营养不良、或感染等并发症。因此血糖过高，可适当增加胰岛素的用量，血糖宜控制在11.10mmol/L以内。

（5）败血症　败血症是烧伤常见的并发症，应供给高蛋白、高热量、高维生素饮食。如患者有高热、极度厌食时，暂时给予鼻饲饮食为主，如出现肠麻痹时则因该进食。

（6）急性肾功能衰竭　当烧伤并发急性肾功能衰竭时，蛋白质应限制在30g/d以内，给予高糖、高维生素、无盐饮食，并限制钠和水的摄入量，食物必须细软、易消化。少尿期仍应注意限钠、限钾、限水及蛋白质。

3. 营养治疗方法

（1）口服　此法经济方便，营养素齐全，能增进食欲，保护胃肠道的消化吸收功能，最重要的是能预防肠源性感染。因此，凡是未做气管切开、肠鸣音存在，均应鼓励口服进食。

（2）鼻饲　当口服不能满足营养需要，或是颜面部烧伤不能口服，或是患者拒绝，但消化功能正常者可采用鼻饲，用管径0.15～0.20cm的胶管做鼻子插管，鼻饲饮食不宜太稠。一般采用混合奶、匀浆饮食或要素饮食。温度以37～38℃为好，过冷可刺激胃肠蠕动加快而引起腹泻。鼻饲开始浓度要低，速度要慢，成人40～50mL/h，7～10天内逐渐增加至最高，可达100～150mL/h。除用吊瓶滴注之外，也可用低速泵，速度1.4mL/min。鼻饲饮食尽可能等渗，如用高渗溶液，会引起恶心呕吐。蛋白质过多时，易引起高渗性脱水，即鼻饲综合征；特别是婴儿和神志不清者更容易发生，故应在鼻饲间歇之间适当增加水分的供给。配置混合奶是最好不超过1kcal/mL，尽量加水稀释，要素饮食可用20％浓度；还应注意电解质平衡，补充适量的钠和钾盐，鼻饲饮食应新鲜配制，置冰箱内保存一般不超过24h。

（3）人工造口供给营养　上消化道烧伤，如强酸或强碱引起的食管烧伤，或是肠梗阻。经保守治疗如胃肠减压、导泻、抗生素等处理后病情虽有缓解，但仍不能进食者，可行空肠造口，经瘘管供给营养。滴注的营养液必须严格消毒，开始应先滴米汤、果汁等，待适应后可增加高压奶或脱脂奶以后再递增混合奶。配方中蛋白质、蔗糖及热量均不宜过高，还应控制脂肪的用量。滴速40mL/h，逐渐增至120mL/h，温度应保持40～42℃。

（4）中心静脉营养　严重烧伤患者，体重丢失大于40％，热量需要量大于3000kcal/d。

口服和鼻饲一般不能达到这样的要求。因为肠功能紊乱，或并发症不能口服或鼻饲者，严重电解质紊乱时需要大量补充高渗溶液者，均需经静脉补充营养素及液体。高热量、高蛋白营养液为高渗性，对周围静脉刺激性较大，易发生血栓性静脉炎，故需经中心静脉插管补充营养。使用此方法每天可供热量 3000～5000kcal，蛋白质 100～200g。

（5）周围静脉营养　严重烧伤者无完整的皮肤供中心静脉插管，且易合并感染，故可用脂肪乳剂等静脉注射。因其是等渗的，热量也高，每 1mL 脂肪可产生热量 9kcal。因此，也可用周围静脉输液，补充较高的热量。在周围静脉应用等渗营养液输注时，可补充一定的水分，又可使蛋白质丢失减至最低限度。现在认为用联合输注的方法效果最好，即用 4％氨基酸液与 4％～6％葡萄糖溶液同时输注。

第十七节　肿瘤与营养

饮食营养是维持生命、保持健康的物质基础，在很大程度上饮食对机体的功能和状态有重要的影响。通常认为 75％～90％的肿瘤是由环境因素所引起，因环境可影响食物和营养素质与量，并进而可引起或抑制癌症的发生。在正常细胞转化为肿瘤细胞时，常先有核酸代谢的异常，即遗传物质发生突变。在此之前常涉及合成代谢模式发生变化，由于受到调节代谢的作用，与被分化的功能有关。体内合成核酸、酶蛋白质及合成更专一地参与细胞生长与分裂的其他各种物质，无论是酶，还是蛋白质，或是合成过程中的中间产物，都与营养素有关。因此，这种代谢作用与饮食营养有密切关系，均已被动物实验、临床观察和流行病学调查所证实。女性癌症死亡率的 50％以上、男性癌症死亡率的 30％以上可能与营养素有关。

一、肿瘤的发病机制

恶性肿瘤又称为癌，可发生在各个年龄段，随着年龄的增加，其发病率呈上升趋势。目前，居男性首位的恶性肿瘤是肺癌，居女性首位的是乳腺癌。肺癌、乳腺癌、结肠癌呈上升趋势；胃癌、肝癌虽有所下降，但仍处于较高水平状态；食管癌、宫颈癌已大幅度下降。恶性肿瘤的生长速度快，可在较短时间内明显增大，极少自行消退。生长方式为浸润性，大多无包膜，与周围组织粘连，边界不清，活动度差。人类恶性肿瘤共有 1000 余种，按其组织起源又可分为两大类：凡起源于上皮组织，称为"癌"，如肺癌、乳腺癌、食管癌、肝癌、结肠癌等，此类占全部恶性肿瘤的 90％左右；凡起源于间叶组织的称为"肉瘤"，如脂肪肉瘤、平滑肌肉瘤、骨肉瘤、淋巴肉瘤等；还有些称"癌"或"肉瘤"都不恰当，就直接在肿瘤前冠以"恶性"二字，如恶性神经鞘瘤、恶性畸胎瘤等；还有少数恶性肿瘤仍沿用其原来称谓，如霍奇金病等。介于良恶性之间的称为交界瘤，这种肿瘤既有良性的特征，又有癌症易浸润、术后易复发的特性，常见有卵巢囊腺瘤、胸腺瘤、甲状腺瘤、腮腺混合瘤等。另外，还有些良性肿瘤有恶变征兆，如结肠息肉、皮肤黑痣等，称为癌前病变。若不治疗，有可能会转变为癌症。

大量的实验研究及临床资料显示，恶性肿瘤的发生与烟酒不良嗜好、饮食营养、职业接触理化因素、医源性因素及宿主自身因素等多种致癌因素密切相关。

饮食营养因素影响恶性肿瘤发生的主要作用机制如下。

（1）影响致癌物的代谢　这种影响可以通过多种方式，如酚类可以促进致癌物降解过程，二巯基乙基硫氧酸、十字花科蔬菜可以间接或直接用物理方法阻断致癌物引起的机体损伤。

（2）抑制自由基、抗氧化作用　维生素 E 是断链过氧化物的关键抗氧化剂，胡萝卜素抑制单线态氧和其他自由基，维生素 C 是直接抑制剂，具有很强的抗氧化作用，硒是抗氧化剂，是谷胱甘肽过氧化酶系统发挥作用的基础。

（3）促进细胞产生分化及延缓细胞生长　维生素 A 及其合成衍生物、维生素 D 和钙等均属这类物质，是上皮细胞正常分化所必需的。

（4）调节机体免疫功能　维生素 A 及其合成衍生物、微量元素锌、木质素等与机体免疫细胞、上皮细胞介导的细胞免疫及巨噬细胞的吞噬功能密切相关。

二、饮食与肿瘤

在正常细胞转化为肿瘤细胞时，常先有核酸代谢异常，即遗传物质发生突变，而在此前常涉及合成代谢模式发生的变化。正常细胞所特有的代谢作用，都需要营养素的参与。因此，机体的新陈代谢与饮食营养有着密切的关系。

1. 热量与癌

高热量可导致体重过重或肥胖，肥胖与肠癌和乳腺癌密切相关。肝癌、胆囊癌、泌尿系统癌症、子宫癌等与肥胖也有一定关系。动物实验证明，长期限制热量可减少多种肿瘤的发生，并可使自发性肿瘤的潜伏性延长，还可以抑制移植性肿瘤的成活与生长速度。控制热量主要是限制饮食中的碳水化合物和脂肪。

2. 蛋白质与癌

动物实验发现，蛋白质摄入过高，可诱发动物肿瘤的发生，以恶性淋巴瘤居多。但是，低蛋白饮食也可使肝癌和食管癌发生率增高，而乳腺癌的发生率则降低。儿童时期即开始不吃或少吃动物脂肪及蛋白质，消化功能就可能出现早衰，消化酶分泌减少，胃癌的发生率增高。因此，饮食蛋白质过高或过低均易导致癌症的发生。

3. 脂肪与癌

高脂肪饮食可导致乳腺癌、肠癌、前列腺癌的发生率增高。饮食脂肪过多，可刺激胆汁分泌增多，同时还能使大肠内的厌氧菌数量大大增加，需氧菌数量减少。胆汁进入肠道内，被厌氧菌转化为胆酸、中性胆固醇，及其分解代谢产物等。而这些物质均具有引起癌变的作用。结肠癌发病率与人均动物脂肪、肉类消费水平密切相关，相关系数为 0.8～0.9。结肠癌的发病除动物脂肪外，与总能量摄入过量、活动量减少等因素也显著相关。动物脂肪摄入量与浸润性前列腺癌极显著相关，动物脂肪可促使前列腺癌由弥散的非活动形式向更致命的形式转化。

低脂肪饮食则易使宫颈癌、子宫癌、食管癌和胃癌的发生率增高。

4. 膳食纤维与癌

食物中的膳食纤维减少，使食物通过肠道的时间延长，增加厌氧菌的作用，促使致癌物或致癌前体物的产生，使大肠癌的发生率增加。增加膳食纤维的摄取，可降低结肠癌和乳腺癌的发病风险，也能降低口腔癌、咽喉癌、食管癌、胃癌、前列腺癌、子宫内膜癌及卵巢癌的发病风险。

食物纤维中，纤维素、木质素和某些半纤维素通常不溶于水，不能被发酵；而果胶、树胶和其他半纤维素通常可溶于水，易被发酵。不发酵的纤维可以通过吸收水分增加粪便体积，改肠蠕动功能，稀释潜在的致癌物，缩短食物残渣排出体外时间；可发酵纤维素能刺激肠微生生长，生成短链脂肪酸，降低肠 pH 值，抑制结肠癌、直肠癌的发生。

而膳食纤维过多易导致胃癌、食管癌的发生。

5. 饮酒与癌

大量饮酒增加肝脏分解酒精的负担，肝细胞易发生炎症坏死，最终可导致肝硬化，也可使脂肪在肝脏内沉积而引起脂肪肝，使肝脏丧失正常功能，增加发生肝癌的可能性。此外，饮酒也可增加口腔癌、咽癌、食管癌、乳腺癌、甲状腺癌、皮肤癌等癌症的发生率。

6. 维生素与癌

（1）维生素 A　维生素 A 的重要作用是控制上皮组织分化，维持上皮组织细胞正常形态。机体缺乏维生素 A 时，上皮细胞角质化，演变为鳞状细胞，进而发展为癌。另外，维生素 A 还具有将已经向癌细胞分化的移行细胞恢复正常的特殊作用。

这种特殊作用主要表现如下。

① 维生素 A 可以阻止致癌物与机体 DNA 结合。

② 维生素 A 可以重建宿主细胞裂隙连接及细胞间接角抑制，阻止细胞无限制增殖。

③ 维生素 A 可以增强机体天然适应机制，修复 DNA 损伤，抑肿瘤细胞生长，甚至使之逆转为正常细胞而使肿瘤自行消退。

正由于维生素 A 的这种特殊作用，几乎所有起源于上皮组织的恶性肿瘤如皮肤癌、食管癌、胃癌、肺癌、结肠癌、直肠癌、膀胱癌等的发生，都与机体维生素 A 缺乏有关。

值得注意的是，孕妇在较短时间内较大剂量地补充维生素 A 可能引起胎儿畸形。

（2）B 族维生素

① 缺乏维生素 B_1 使得肿瘤的形成和生长速度明显加快，可能是转酮醇酶活性降低所致。

② 维生素 B_2 缺乏可使偶氮类色素致肝癌的作用加强，亦有报道认为，维生素 B_2 能抑制黄曲霉毒素 B_1 诱发肝癌。

③ 缺乏胆碱可增加黄曲霉毒素 B_1 和亚硝胺类导致肝癌的作用。

④ 维生素 B_6、叶酸和维生素 PP 缺乏亦可促进肿瘤发生。

⑤ 维生素 B_{12} 缺乏可增加胃癌和白血病的发生率，大剂量可促使病情恶化。

（3）维生素 C　维生素 C 具有很强的抗癌作用，这主要表现在以下几点。

① 阻断致癌物质亚硝胺的合成。

② 促进淋巴细胞的形成。

③ 大剂量维生素 C 能增强机体免疫功能。

④ 增加胶原物质的生成，增强机体自身对癌细胞的抵抗能力。

⑤ 加速机体致癌化合物的排出，抵消凋亡细胞的毒素。

⑥ 促进机体干扰素的合成。

⑦ 通过对癌细胞能量代谢的影响直接抑制癌细胞生长。

（4）维生素 E　维生素 E 可以抑制机体游离基因的形成，保护细胞的正常分化，阻止上皮胞过度增生角化，减少细胞癌变。临床研究证实，维生素 E 与某些抗癌药物合用可增强疗效。维生素 E 对致癌物有解毒功能，与硒联合使用能有效地防治癌症。同时维生素 E 还可以减轻化疗毒性反应。

7. 矿物质与癌

许多矿物质都与恶性肿瘤的发生相关。

(1) 钙　钙离子参与上皮细胞增殖和分化的全过程，机体钙水平是直肠癌病因学因素之一。常规饮食，肠内钙浓度就可以抑制结肠上皮生长，降低盲肠黏膜鸟氨酸脱羧酶（ODC）活性，ODC 在有丝分裂过程中发挥重要作用，其活性反映细胞增殖速度。结肠内的离子钙结合胆汁酸形成不溶钙复合物，从而抑制胆汁酸，间接影响其对结肠黏膜细胞的增殖作用。钙还可保护胃黏膜，避免胃黏膜萎缩并可消除炎症。

(2) 碘　碘缺乏或过量时均可引起甲状腺癌或甲状旁腺癌。碘缺乏是乳腺癌、子宫内膜癌和卵巢癌的因素之一，缺碘可导致乳腺组织上皮细胞发育不良，增加乳腺组织对致癌物质的敏感性。

(3) 硒　硒是强抗氧化剂，可以改善机体免疫功能，还可以通过调整细胞分裂、分化及癌基因表达使癌细胞行为向正常方向转化。另外，硒还具有促进正常细胞增殖和再生的功能。乳腺癌、卵巢癌、结肠癌、直肠癌、前列腺癌、白血病、胃肠道肿瘤、泌尿系统肿瘤等的发生均与硒的摄入量呈负相关，尤其是食管癌。

(4) 其他

① 铜可抑制化学致癌物对肝脏的致癌作用。

② 镁缺乏可影响 T 淋巴细胞杀伤能力，使机体免疫功能降低，甚至导致染色体畸变，诱发恶性肿瘤。

③ 锌和钼能阻断亚硝胺类致癌物在体内合成，具有间接抗癌作用。

④ 钼缺乏可增加食管癌的发生率。

⑤ 缺铁可使消化道肿瘤的发生率增加。

⑥ 锗可以诱发机体产生干扰素，并具有较强的氧化性，与肿瘤细胞争夺氢离子，从而抑制瘤细胞的生长。

8. 吸烟与癌

相关资料表明，吸烟与肺癌呈高度正相关，还可使口腔癌、喉癌、膀胱癌、食管癌等发病率增高。每天吸烟 20 支或以上的人群患癌的可能性明显增加。

三、饮食营养与防治肿瘤

最近的研究发现，食物中含有抗氧化营养素和某些具有抗癌和防癌功能的成分，如维生素 A、维生素 C、维生素 E 和锌、硒以及生物黄酮类物质。茶叶、生姜、葱、蒜及十字花科植物等均有防癌的功能。

1. 饮食预防原则

热量按年龄、性别、基础代谢率、劳动强度以及食物特殊动力作用的消耗制定合理的热量供给量，以达到既能满足人体的需要，又能避免热量过多。蛋白质、脂肪和碳水化合物的分配比例应分别为 12%～14%、25%～30%、65%左右。还应注意动物蛋白和豆类蛋白应占总蛋白的 30%～50%。脂肪除注意量以外，也应注意饱和脂肪酸、单不饱和脂肪酸和多不饱和脂肪酸之间的热量比例以 1：1：1 为宜。在有心血管疾病时，其 P/S 比值以 1.5～2.0 为好。食物中应含适量的纤维素，可预防消化系统肿瘤，如结肠癌和直肠癌等。维生素应供给充足，每天需进食新鲜的蔬菜和水果。矿物质和维生素的摄入量应满足机体的需要，并注意锌铜比值和钙磷比值。

2. 经常食用有防癌保健作用的食品

特别推荐具有抗癌作用的食物。

(1) 红薯　专家表示，在能抑制肿瘤细胞的食物中，红薯是当之无愧的第一名。熟红薯的抑癌率为 98.7%，生红薯为 94.4%。红薯中含有抑制癌细胞生长、使衰弱的免疫系统重新振作、能防治乳腺癌和结肠癌的物质，名为糖脂。

(2) 玉米　在所有主食中，玉米的营养价值和保健作用最高。玉米的纤维素含量的精米、精面的 4～10 倍，并且含有大量赖氨酸，不仅可防癌还可减轻放疗毒性。玉米还含有多种谷胱甘肽、维生素 B_2、玉米黄质、硒、镁、维生素 A、维生素 C 等抗癌物质。

(3) 葱蒜类　葱蒜类能消毒杀菌、镇痛、健胃、降血压、降血脂、降血糖、治感冒，还能抗癌，尤其是其防抗胃癌的突出功效。

大蒜之所以有防癌的药用作用，简单来讲是它含有一种天然的杀菌物质"蒜素"。此外，大蒜含硒丰富，还有脂溶性挥发油等成分，可激活巨噬细胞，提高机体免疫力。葱类含有谷胱甘肽，可与致癌物结合，有解毒功能；同时也含有维生素 C，经常食用对健康有益。大蒜尽量生吃，也选择吃糖蒜和醋蒜。

(4) 胡萝卜　胡萝卜含有的胡萝卜素在体内可转化为维生素 A，维生素 A 有防癌抗癌作用。胡萝卜还含有较多的叶酸、膳食纤维，有抗癌及提高免疫力的作用。此外，胡萝卜中的钼也可以防癌抗癌。所以，常吃胡萝卜能预防癌症发生。

(5) 花菜　花菜的防癌作用首先在于它能降低人体内雌性激素水平，可预防乳腺癌发生；其含有的芳香异硫氰酸、二硫酚酮等，可抵抗苯并芘等致癌物质的毒性。

花菜中含有一种酶类物质——萝卜子素，能使致癌物失活，可减少胃肠及呼吸道癌的发生。此外，花菜中含有较多的纤维素、维生素 C、胡萝卜素、微量元素，它们均有防癌作用。

美国的研究发现，吃十字花科的蔬菜会降低男性患前列腺癌的危险。吃这类蔬菜必须充分咀嚼才能使它的抗癌作用发挥出来。常见十字花科蔬菜有白菜类，如小白菜（青菜）、菜心、大白菜等；甘蓝类，如花椰菜、西蓝花等；芥菜类，如叶芥菜、茎芥菜（头菜）、根芥菜（大头菜）、榨菜等；萝卜类，如白萝卜、胡萝卜。

(6) 番茄　番茄中含丰富的番茄红素，具有独特的抗氧化能力，能清除自由基，保护细胞，使脱氧核糖核酸及基因免遭破坏，阻止癌变进程。其细胞素的分泌，能激活淋巴细胞对癌症细胞的溶解作用。番茄除了对前列腺癌有预防作用外，还能有效减少胰腺癌、直肠癌、喉癌、口腔癌、肺癌、乳腺癌等的发病危险。

(7) 芦笋　芦笋含有多种抗癌营养成分。首先，它富含一种能有效抑制癌细胞生长的组织蛋白；其次，芦笋中大量的叶酸、核酸、硒和天冬酰胺酶能很好地抑制癌细胞生长，防止癌细胞扩散；最后，也是最重要的一点，即芦笋提取物能促使癌细胞 DNA 双链断裂，这就使芦笋抗癌具有了科学家最希望的选择性，既可以直接杀灭癌细胞，对正常细胞又没有副作用。

(8) 黄豆　黄豆对预防乳腺癌、结肠癌和直肠癌效果非常好。饮食中只要含有 5% 的黄豆或其制成品，就能显著抑制诱发乳腺癌的化学致癌物。黄豆中含有丰富的异黄酮质，这是一种较弱的雌激素，更年期前的妇女经常食用黄豆，能对雌激素的分泌有良好的调节作用，从而减轻更年期症状，也能调节乳腺对雌激素的反应，使乳腺组织不易发生异常改变，具有预防乳腺癌的作用。

黄豆中含有的多种微量元素，如钴、硒、钼等，常食黄豆和豆腐，能明显减少患结肠癌和直肠癌的危险。

（9）菌藻类食品

① 菇类：如香菇、冬菇等含蘑菇多糖类有抗癌作用。香菇中多糖体的抗癌率达 80%～95%，对多种恶性肿瘤如白血病、食管癌、胃癌、肠癌、肺癌、肝癌等都有显著疗效。癌症在初起阶段，坚持吃香菇，可以抑制其发展，甚至可以使其消失。这是因为香菇不但含多糖，而且还含有干扰素的诱导剂——双链核糖核酸，能够进入癌细胞抑制其增殖。在各种癌症手术后，持续食用香菇，还可以防止癌细胞的转移。

② 银耳、黑木耳中提取的多糖类有很强的抑癌能力。

③ 海带、紫菜、莼菜等：都具有一定的抗癌作用。海带含有藻酸能促进排便，防止便秘，可抑制致癌物在消化道吸收，故有抗癌作用。莼菜含有丰富的维生素 B_{12}、天冬氨酸、多缩戊糖及海藻多糖碱，尤以海藻多糖碱能有效地阻止癌细胞的增生。

（10）水产品　鱼类含有丰富的锌、硒、钙、碘等物质，具有抗癌作用，尤其是青鱼含核酸丰富，有利于防癌。

海洋鱼类也含有抗癌健身物质。比如鱼肝油、角鲨烯。

海参中所含有的海参素、刺参苷和酸性黏多糖等活性成分，亦具有抗癌及抑制癌细胞转移的作用。玉竹海参提取的硫酸黏多糖能明显增加小鼠脾胀的重量，提高腹腔巨噬细胞的吞噬功能。

（11）葡萄　葡萄具有较强的抗癌性能，因为它含有的白藜芦醇可以防止健康细胞癌变，并能抑制已恶变细胞扩散。在包括葡萄、桑树和花生在内的七十多种植物中都发现了白藜芦醇，不过，以葡萄以及葡萄制品中的白藜芦醇含量最高。所有的葡萄酒中都含有一定量的白藜芦醇，含量最高的是红葡萄酒，因此经常饮用红葡萄酒有一定的防癌作用。

（12）柚子、柑橘　柚子可以作为癌症患者放疗前的预防保护性食品。柚皮本身有和人参一样强的抗癌活性，对子宫颈癌细胞的抑制率，在体外试验中高达 70%～90%。

柑橘汁中存在着一种抗癌作用很强的物质，即"诺米林"，它能使致癌化学物质分解，大大降低其毒性，还可切断病毒核酸的长碳链，抑制癌细胞生长，防止胃癌的发生。柑橘中存在一类叫萜烯的物质，它和浆果中存在的鞣花酸能激活细胞中的蛋白分子，将侵入人体细胞中的致癌物质包围起来，并利用细胞膜的吞噬功能，把致癌物质排出细胞外，从而防止癌症发生。

（13）无花果　无花果果实中含有大量葡萄糖、果糖、枸橼酸、苹果酸、醋酸、蛋白质水解酶等，也是较好的抗癌食物。

（14）坚果类　实验已证坚果类有一定的防癌作用。如杏仁的干燥粉末能 100%地抑制强致癌性真菌黄曲霉和杂色曲霉的生长。在日常生活中吃杏仁、喝杏仁茶，都是不错的抗癌手段。此外，坚果仁还含有大量不饱和脂肪酸、矿物质、蛋白质等。

（15）绿茶　绿茶中含有茶多酚，茶多酚主要以儿茶素为主，能抑制癌细胞的生长，并可降血压、降血胆固醇。每天饮 8 杯以上的绿茶，可以降低膀胱癌、胃癌和胰腺癌的发病率。

（16）其他

① 人参中的蛋白合成促进因子，可治疗人体胃癌、胰腺癌、结肠癌、乳腺癌，连续服用 3 个月，多数患者症状改善、寿命延长。

② 牛奶、羊奶等奶类均含有某些防癌的物质。

四、放疗和化疗营养治疗

放射治疗可引起食管黏膜充血水肿、吞咽困难，应根据患者吞咽情况，配以清淡、少油的厚流质饮食，如牛奶冲鸡蛋、藕粉冲鸡蛋、面糊冲鸡蛋、碎烂面条等，或用匀浆饮食。总之，使食物经加工烹调变为极细软，易吞咽，并易消化吸收，应注意维生素和矿物质的补充。

患者使用化疗时，上消化道症状往往较化疗之前明显加重，常出现厌油、恶心、呕吐、食欲降低、进食量减少等症状。故宜在进行化疗之前先调整好机体营养状况，增加机体抵抗力。可适当补充要素饮食，还应给予清淡少油厚流质、半流质或匀浆饮食以维持营养，使患者更耐受化疗。

附 录

附录一 各种营养素参考供给量标准

附表 1 能量和蛋白质的 RNIs 及脂肪供能比

| 年龄/岁 | 能 量[①] | | | | 蛋白质 RNI/g | | 脂肪占能量
百分比/% |
| | RNI /MJ | | RNI /kcal | | | | |
	男	女	男	女	男	女	
0～	0.4MJ/kg		95kcal/kg[②]		1.5～3g/(kg · d)		45～50
0.5～							35～40
1～	4.60	4.40	1100	1050	35	35	
2～	5.02	4.81	1200	1150	40	40	30～35
3～	5.64	5.43	1350	1300	45	45	
4～	6.06	5.85	1450	1400	50	50	
5～	6.70	6.27	1600	1500	55	55	
6～	7.10	6.70	1700	1600	55	55	
7～	7.53	7.10	1800	1700	60	60	25～30
8～	7.94	7.53	1900	1800	65	65	
9～	8.36	7.94	2000	1900	65	65	
10～	8.80	8.36	2100	2000	70	65	
11～	10.03	9.20	2400	2200	75	75	
14～	12.12	10.03	2900	2400	85	80	25～30
18～							20～30
体力活动水平							
轻	10.03	8.80	2400	2100	75	65	
中	11.29	9.62	2700	2300	80	70	
重	13.38	11.29	3200	2700	90	80	
孕妇		+0.84		+200	+5,+15	+20	
乳母		+2.09		+500		+20	

年龄/岁	能 量①				蛋白质 RNI/g		脂肪占能量 百分比/%
	RNI /MJ		RNI /kcal				
	男	女	男	女	男	女	
50～							20～30
体力活动水平							
轻	9.62	7.94	2300	1900			
中	10.87	8.36	2600	2000			
重	12.96	9.20	3100	2200			
60～					75	65	20～30
体力活动水平							
轻	7.94	7.53	1900	1800			
中	9.20	8.36	2200	2000			
70～					75	65	20～30
体力活动水平							
轻	7.94	7.10	1900	1700			
中	8.80	7.94	2100	1900			
80～	7.74	7.10	1900	1700	75	65	20～30

① 各年龄组的能量的 RNI 值与其 EAR 值相同。

② 为 AI 值，非母乳喂养应增加 20%。

注：凡表中数字缺如之处表示未制定该参考值。

附表 2　常量和微量元素的 RNIs 和 AIs

年龄/岁	钙 (Ca) AI /mg	磷 (P) AI /mg	钾 (K) AI /mg	钠 (Na) AI /mg	镁 (Mg) AI /mg	铁 (Fe) AI /mg		碘 (I) RNI /μg	锌 (Zn) RNI /mg		硒 (Se) RNI /μg	铜 (Cu) AI /mg	氟 (F) AI /μg	铬 (Cr) AI /μg	锰 (Mn) AI /mg	钼 (Mo) AI /μg
0～	300	150	500	200	30	0.3		50	1.5		15(AI)	0.4	0.1	10		
0.5～	400	300	700	500	70	10		50	8.0		20(AI)	0.6	0.4	15		
1～	600	450	1000	650	100	12		50	9.0		20	0.8	0.6	20		15
4～	800	500	1500	900	150	12		90	12.0		25	1.0	0.8	30		20
7～	800	700	1500	1000	250	12		90	13.5		35	1.2	1.0	30		30
						男	女		男	女						
11～	1000	1000	1500	1200	350	16	18	120	18.0	15.0	45	1.8	1.2	40		50
14～	1000	1000	2000	1800	350	20	25	150	19.0	15.5	50	2.0	1.4	40		50
18～	800	700	2000	2200	350	15	20	150	15.0	11.5	50	2.0	1.5	50	3.5	60
50～	1000	700	2000	2200	350	15		150	11.5		50	2.0	1.5	50	3.5	60
孕妇																
早期	800	700	2500	2200	400	15		200	11.5		50					
中期	1000	700	2500	2200	400	25		200	16.5		50					
晚期	1200	700	2500	2200	400	35		200	16.5		50					
乳母	1200	700	2500	2200	400	25		200	21.5		65					

注：凡表中数字缺如之处表示未制定该参考值。

附表3　脂溶性和水溶性维生素的 RNIs 和 AIs

年龄/岁	维生素A RNI /μgRE（男/女）	维生素D RNI /μg	维生素E AI /mgα-TE①	维生素B₁ RNI /mg（男/女）	维生素B₂ RNI /mg（男/女）	维生素B₆ AI /mg	维生素B₁₂ AI /μg	维生素C RNI /mg	泛酸 AI /mg	叶酸 RNI /μg DEF	烟酸 RNI /mg NE（男/女）	胆碱 AI /mg	生物素 AI /μg
0～	400(AI)	10	3	0.2(AI)	0.4(AI)	0.1	0.4	40	1.7	65(AI)	2(AI)	100	5
0.5～	400(AI)	10	3	0.3(AI)	0.5(AI)	0.3	0.5	50	1.8	80(AI)	3(AI)	150	6
1～	500	10	4	0.6	0.6	0.5	0.9	60	2.0	150	6	200	8
4～	600	10	5	0.7	0.7	0.6	1.2	70	3.0	200	7	250	12
7～	700	10	7	0.9	1.0	0.7	1.2	80	4.0	200	9	300	16
11～	700	5	10	1.2	1.2	0.9	1.8	90	5.0	300	12	350	20
14～	800　700	5	14	1.5　1.2	1.5　1.2	1.1	2.4	100	5.0	400	15　12	450	25
18～	800　700	5	14	1.4　1.3	1.4　1.2	1.2	2.4	100	5.0	400	14　13	500	30
50～	800　700	10	14	1.3	1.4	1.5	2.4	100	5.0	400	13	500	30
孕妇　早期	800	5	14	1.5	1.7	1.9	2.6	100	6.0	600	15	500	30
中期	900	10	14	1.5	1.7	1.9	2.6	130	6.0	600	15	500	30
晚期	900	10	14	1.5	1.7	1.9	2.6	130	6.0	600	15	500	30
乳母	1200	10	14	1.8	1.7	1.9	2.8	130	7.0	500	18	500	35

① α-TE 为 α-生育酚当量。

注：凡表中数字缺如之处表示未制定该参考值。

附表4　某些微量营养的 ULs

年龄/岁	钙(Ca) /mg	磷(P) /mg	镁(Mg) /mg	铁(Fe) /mg	碘(I) /μg	锌(Zn) /mg（男/女）	硒(Se) /μg	铜(Cu) /mg	氟(F) /mg	铬(Cr) /μg	锰(Mn) /mg	钼(Mo) /μg	维生素A(VA) /μgRE	维生素D(VD) /μg	维生素B₁(VB₁) /mg	维生素C(VC) /mg	叶酸(folic acid) /μg DFE②	烟酸(niacin) /mg NE③	胆碱(choline) /mg
0～				10			55		0.4							400			600
0.5～				30		13	80		0.8							500			800
1～	2000	3000	200	30		23	120	1.5	1.2	200		80			50	600	300	10	1000
4～	2000	3000	300	30		23	180	2.0	1.6	300		110	2000	20	50	700	400	15	1500
7～	2000	3000	500	30	800	28	240	3.5	2.0	300		160	2000	20	50	800	400	20	2000
11～	2000	3500	700	50	800	37　34	300	5.0	2.4	400		280	2000	20	50	900	600	30	2500
14～	2000	3500	700	50	800	42　35	360	7.0	2.8	400		280	2000	20	50	1000	800	30	3000
18～	2000	3500	700	50	1000	45　37	400	8.0	3.0	500	10	350	3000	20	50	1000	1000	35	3500
50～	2000	3500①	700	50	1000	37　37	400	8.0	3.0	500	10	350	3000	20	50	1000	1000	35	3500
孕妇	2000	3000	700	60	1000	35	400						2400	20		1000	1000		3500
乳母	2000	3500	700	50	1000	35	400							20		1000	1000		3500

① 60 岁以上磷的 UL 为 3000mg。

② DFE 为膳食叶酸当量。

③ NE 为烟酸当量。

注：凡表中数字缺如之处表示未制定该参考值。

年龄/岁	蛋白质 /(g/kg)	锌(Zn) /mg	硒(Se) /μg	维生素 A (VA) /μgRE①	维生素 D (VD) /μg	维生素 B₁ (VB₁) /mg	维生素 B₂ (VB₂) /mg	维生素 C (VC) /mg	叶酸 (folic acid) /μg DFE
0～	1.25～2.25	1.5		375	8.88②				
0.5～	1.15～1.25	6.7		400	13.8②				
1～		7.4	17	300		0.4	0.5	13	320
4～		8.7	20			0.5	0.6	22	320
7～		9.7	26	700		0.5	0.8	39	320
		男　女				男　女	男　女		
11～		13.1　10.8	36	700		0.7　1			320
14～		13.9　11.2	40			1　0.9	1.3　1	13	320
18～	0.92	13.2　8.3	41			1.4　1.3	1.2　1	75	320
孕妇						1.3	1.45	66	520
早期		8.3	50						
中期		＋5	50						
晚期		＋5	50						
乳母	0.18	＋10	65			1.3	1.4	96	450
50～	0.92							75	320

① RE 为视黄醇当量。

② 0～2.9 岁南方地区为 8.88μg，北方地区为 13.8μg。

注：凡表中数字缺如之处表示未制定该参考值。

附录二　常用体格测量标准

一、人体体格检查项目

年龄/岁	常用指标	深入调查指标
0～	体重、身高	背高(背卧位所测"坐高")、头围、胸围、骨盆径、皮褶厚度(肩胛下、三头肌腹部)
1～	体重、身高、皮褶厚度(三头肌)、上臂围	坐高(3 岁以下为背高)、头围、胸围、骨盆径、皮褶厚度(肩胛下、三头肌腹部)、小腿围、手腕 X 线(前后方向)
5～20	体重、身高、皮褶厚度(三头肌)	坐高、骨盆径、二肩峰距、皮褶厚度、上臂围、小腿围、手腕 X 线
20 以上	体重、身高、皮褶厚度(三头肌)、上臂围、小腿围	

（1）上臂围与皮褶厚度

1～5 岁儿童上臂围　＞13.5cm　　营养良好

　　　　　　　　　12.5～13.5cm　营养中等

　　　　　　　　　＜12.5cm　　　营养不良

皮褶厚度　男性＜10mm　瘦　　女性＜20mm　瘦

10～40mm　中等　　20～50mm　中等

＞40mm　肥胖　　＞50mm　肥胖

（2）其他测量指标　胸围、头围、骨盆径、小腿围、背高、坐高、肩峰距和腕骨X线。

二、人体测量资料的各种评价指数

（1）Kaup指数　Kaup指数＝[体重(kg)/身高(cm)^2]×10^4。用于衡量婴幼儿的体格营养状况。判断标准此指数15～18为正常，＞22为肥胖，＜15为消瘦。

（2）Rohrer指数　Rohrer指数＝[体重(kg)/身高(cm)^3]×10^7。评价学龄期儿童和青少年的体格发育状况。判断标准：Rohrer指数＞156为过度肥胖，156～140为肥胖，140～109为中等，109～92为瘦弱，＜92为过度瘦弱。

（3）Vervaeck指数　Vervaeck指数＝{[体重(kg)＋胸围(cm)]/身长(cm)}×100。用于衡量青年的体格发育情况。

附表7　Vervaeck指数营养评价标准

营养状况	男性	17岁	18岁	19岁	20岁
	女性		17岁	18岁	19岁
优		＞85.5	＞87.5	＞89.0	＞89.5
良		＞80.5	＞82.5	＞84.0	＞84.5
中		＞75.5	＞77.5	＞79.0	＞77.0
不良		＞70.5	＞72.5	＞74.0	＞74.0
极不良		＜70.5	＜72.5	＜74.0	＜74.0

三、人体脂肪含量测定

1. Brozek公式

$$F(\%)=(4.570/D-4.142)\times 100$$

$$D=M/(V_t-R_V)$$

式中　F——人体脂肪含量，%；

D——人体密度；

M——被测者体重；

V_t——人体总容积（人体在尽量吐气下，在水中测定的排水容积）；

R_V——肺残气容积（人体在水平齐颈状态下所测肺残气容积）。

2. Siri公式

$$体脂(\%)=(4.95/D-4.50)\times 100$$

式中　D——身体密度。

附表8　身体密度（*D*值）参考值

性别＼年龄	17(女16)～19岁	20～29岁	30～39岁	40～49岁	50岁以上
男	1.066±0.016	1.064±0.016	1.046±0.012	1.043±0.015	1.036±0.018
女	1.040±0.017	1.034±0.021	1.025±0.020	1.020±0.016	1.013±0.01

附录三　人体营养水平生化检验

附表9　人体营养水平鉴定生化检验参考指标及临界值

蛋白质	1. 血清总蛋白	60～80g/L
	2. 血清白蛋白	30～50g/L
	3. 血清球蛋白	20～30g/L
	4. 白/球(A/G)	(1.5～2.5):1
	5. 空腹血中氨基酸总量/必需氨基酸	>2
	6. 血液相对密度	>1.015
	7. 尿羟脯氨酸系数	>2～2.5mmol/L 尿肌酐系数
	8. 游离氨基酸	40～60mg/L(血浆), 65～90mg/L(红细胞)
	9. 每日必然损失氮	男58mg/kg, 女55mg/kg
血脂	1. 总脂	4.5～7.0g/L
	2. 甘油三酯	0.2～1.1g/L
	3. α脂蛋白	30%～40%
	4. β脂蛋白	60%～70%
	5. 胆固醇(其中胆固醇脂)	1.1～2.0g/L(70%～75%)
	6. 游离脂肪酸	0.2～0.6mmol/L
	7. 血酮	<20mg/L
钙、磷、维生素D	1. 血清钙(其中游离钙)	90～110mg/L(45～55mg/L)
	2. 血清无机磷	儿童40～60mg/L, 成人30～50mg/L
	3. 血清钙磷乘积	>30～40
	4. 血清碱性磷酸酶	儿童5～15U/L, 成人1.5～4.0U/L
	5. 血浆25-OH-D_3,	36～150nmol/L
	1,25-$(OH)_2$-D_3	62～156pmol/L
铁	1. 全血血红蛋白浓度	成人男>130g/L, 女、儿童>120g/L, 6岁以下小儿及孕妇>110g/L
	2. 血清运铁蛋白饱和度	成人>16%, 儿童>7%～10%
	3. 血清铁蛋白	>10～12mg/L
	4. 血液红细胞压积(HCT或PCV)	男40%～50%, 女37%～48%
	5. 红细胞游离原卟啉	<70mg/LRBC
	6. 血清铁	500～1840μg/L
	7. 平均红细胞体积(MCV)	80～90μm²
	8. 平均红细胞血红蛋白量(MCH)	26～32μg
	9. 平均红细胞血红蛋白浓度(MCHC)	0.32～0.36
锌	1. 发锌	125～250μg/mL(临界缺乏<110μg/mL, 绝对缺乏<70μg/mL)
	2. 血浆锌	800～1100μg/L
	3. 红细胞锌	12～14mg/L
	4. 血清碱性磷酸酶活性	儿童5～15U/L, 成人1.5～4.0U/L
维生素A	1. 血清视黄醇	儿童>300μg/L, 成人>400μg/L
	2. 血清胡萝卜素	>800μg/L

	24h尿	4h负荷尿 (5mg负荷)	任意一次尿/g肌酐	血
维生素 B₁	>100μg	>80μg	>66μg	RBC 转羟乙醛 酶活力 TPP 效应<16%
维生素 B₂	>120μg	>800μg	>80μg	>140μg/L RBC
烟酸	>1.5mg	>2.5mg(5mg负荷)	>1.6mg	
维生素 C	>10mg	>3mg(500mg 口服)	男>9mg, 女>15mg	>3mg/L 血浆
叶酸				>3μg/L 血浆, >0.16 μg/mL RBC
其他	尿糖(一);尿蛋白(一);尿肌酐 0.7~1.5g/24h 尿;尿肌酐系数;男 23mg/kg 体重,女 17mg/kg 体重;全血丙酮酸 4~12.3mg/L			

附录四　营养不足或缺乏的临床检查

目的是根据症状和体征检查营养不足症和缺乏症，是一种营养失调的临床检查。

附表 10　营养缺乏的体征

部位	体征	缺乏的营养素
全身	消瘦或水肿,发育不良	能量、蛋白质、锌
	贫血	蛋白质、铁、叶酸、维生素 B₁₂、维生素 B₆、维生素 B₂、维生素 C
皮肤	干燥,毛囊角化	维生素 A
	毛囊周围出血点	维生素 C
	癞皮病皮炎	烟酸
	阴囊炎,脂溢性皮炎	维生素 B₂
头发	稀少,失去光泽	蛋白质、维生素 A
眼睛	毕脱斑,角膜干燥,夜盲	维生素 A
唇	口角炎,唇炎	维生素 B₂
口腔	齿龈炎,齿龈出血,齿龈松肿	维生素 C
	舌炎,舌猩红,舌肉红	维生素 B₂、烟酸
	地图舌	维生素 B₂、烟酸、锌
指甲	舟状甲	铁
骨骼	颅骨软化,方颅,鸡胸,串珠肋,"O"型腿,"X"型腿	维生素 D
	骨膜下出血	维生素 C
神经	肌肉无力,四肢末端蚁行感,下肢肌肉疼痛	维生素 B₁

参考文献

［1］ 孙长颢.营养与食品卫生学.第 7 版.北京：人民卫生出版社，2012.

［2］ Ekhard E，Ziegler L J，Filer J R.现代营养学.闻芝梅，陈君石译.第 7 版.北京：人民卫生出版社，1998.

［3］ 张爱珍.临床营养学.第 2 版.北京：人民卫生出版社，2005.

［4］ 顾景范，杜寿玢等.现代临床营养学.北京：科学出版社，2003.

［5］ 于康.临床营养治疗学.北京：中国协和医科大学出版社，2004.

［6］ 葛可佑.中国营养师培训教材.北京：人民卫生出版社，2005.

［7］ 黄承钰.医学营养学.北京：人民卫生出版社，2003.

［8］ 杨月欣.实用食物营养成分分析手册.第 2 版.北京：中国轻工业出版社，2007.

［9］ 叶任高，陆再黄.内科学.第 6 版.北京：人民卫生出版社，2006.

［10］ 石美鑫等.实用外科学.北京：人民卫生出版社，2002.

［11］ 陈仁惇.营养保健食品.北京：中国轻工业出版社，2006.

［12］ 陈仁惇.营养与食品卫生学.第 5 版.北京：人民军医出版社，1996.

［13］ 蔡东联.营养与食品卫生学.第 5 版.北京：第二军医大学出版社，1998.